LE RETOUR
DU Dr KNOCK

NICOLAS POSTEL-VINAY
PIERRE CORVOL

LE RETOUR
DU Dr KNOCK

ESSAI SUR LE RISQUE
CARDIOVASCULAIRE

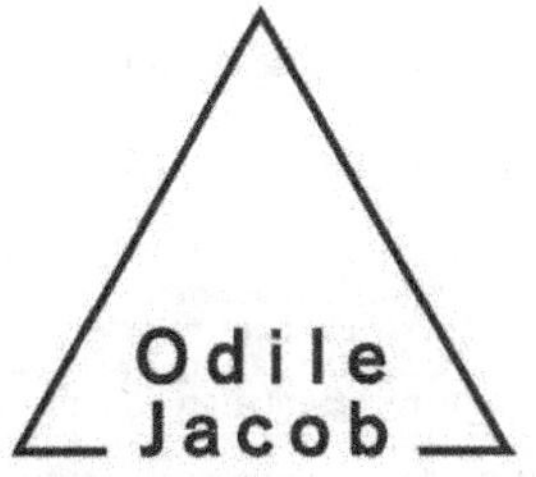

Avant-propos

En l'espace d'une centaine d'années, la prévention cardiovasculaire est devenue l'une des préoccupations majeures de la médecine. Elle monopolise l'attention des médecins et de leurs patients à grand renfort de consultations et de médicaments. En écho, les médias n'hésitent pas à diaboliser le cholestérol ni à présenter l'infarctus ou l'hypertension artérielle comme les archétypes de maladies dites « modernes ». L'heure est à la dénonciation tous azimuts des ennemis qui menacent notre santé, même si nous nous sentons en pleine forme. Le concept de risque cardiovasculaire signerait-il le triomphe du célèbre Docteur Knock, le génial inventeur des malades qui s'ignorent ?

Pour répondre à cette question, il est nécessaire de prendre du recul et d'analyser toutes les facettes de la notion de risque : son histoire, ses répercussions sur nos vies, ses enjeux scientifiques et socio-économiques. Il faut savoir s'étonner de l'ampleur avec laquelle nos vies se sont médicalisées ces cinquante dernières années. Ce mouvement va-t-il s'amplifier dans les 20 ans à venir ?

Une avalanche de statistiques ne constitue pas une réponse satisfaisante, pas plus qu'un bref slogan affirmant, sur un paquet de cigarettes, que « fumer nuit gravement à la santé ». Mieux vaut considérer les choses plus en détail et parfois avec un peu d'ironie. Afin d'analyser le cheminement de la pensée médicale contemporaine concernant la notion de risque cardiovasculaire, nous avons passé au peigne fin plus d'un siècle d'articles et de livres médicaux qu'il est temps de sortir du cercle des lecteurs initiés*. Nous les présentons à travers le filtre de notre expérience de cliniciens, tenant ainsi compte de notre vécu de la relation médecin-malade.

Ce livre n'est pas un plaidoyer d'auteurs en blouse blanche qui édicteraient les règles d'hygiène pour avoir un cœur sain. Son intention est autre. Cet ouvrage expose les arcanes du risque et met à plat le raisonnement médical contemporain, en espérant que chacun — médecins ou malades qui s'ignorent, peu importe, nous sommes tous sur le même bateau — puisse choisir son mode de vie et mieux comprendre les avantages et les limites de ce que la médecine cardiovasculaire propose avec de plus en plus d'insistance.

Nous tenons à exprimer notre gratitude envers Anne-Marie Moulin, Gérard Jorland, Anne Fageot-Largeault et Claude Kordon pour leur lecture éclairée du manuscrit. Ces remerciements s'adressent aussi à tous ceux avec qui nous avons échangé des idées lors de la rédaction de ce livre sans oublier Jean-Luc Coudray qui nous a fait l'amitié d'illustrer notre propos.

* Un glossaire situé à la fin de cet ouvrage est destiné aux lecteurs non médecins.

CHAPITRE PREMIER

Les chiffres à la conquête du corps

> « Si nous savions comment notre corps est fait, nous n'oserions pas faire un mouvement. »
>
> Gustave FLAUBERT, *Bouvard et Pécuchet*.

Il y a fort à parier que tous ceux, médecins, malades ou sujets en parfaite santé qui découvriront ces lignes se seront déjà fait mesurer leur pression artérielle ou doser leur cholestérol. Ces actes d'une grande banalité font prendre conscience à chacun que le risque cardiovasculaire appartient au quotidien de tous. Aiguisons cette prise de conscience avec une formule brutale : « Vous qui lisez ces lignes, sachez que vous avez une chance sur deux de mourir d'une maladie cardiovasculaire. » Cette entrée en matière suffit-elle à signifier que nous sommes tous personnellement concernés par la question du risque cardiovasculaire ? Pour souligner l'importance de notre sujet, faut-il aligner quelques chiffres qui frappent l'imagination ? Peut-être.

L'hypertension artérielle est le premier motif de consultation des généralistes

L'Organisation mondiale de la santé (OMS) avance le chiffre de 520 millions d'hypertendus dans le monde. Aux États-Unis l'ensemble des hypertendus compte 50 millions de sujets. En France, les chiffres sont tout aussi impressionnants puisqu'on estime qu'il y a 5 ou 7 millions de patients hypertendus. Les personnes dont le cholestérol dépasse le seuil de ce qui est considéré comme normal sont au moins aussi nombreuses. Le nombre de diabétiques non insulinodépendants, qui paient un lourd tribu aux maladies cardiovasculaires, est estimé entre 1,5 et 3 millions. Et nous pourrions encore rajouter le gros régiment de fumeurs. Au sein de cette immense cohorte d'individus dits « à risque », les malades qui s'ignorent sont très nombreux. Vous qui lisez ces lignes, n'en faites-vous pas partie ?

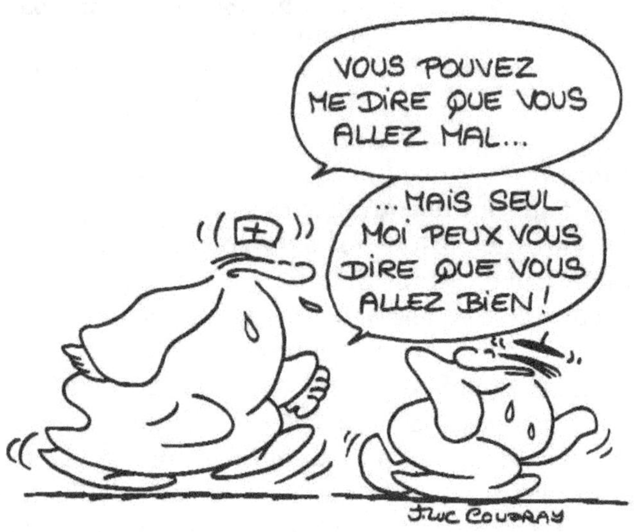

Selon les chiffres communiqués par le ministère de la Santé, sur 531 618 décès comptabilisés en France pour l'année 1995, 171 652 étaient d'origine cardiovasculaire, contre 146 641 par cancer. Pour prévenir les maladies cardiovasculaires les sociétés occidentales déploient une énergie considérable, à la fois humaine et financière. Ainsi en France, comme aux États-Unis, l'hypertension artérielle est devenue le premier motif de consultation chez les généralistes ; c'est dire le temps consacré à cette question. En France, les médicaments antihypertenseurs représentent à eux seuls 11 % du marché pharmaceutique [1]. Pour l'industrie, cet enjeu considérable entraîne une bataille commerciale particulièrement âpre. Pour faire face à une concurrence mondiale acharnée, les dépenses publicitaires sont considérables. Et le mot concurrence acharnée n'est pas trop fort puisque les médecins français qui ouvrent leur fameux dictionnaire Vidal à la page des médicaments antihypertenseurs découvrent pas moins de 162 noms commerciaux différents [2] ! Pour la société le traitement de l'hypertension est très coûteux, selon l'appréciation des économistes [3]. Mais quelle que soit l'importance de ces chiffres, les aspects socio-économiques des maladies cardiovasculaires ne nous concernent pas ici, et ce livre ne comporte aucun chapitre de pharmaco-économie. C'est l'individu face à la médecine cardiovasculaire qui est au centre de notre réflexion. Le sujet et ses risques, le malade et son implication dans la prévention cardiovasculaire. Ses choix, ses contraintes, les médicaments qu'on lui dit d'avaler, les examens médicaux qu'on lui prescrit. Sa souffrance ou bien, au contraire, sa « bonne santé ». Le lecteur ne trouvera pas d'explication sur l'hypertension artérielle, sur l'infarctus du myocarde, sur de l'hémorragie cérébrale. Les ouvrages de vulgarisation ou les traités de médecine ne manquent pas. Aussi, nous n'indiquerons pas comment le cholestérol circule dans nos organismes et comment il peut « boucher » nos artères. De même, ce livre n'a pas pour objet de donner des conseils pour « bien » prendre soin de son cœur et de ses artères. Sur ce sujet, il existe aussi une information surabondante. En revanche, nous voulons réfléchir à la notion de risque, l'analyser et la comprendre. Nous allons la disséquer pour voir comment la prévention cardiovasculaire, forte de ses armées de médecins, de son arsenal médicamenteux, de son avalanche de statistiques, a fait émerger une nouvelle médecine en l'espace d'une centaine d'années : celle qui s'adresse à des personnes qui ne se plaignent de rien et dont le médecin lui-même ne sait parfois plus très bien si elles sont des malades qui s'ignorent ou des sujets en bonne santé. La médecine cardiovasculaire a sournoisement envahi nos vies ; depuis quand et pourquoi ?

Aujourd'hui, les médias évoquent volontiers les dangers de la dioxine, de la vache folle ou de l'amiante. Les risques sont des thèmes à la mode qui font vendre les gazettes et augmentent l'audience des journaux télévisés. Ces sujets frappent l'opinion et les politiques sont amenés à prendre des mesures de précautions spectaculaires sur la commercialisation des vaches, des poulets ou de l'amiante. L'évaluation des risques qui nous menacent est très délicate : contentons-nous de reconnaître que si la société s'émeut des dangers mal connus des prions et de la dioxine, elle réagit bien différemment vis-à-vis du risque cardiovasculaire, banal et quotidien. Beaucoup d'entres nous mourrons d'un problème cardiovasculaire. Ainsi en France, les 60 000 morts attribuables chaque année au tabac, ou les 110 000 infarctus mortels suscitent moins d'émotion que la chute d'un avion. Ce décalage de perception est bien compréhensible, mais certaines questions n'en demeurent pas moins : dans quelle mesure devons-nous nous préoccuper de notre pression artérielle et de notre cholestérol ? Le jeu en vaut-il la chandelle ? Quel cas devons nous faire des recommandations des médecins qui nous mettent au régime et nous prescrivent des médicaments ? Nous exposons-nous à de grands dangers en rajoutant du beurre dans nos épinards et en fumant une cigarette à l'heure du cognac ? Pourquoi ce que l'on considérait hier comme normal se trouve aujourd'hui dénoncé comme dangereux ? Est-ce par le fait d'une médecine capitaliste au service des laboratoires pharmaceutiques, ou s'agit-il de mesures scientifiquement justifiées et salutaires ? Pour répondre à ces questions, analyser la situation actuelle et juger des évolutions futures de la médecine cardiovasculaire, ce livre remonte aux origines de la prévention, tant il est vrai que le passé éclaire notre présent. Nous verrons que l'examen des archives révèle quelques surprises. Les données historiques présentes dans ce livre ne procèdent pas d'un exercice gratuit car, pour comprendre la situation actuelle, il faut rechercher les inventions, les idées brillantes, les illusions et les critiques de tous ceux qui nous ont précédés. Ces données sont des repères indispensables pour nous situer, des clés pour entrevoir l'avenir.

Bouvard et Pécuchet, les deux héros du roman de Flaubert, tentèrent de soigner leurs voisins après avoir lu quelques bribes de médecine dans des traités médicaux. Le résultat fut catastrophique pour eux-mêmes puisqu'ils furent les premières victimes de connaissances médicales mal assimilées. « Si nous savions comment notre corps est fait, nous n'oserions pas faire un mouvement », conclurent-ils au terme de leur expérience. La connaissance peut effectivement engendrer l'angoisse, et c'est un des dilemmes de la prévention et de la gestion de nos risques. Jusqu'où devons-nous nous préoccuper des battements de notre cœur et des chiffres de notre tension artérielle ? L'équilibre n'est pas toujours facile à trouver. Ainsi, lorsque la prévention cardiovasculaire dénonce les dangers du tabac ou du cholestérol, elle peut inculquer la peur de l'infarctus à chaque malade qui s'ignore. La prévention a des implications existentielles fortes : elle évoque la perspective de la mort ou de la maladie et elle influe sur nos choix de comportements. Mais, avant d'analyser les tenants et les aboutissants de notre risque cardiovasculaire, projetons-nous dans le futur et imaginons ce que sera la médecine dans vingt ans. Après avoir lu l'ensemble de cet ouvrage, le lecteur devinera alors si la médecine pilotée par un ordinateur et quasi policière décrite ci-après appartient à un avenir probable ou non.

Futur proche : « Bonjour, nous sommes le 22 mars 2019 »

« Bonjour, nous sommes le mardi 22 mars 2019. Nous vous souhaitons une bonne journée. » Comme tous les matins, depuis sa retraite, le docteur Pierre Ménol a l'habitude de consulter l'écran de son ordinateur pour y lire l'heure. Il le fait machinalement, avant même de boire son café et de jeter un œil sur les dernières actualités de son journal électronique téléchargé pendant la nuit. Depuis plus de dix ans déjà, juste en appliquant son doigt sur une touche de l'appareil, il surveille lui-même sa tension artérielle. Cette manœuvre est si rapide qu'il ne s'en rend même plus compte. Cette facilité est à mettre au crédit de son « KHC 27 », son nouveau modèle de *Knock Health Computer*, petite merveille de l'électronique que sa compagnie d'assurances vient de mettre à sa disposition. Cet équipement n'est pas plus gros qu'un livre de poche, aussi n'encombre-t-il pas sa cuisine. Quelle différence avec les premiers tensiomètres ! Pierre Ménol, qui avait commencé ses études de médecine à Paris dans les années 1950, se souvient encore de l'apparition des premiers appareils d'automesure de la pression artérielle. Leur commercialisation avait débuté dans les années 1980, et il avait été l'un des premiers médecins à proposer à ses patients de contrôler eux-mêmes leur tension. À cette époque, les praticiens ne souhaitaient pas que les patients puissent couper le cordon ombilical les reliant au cabinet médical et ils acceptaient mal les velléités d'indépendance des hypertendus. Pourtant, dans les années 1990, quelques équipes hospitalières avaient testé la transmission des mesures de pression avec des tensiomètres reliés par téléphone à l'hôpital. Puis, en Amérique du Nord, là où les médecins ont un sens aigu du commerce, des sociétés de services spécialisées apparurent très rapidement après avoir copié et amélioré le modèle parisien. Elles interprétaient les chiffres et vendaient leurs conseils thérapeutiques, via Internet, moyennant quelques dollars seulement. Ces prestataires privés ne firent leur apparition en France qu'un peu plus tard mais, dès la fin du XXe siècle, les cyberdocteurs et les cyberconsultations avaient fait leur apparition ; il était déjà possible de trouver sur Internet de très nombreuses informations médicales, notamment sur l'hypertension et les maladies cardiovasculaires.

Les premiers balbutiements passés, tout s'était accéléré avec la privatisation de la Sécurité sociale survenue le 15 août 2005. Dès lors, suivant le souhait des compagnies d'assurances privées, chaque patient hypertendu eut l'obligation de surveiller lui-même sa santé et d'établir une carte de risque génétique. Pierre Ménol comme les autres. Lui qui avait observé toute sa vie durant la tension d'autrui, se voyait à son tour contraint d'être surveillé par une machine. Regrettable situation de l'arroseur arrosé pense-t-il, mais c'est la condition *sine qua non* pour se faire rembourser les médicaments et autres frais médicaux. Après consultation du médecin de la compagnie d'assurances, chaque patient est doté d'un petit ordinateur capable non seulement de mesurer la tension artérielle, le rythme cardiaque, le taux de cholestérol et de glycémie, comme on savait le faire depuis longtemps, mais aussi de détecter les taux de nicotine et d'alcool, même faibles. L'électronique révèle la consommation d'une cigarette ou d'un verre d'alcool remontant à la semaine précédente ! Cette technologie avait été développée dans le cadre de la médecine du sport qui avait été très préoccupée par le problème du dopage à la fin du XXe siècle. Puis, de nouveaux appareils dosant également le taux des médicaments dans le sang étaient apparus. Désormais, tous ces paramètres sont calculés en moins d'une seconde sans la moindre piqûre. Ils sont automatiquement — et instantanément — envoyés par Internet aux compagnies d'assurances qui centralisent les résultats de dizaines de millions d'assurés sociaux. Elles ont ainsi constitué une formidable banque de données informatisées louées au prix fort à l'industrie pharmaceutique. Chaque assuré qui accepte de lever le secret médical le concernant voit sa prime d'assurance baisser de 18 % ; pourquoi refuser ?

En dépit de la précision scientifique de son traitement, Pierre Ménol estime que le suivi de ses faits et gestes est bien inquisiteur. Par le truchement de l'ordinateur de santé, la compagnie n'est-elle pas capable de connaître l'heure à laquelle il s'est levé ? Jauger son régime alimentaire grâce au dosage du sel, du cholestérol ou du sucre ? Savoir s'il prend du poids et avale correctement ses médicaments ? Ne peut-elle pas contrôler son éventuelle consommation de tabac et d'alcool ? D'ailleurs, cette surveillance n'est pas toujours sans conséquence. Ainsi, en cas de détection de nicotine, les compagnies se réservent le droit de résilier les contrats de ceux qui ont déclaré être non-fumeurs lorsqu'ils avaient souscrit leur police ! Heureusement cette solution extrême n'est que très rarement utilisée : après un accord amiable sur le paiement d'une surprime, tout rentre dans l'ordre. En fait, les vrais problèmes sont ceux du croisement des données du dossier médical informatisé avec celles de l'administration fiscale et judiciaire, mais c'est une autre histoire. Aujourd'hui les jeunes générations, c'est-à-dire celles qui ont fêté leurs vingt ans en l'an 2000, ne se soucient guère de cette surveillance tant elle leur paraît habituelle. Ne se soumettent-ils pas déjà au dépistage du sida et des hépatites, et aux tests génétiques pour s'inscrire dans les grandes écoles ou lors de n'importe quelle embauche ? Mais force est de reconnaître que Pierre Ménol accepte à contrecœur cette mise en fiche. Du temps de son activité professionnelle, l'exercice médical était plus intuitif.

Pour comprendre cette réticence, il faut se souvenir de la permissivité de cette période en rappelant quelques faits. Ainsi, à la fin des années 1990, le tiers des médecins fumaient encore, et ce n'est qu'en 2006 que les jeunes praticiens prêtant le serment d'Hippocrate s'engagèrent à ne pas fumer. Cette abstinence était devenue obligatoire pour l'exercice de la médecine, au terme de toute une série de procès initialement intentés contre les industriels du tabac, mais qui avaient fini par se retourner contre le corps médical dont on prouva facilement qu'à la fin des années 1990 il avait coupablement sous-estimé l'aide au sevrage tabagique. Mais le laxisme de ces temps ne concernait pas que les produits toxiques, comme le tabac, le beurre, l'alcool, le sel et les fromages au lait cru qui avaient été retirés du marché nord-américain en 2004 et l'année suivante en Europe ; l'organisation du système de soins avait été entièrement revue faute de rentabilité.

Moins d'une minute après avoir apposé son doigt sur son ordinateur de santé, Pierre Ménol voit s'afficher ce message : « Cher Pierre Ménol, aujourd'hui 22 mars 2019 tous vos paramètres sont corrects. Votre régime alimentaire est bien suivi. Nous vous conseillons de faire 15 minutes de bicyclette d'appartement en réglant votre effort à 560 watts. L'analyse de votre état actuel montre que vous avez 12,7 % de chance de faire un infarctus dans les 10 ans qui viennent, soit 0,5 % de plus qu'il y a six mois. La compagnie Médirisk vous souhaite une bonne journée. » Ce message n'éveille même plus l'attention de Pierre Ménol qui suit scrupuleusement son traitement. Pourtant, en cas d'oubli des médicaments, de prise de poids ou bien de détection d'un taux d'alcoolémie trop élevé, il sait que la visite d'un vigile de santé peut être immédiatement programmée par la compagnie d'assurances car, dans ce cas, l'estimation de l'espérance de vie chute et le montant des cotisations peut être majoré. Heureusement, depuis la loi du 14 juillet 2017, les assureurs ne sont plus autorisés à suspendre leurs garanties sans entendre les justifications de leurs clients quant aux raisons du mauvais suivi des traitements et consignes hygiéniques (régime alimentaire, sport). Pour effectuer des contrôles, un corps de vigiles de santé avait été créé en 2010 par la compagnie Prévirisk. Initialement il s'occupait surtout de la promotion des produits de santé auprès des patients : médicaments et compléments diététiques, mais aussi appareils d'autosurveillance de sa santé et logiciels de dossiers médicaux que les sujets complétaient eux-mêmes. Par le passé, et notamment à la fin du XXe siècle, les visiteurs médicaux avaient fait la preuve de leur efficacité pour vanter les mérites des médicaments auprès des médecins. L'industrie pharmaceutique, les associations de consommateurs et les banques firent pression sur le gouvernement pour le vote de la loi du 12 septembre 2006 permettant la levée de l'interdiction pour les multinationales de s'adresser directement au grand public. Le succès fut d'emblée total tant les citoyens s'étaient révélés avides d'informations sur leurs médicaments. Aujourd'hui, Médirisk dispose d'un quota de 1 vigile de santé pour 85 assurés. Ces professionnels sont bien formés et comptent dans leurs rangs bon nombre de docteurs en médecine qui n'ont pas trouvé d'autres possibilités de carrière. Ils n'ont certes pas le droit de prescrire de médicaments, mais ils sont chargés d'informer sur les produits, sur le maniement de l'ordinateur de santé, donnent des conseils diététiques et aident les patients à remplir les très nombreux questionnaires de santé qu'il faut présenter avant toute consultation médicale. Leur aide est très utile car ces questionnaires sont maintenant très détaillés et il faut parfois plus d'une heure pour les remplir, alors que la consultation du médecin ne dure que dix minutes. Enfin ils vérifient le contenu des armoires à pharmacie familiales.

Un jour, le frère de Pierre Ménol avait dû répondre à la convocation de son assurance lorsque, au retour d'un voyage d'agrément en Afrique, son *Knock Health Computer* avait détecté la présence de nicotine. Joël Ménol avait, en effet, cédé à la tentation de fumer quelques cigarettes, largement proposées en Afrique par des vendeurs à la sauvette. Le vigile de santé avait jugé cet écart de régime incompatible avec le traitement de son hypercholestérolémie et lui avait imposé le paiement d'un malus. « Il n'y a pas de vacances pour votre cœur », lui avait-il sèchement fait savoir.

Au terme d'une dizaine d'années de recherches, la compagnie Médirisk avait parfaitement démontré que la décision médicale et la gestion des risques cardiovasculaires sont bien plus performants avec l'aide d'un ordinateur que sans : les patients suivis sans ordinateur avaient présenté 4,3 % d'infarctus et 7,9 % d'hémorragie cérébrale en plus, selon l'étude publiée en février 2011 dans la revue de la Société internationale d'informatique médicale (financée par la multinationale Médisoft, une filiale de Médirisk). Ainsi l'ordinateur personnel de santé établit ses prescriptions de façon très élaborée. En permanence relié à des banques de données, il est capable de libeller une ordonnance exactement adaptée à chaque individu : en fonction de son âge, des ses antécédents familiaux étudiés par des tests génétiques et, bien sûr, en fonction d'un bilan approfondi. En 2005, au moment de son départ en retraite, Pierre Ménol avait eu un *check-up* cardiologique complet ; tout avait été mesuré : le diamètre de ses artères carotides, les performances de son cœur à l'effort, les chiffres de sa pression artérielle enregistrée sur un mois, son taux de sucre et de cholestérol, etc. Des tests génétiques avaient permis de prédire sa réactivité aux médicaments et de calculer la date optimale de pose d'un pacemaker. Sa carte génétique de risque avait permis de fixer les chiffres optimaux de tension et de cholestérolémie qu'il fallait atteindre avec son traitement. Avec toutes ces données, la compagnie d'assurances avait précisément estimé sa probabilité d'avoir un infarctus ou une hémorragie cérébrale dans les dix ans à venir. L'ordinateur avait alors ajusté ses tarifs de cotisation d'assurance en fonction de sa probabilité de survie. La cohérence financière était parfaite pour les assurés : avec ce système les personnes en bonne santé ne paient plus pour les sujets irresponsables qui suivent mal leur traitement préventif.

Ainsi, chacun des paramètres biologiques, pour un âge donné, pour un profil génétique donné, doit obéir à un objectif thérapeutique précis savamment calculé pour permettre une longévité maximale. Quel progrès, songe Pierre Ménol, on ne peut plus distinguer la frontière entre la santé et la maladie. Lui qui est né en 1943 s'étonne encore de ces évolutions de la médecine. Et il n'est pas au bout de ses surprises puisque, grâce à cette surveillance scientifique, il pense vivre jusqu'à 119 ans ; du moins suivant les calculs affichés sur l'écran de son *Knock Health Computer*... À la fin de sa vie, donc dans les années 2050, de quoi sera capable la médecine ? Il ne parvient pas à l'imaginer.

CHAPITRE II

Malades d'hier et patients d'aujourd'hui : la disparition du symptôme

> « C'est que de grandes douleurs physiques lui avaient imposé un régime. La maladie est le plus écouté des médecins : à la bonté, au savoir on ne fait que promettre ; on obéit à la souffrance. »
>
> Marcel PROUST [1].

En imaginant, sinon en prétendant, qu'en 2019 la frontière entre maladie et santé aura disparu, nous ne démontrons rien et nous savons que la récréation futuriste du chapitre précédent ne saurait décrire valablement l'évolution de la médecine cardio-vasculaire. L'avenir est toujours lointain car il est incertain. En revanche, pour indiquer combien la médecine est capable de modifier très sensiblement l'aspect des maladies, il est plus crédible de faire appel au regard historique. Cette mise en perspective permet d'appréhender le chemin parcouru, et c'est en exhumant des archives les anciennes descriptions cliniques que l'on prend conscience — avec exactitude cette fois — à quel point nos corps ne vivent plus aujourd'hui les mêmes vicissitudes qu'hier. Les chapitres qui suivent expliqueront pourquoi la médecine cardio-vasculaire actuelle ne ressemble plus à celle d'hier et indiqueront vers quoi elle évolue. Mais auparavant, nous allons montrer combien les contrastes sont frappants.

En l'espace d'une cinquantaine d'années, la médecine a connu des bouleversements considérables. Grâce à la progression des connaissances, aux explorations modernes, à de nouveaux concepts et surtout aux médicaments puissants, le destin des malades a été profondément transformé. La souffrance a connu un si net recul que, de nos jours, nous avons perdu de vue ce qu'était la réalité humaine des hypertensions graves évoluant sans traitement efficace. Les médecins qui n'ont pas vécu la pratique médicale de l'entre-deux-guerres ont du mal à appréhender l'ampleur des mutations effectuées. En considérant les évolutions que la médecine a connues ces cinquante dernières années, il est habituel de s'attarder sur les dates d'invention de tel ou tel appareil, et, d'un point de vue progressiste, de se rappeler quelques vieux traitements d'hier pour mieux valoriser les thérapeutiques d'aujourd'hui. Pourquoi pas, et nous aurons l'occasion de le faire. Mais il est un point peu étudié qui mérite d'emblée notre attention : celui du changement d'aspect des affections cardiovasculaires, et notamment de l'hypertension artérielle. La maladie elle-même a changé et, quoique soumise aux mêmes lois physiologiques, elle se présente différemment aujourd'hui qu'il y a un demi-siècle. Plus loin dans ce livre, nous indiquerons de combien la mortalité cardiovasculaire a sensiblement reculé. Non seulement le nombre d'accidents vasculaires cérébraux ou d'infarctus diminue, mais ces accidents surviennent plus tardivement dans la vie des individus [2]. Au-delà des données statistiques, bien connues des spécialistes, la mesure de cette différence concerne également les symptômes des patients. On ne se contente pas aujourd'hui de vivre plus longtemps qu'hier : on vit également « mieux » car la souffrance a reculé.

Hier, les hypertensions graves étaient « bruyantes »

Il est habituel de considérer l'hypertension artérielle comme un « tueur silencieux » qui effectue son travail de sape sans symptôme apparent. Le risque vasculaire est une épée de Damoclès au-dessus des malades qui s'ignorent. Sans doute, mais souvenons-nous qu'hier, sans prévention ni traitement efficace, l'hypertension artérielle grave pouvait imposer ses servitudes avec violence et rapidité. Même chez un sujet jeune, l'hypertension pouvait prendre le visage d'une maladie aiguë avec son cortège de symptômes aboutissant à des défaillances cardiaques ou rénales particulièrement pénibles et, à terme, mortelles. Une tragique observation de 1947 nous rappelle la réalité de ces temps anciens :

« V. E..., jeune femme âgée de 22 ans, mariée, est admise à l'hôpital le 16 juin 1934 pour d'intenses céphalées. Trois ans auparavant, une pression artérielle élevée a été découverte pendant sa première grossesse alors qu'elle se plaignait d'articulations enflées, de maux de tête insupportables et d'une vision trouble. Sa pression artérielle systolique monta jusqu'à 250 durant cette toxémie gravidique. Le travail a été déclenché au huitième mois, permettant la naissance d'un nourrisson vivant. Un an plus tard, l'enfant mourait et la malade se mit aussitôt à souffrir de sévères douleurs thoraciques associées à un engourdissement du bras gauche. Les céphalées augmentèrent d'intensité, des nausées et des vomissements apparurent. Elle a souffert de troubles de la vision pendant 1 mois. Les 8 mois suivants, elle resta alitée en raison de la sévérité de ses symptômes. [...] La pression artérielle atteignit 280/190 aux deux bras [3]. »

Ces lignes témoignent d'une époque où le malade et son médecin se trouvaient dans un immense dénuement face à des chiffres très élevés de pression artérielle. Pour cette jeune patiente, le geste salvateur d'une sympathectomie fut, dans les années 1940, tenté une des premières fois (nous reparlerons plus en détail de cette chirurgie qui n'est plus pratiquée aujourd'hui). L'opération lui accorda un sursis durable, mais d'autres malades n'eurent pas cette chance : dans une situation comparable et sans traitement, l'espérance de vie des hypertendus graves pouvait être inférieure à deux ans !

En parcourant la littérature médicale ancienne, on retrouve des observations similaires décrivant les souffrances de patients présentant un mal de Bright (insuffisance rénale) ou une hypertension artérielle maligne. Pour eux, leur maladie était une réalité pénible se traduisant par de nombreux symptômes : ils étaient essoufflés, asthéniques, vertigineux et souffraient d'intenses maux de tête. Presque aucun médicament ne les apaisait. Le président américain Franklin Delano Roosevelt (1882-1945), qui souffrait d'une hypertension artérielle sévère, était dans ce cas. On sait qu'il en éprouva une gêne considérable durant la conférence de Yalta [4].

En fait, l'hypertension artérielle n'a véritablement gagné le statut de « tueur silencieux » que lorsque la politique de dépistage de masse permit, à partir des années 1970, d'intervenir en amont de l'apparition de situations critiques. Bien sûr, les affections cardiaques et artérielles n'ont pas l'apanage de ces bouleversements. Avant l'ère des traitements efficaces, la plupart des maladies frappaient avec vigueur et sans nuances : la syphilis impliquait des mutilations effroyables, les cancers rongeaient atrocement les corps, et la tuberculose creusait dans les poumons des cavernes grosses comme des œufs de pigeon. Ces maladies, et bien d'autres encore, composaient des tableaux cliniques dont la subtile richesse fut scientifiquement ordonnée pour constituer une science à part entière : la sémiologie.

Aujourd'hui, on peine à imaginer ce qu'était la vie des malades, hélas parfois jeunes, souffrant de maladie artérielle sévère non efficacement traitée. Écrits dans l'entre-deux-guerres, les *Souvenirs littéraires* de Léon Daudet nous en donnent un souvenir saisissant : « Je me rappelle à la Charité, un malheureux atteint d'un énorme anévrisme de l'aorte, lequel avait rongé peu à peu la cage thoracique et battait sous la peau. Nous attendions, d'une minute à l'autre, l'issue fatale. M. Potain, chaque jour, passait une grande heure auprès de ce condamné. Il revenait dans l'après-midi s'informer de ses nouvelles. Il souffrait visiblement de son impuissance. Un après-midi, jugeant le moment terrible arrivé, par un beau soleil d'été qui tombait des hautes fenêtres dans la triste salle, il demanda de l'ouate et des bandes, emmaillota lui-même, avec des précautions infinies, le torse tremblant. Il achevait à peine que ce pansement *in extremis* devint rouge comme une écharpe de toréador [...] et voici le maître qui serra avec amour, contre son épaule trempée de sang, la pauvre tête épouvantée et oscillante, lui faisant ainsi franchir le grand passage [5]. » Cette description poignante peut être mise en regard d'une photographie impressionnante qu'un collectionneur vient d'exhumer des archives médicales de la fin du XIXe siècle (voir le cahier d'illustrations dans ce livre, photo 3). Dans un dossier sur les anévrismes se glissait le cliché d'une femme au visage tuméfié, son anévrisme ayant entravé la circulation sanguine. Depuis combien de temps était-elle assise sur son lit de douleur ?

« Céphalées, vertiges et pesanteurs gastriques » : symptômes historiques de l'hypertension

Au-delà de son seul regard clinique, le médecin peut reconnaître la souffrance des organes grâce à l'acuité grandissante de la technique : dès la fin du XIXe siècle, la présence d'albumine et de sang dans les urines signait l'existence d'une altération rénale ; un peu plus tard la radiographie permettait d'évaluer la taille du cœur et de découvrir des anévrismes ; l'examen du fond de l'œil pouvait révéler la présence d'hémorragies ou d'œdèmes de la rétine. Au début du XXᵉ siècle, l'invention du tensiomètre fut l'occasion d'examiner les corps d'un nouveau point de vue. Il ne s'agissait plus de contempler un « tableau clinique » constituant l'aboutissement visible de la maladie, mais de mesurer un paramètre biologique susceptible d'être modifié avant l'apparition des symptômes. De fait, la mesure de la pression artérielle donnait à la conscience médicale la possibilité de s'immiscer dans le cours insidieux de la maladie.

En France, jusqu'à la mise en œuvre d'une médecine préventive s'appuyant sur la Sécurité sociale, la motivation des consultations médicales reposait avant tout sur l'existence de symptômes bien palpables : fièvre, douleur ou handicaps divers. Dans ce cadre, les médecins focalisaient avant tout leur attention sur les hypertendus se plaignant de céphalées, de vertiges ou autres « troubles circulatoires ». Ce faisant, les cliniciens identifiaient une série de symptômes qualifiés de « prémonitoires », susceptibles en effet de témoigner d'une hypertension « débutante ». Ainsi, « les céphalées, la nervosité, la fatigue, l'irritabilité et les étourdissements avec parfois cyanose des extrémités » furent considérés comme des signes révélateurs d'hypertension [6]. Poussant à l'extrême cette logique, certains auteurs crurent pouvoir reconnaître l'hypertension, que le tensiomètre ne repérait pas encore, à la présence de « troubles vasomoteurs, flush, sensation de froid, épistaxis, migraines, mains avec sueurs et cyanoses » ! Ce point de vue n'a plus cours aujourd'hui.

En 1931, pour analyser les symptômes dont se plaignaient les hypertendus avant l'ère des traitements efficaces, un médecin américain passa au crible la sémiologie de 100 malades « non sélectionnés » (des sujets dont la pression systolique dépassait à plusieurs reprises 160 mmHg et qui étaient indemnes de toute lésion rénale). Selon ses calculs, 72 % des sujets souffraient de maux de tête, 65 % se disaient fatigués, 54 % présentaient des « flush localisés », 30 % signalaient une « pesanteur gastrique » et 28 % se plaignaient d'une « perte d'appétit » [6].

Selon ces données, deux tiers des hypertendus présentaient des troubles cliniques ! De tels résultats nous paraissent étonnants car les hypertensions légères sont aujourd'hui considérées comme asymptomatiques au point que des symptômes associés à une hypertension conduisent le médecin à chercher une autre maladie.

En moins d'une cinquantaine d'années, l'expression des symptômes de l'hypertension a notablement changé. Non pas en raison d'une quelconque mutation de la physiologie humaine, mais grâce à l'intervention de la médecine moderne dont nous allons reconstruire les étapes dans cet ouvrage. Après les années 1970, grâce au dépistage de masse, de nombreux sujets parfaitement asymptomatiques se découvrirent hypertendus et furent traités. Le groupe des patients porteurs d'une hypertension légère devint alors majoritaire et les malades atteints d'hypertension sévère de moins en moins nombreux. De fait, il a été prouvé que le traitement efficace des situations légères a permis de diminuer notablement le nombre d'hypertensions graves. En conséquence de cette nouvelle répartition, la lutte contre les maladies cardiovasculaires a connu des évolutions considérables.

Une disparition du symptôme au profit de la notion de « normalité »

Comme il y a cinquante ans, mesurer la pression artérielle, demander et prescrire des médicaments sont des actes toujours pratiqués pour des patients faiblement hypertendus. Cependant les résultats de ces examens changent avec l'atténuation des symptômes. Pratiqués de plus en plus précocement dans l'évolution naturelle de l'hypertension, leurs résultats s'écartent de moins en moins des normes. Tandis que les patients perdent leurs symptômes, les médecins multiplient les « bilans » capables d'identifier des anomalies de plus en plus minimes au fur et à mesure des progrès techniques. Avec cette normalisation progressive des examens s'opère un déplacement de la parole du corps (le symptôme) au reflet indirect de son altération silencieuse (l'anomalie de pression, la taille du cœur à la radiographie ou à l'échographie, etc.). Cette mutation, importante du point de vue de la relation médecin-malade, s'est très progressivement effectuée, sans rupture franche, entre une ancienne médecine qui accordait une grande place aux symptômes et une pratique moderne désormais focalisée sur les résultats des examens complémentaires.

L'utilisation de techniques nouvelles (radiographie, électrocardiographie, échographie notamment) a permis de remonter le cours de la maladie en repérant des anomalies de plus en plus discrètes car situées en amont dans la chronologie des événements cardiovasculaires. Sans être spécifique à l'hypertension artérielle, cette démarche a modifié la relation médecin-malade : désormais, le médecin qui écoute les plaintes de son patient laisse la place à celui qui effectue des « bilans ». Ainsi la perte du symptôme au profit de l'analyse statistique d'examens paramédicaux, pratiqués chez des sujets qui ne se plaignent de rien, requiert de plus en plus de technicité et de moins en moins d'humanité. On prétend souvent, avec une pointe de regret, que les médecins actuels « ne savent plus écouter ». Cette nostalgie du bon vieux temps ne devrait tout de même pas faire oublier que si l'exercice contemporain est effectivement moins pathétique qu'hier, c'est avant tout parce que la médecine est parvenue à faire reculer la souffrance et non pas parce que les médecins seraient devenus de froides machines. Cette femme, dont nous avons évoqué plus haut la photographie, suscite immédiatement un sentiment de compassion. À l'inverse, un patient qui s'ignore auquel son assurance demande de faire un dosage de cholestérol et un électrocardiogramme avant d'octroyer un prêt immobilier n'inspire guère de pitié, fût-il hypertendu ! Dans le cadre de la clinique contemporaine, il est effectivement (et heureusement !) de moins en moins besoin d'écouter les plaintes, et de plus en plus nécessaire de prendre des décisions pertinentes au jugé de résultats d'examens complémentaires. L'absence d'humanité en médecine, c'est surtout l'absence d'efficacité. Aucune compassion n'est nécessaire pour prescrire chaque jour une pilule efficace contre l'hypertension artérielle. En revanche, au chevet d'un malade devenu hémiplégique en raison d'une hémorragie cérébrale, le médecin ne peut que consoler la famille...

Du symptôme à la prédiction : une démarche chronologique

En percutant la poitrine des malades et en auscultant les cœurs, René Théophile Laënnec (1781-1826), l'inventeur du stéthoscope, apprit aux médecins à repérer une augmentation anormale de la taille du cœur. Cependant, seules les fortes anomalies étaient décelables. La pratique de l'auscultation était un art qui avait ses virtuoses. Ainsi Pierre Carl Potain (1825-1901) passait pour un maître en la matière aux yeux de l'écrivain et étudiant en médecine Léon Daudet (1867-1942) : « Il fallait le voir ausculter avec de longs appuis, des interruptions, des reprises, pour se rendre compte des paysages auditifs, visuels, dans lesquels

il se promenait par l'imagination, des perspectives qu'il découvrait, en véritable explorateur de l'organisme. Aucun souffle, aucun
frémissement ne lui échappait. Son ouïe valait celle de tous les
Indiens de Fenimore Cooper. Elle décomposait les sons super-
posés. Elle distinguait l'imperceptible durcissement d'une valvule,
le retrait d'un filet de sang [5]. »

Au début du XXe siècle, c'était encore par la seule auscultation
que le médecin américain Theodore Janeway (1872-1917) — qui
fut avec son père un des tout premiers à s'intéresser à l'hypertension artérielle dans le cadre de la médecine de ville — jugeait de
la présence d'une hypertrophie cardiaque. « Les symptômes
cardiaques étaient présents chez plus de la moitié des malades »,
précisa-t-il [7]. Son constat confirme qu'hier les patients hypertendus
étaient en moins bonne santé qu'aujourd'hui, car le traitement de
l'hypertension permet, en effet, la prévention de l'insuffisance
cardiaque et de l'infarctus.

Puis l'invention de la radiographie permit de mieux étudier
l'augmentation de la taille du cœur au fil de l'évolution de l'hypertension. Grâce à la transparence du corps aux rayons X, le médecin
comprit qu'il pouvait effectuer une sorte de remontée dans le
temps. Un des premiers traités de radiologie du cœur, paru en
1913, l'expliquait déjà clairement : « On voit donc l'importance
qu'il y a à reconnaître, dès son début, l'existence de l'hypertrophie
ventriculaire, puisqu'elle suffit à elle seule à révéler une hypertension artérielle à laquelle on n'aura peut-être pas pensé, et à faire
craindre l'évolution ultérieure d'une sclérose rénale encore latente.
Or, si la percussion est d'ordinaire apte à reconnaître l'augmentation considérable du volume du cœur dans le cas du mal de Bright
confirmé, elle est par contre incapable de déceler les modifications
légères de la phase prémonitoire. C'est cependant à ce moment
qu'il est surtout utile d'être exactement informé. La radiologie est
venue combler très heureusement sur ce point les lacunes de
l'investigation clinique [8]. »

Ce constat était d'ordre chronologique. L'examen médical de
l'hypertendu tentait de deviner l'avenir du patient à partir de la
reconnaissance d'anomalies cliniquement muettes, l'augmentation de la taille du cœur en l'occurrence. Complétant cette
démarche dans les années 1960, les épidémiologistes prirent également en compte l'état du cœur dans leurs recherches. Ce qui n'était
encore qu'une constatation clinique individuelle devint un paramètre statistique étudié à l'échelle des groupes. Ils démontrèrent
que la présence d'une hypertrophie ventriculaire gauche (appréciée

par l'électrocardiogramme) s'avérait un facteur péjoratif du pronostic de l'hypertendu, à pression artérielle constante [9]. L'échocardiographie, technique d'imagerie fondée sur les ultrasons, apparue à la fin des années 1970, affina encore cette approche prédictive. Au milieu des années 1980, on démontra que l'hypertrophie du cœur mesurée par échographie permettait de prédire les événements cardiovasculaires chez les hypertendus, indépendamment du niveau de pression artérielle, de l'âge ou de la fonction ventriculaire au repos [10]. Fort de sa technique, le médecin peut apprécier l'avenir de son malade (la prédiction d'un risque) en se fondant sur son passé d'hypertendu (le retentissement de la maladie).

Cette démarche n'est pas achevée — au contraire — puisque d'autres techniques n'appartenant pas encore à la pratique courante, telle l'étude de l'épaisseur de la paroi des artères carotides, ambitionnent également de deviner l'avenir des corps à risque [11].

Expression des symptômes et conduite de maladie

À présent, l'hypertension artérielle légère, les hypercholestérolémies ou les hyperglycémies (diabète de type II) sont devenues des affections silencieuses. On pourrait presque les qualifier d'abstraites. En se préoccupant des facteurs de risque — et non plus de la maladie — la médecine a supprimé le symptôme, un repère utile au « malade » pour choisir ses conduites de santé : consulter un médecin ou prendre un médicament, par exemple. Voici ce que dit un chroniqueur médical : « Symptôme : ce mot seul est toute la raison de la médecine : sans symptôme, pas de gêne ni de plainte, pas besoin de médecin [12]. » N'éprouvant aucun symptôme, certains patients hypertendus ou présentant un taux de cholestérolémie élevé estiment que leur traitement n'est pas justifié. Les uns oublient de prendre des médicaments qu'ils jugent inutiles, les autres redoutent des médicaments qui, soi-disant, « les rendent malades » plutôt qu'ils ne les soignent ; et d'ailleurs de quoi ? Le jargon médical précise qu'ils ne sont pas « observants ». La perte du symptôme n'est pas sans conséquence sur le bon déroulement des traitements.

Pour le profane, le symptôme est une parole du corps — tantôt avertissement, tantôt menace — qui influe sur sa conduite de santé : un saignement dans les urines est une alarme incitant à consulter. Pour le clinicien, le symptôme est un matériel précieux qui, une fois traduit en signe, permet de dresser un portrait clinique de la maladie : les caractéristiques du même saignement seront précisées par l'interrogatoire, puis éventuellement par des analyses ou des examens complémentaires, pour rapporter le signe à un diagnostic. L'approche du symptôme est soumise à des influences scientifiques et culturelles. Ainsi, un individu qui éprouve un symptôme adoptera des attitudes différentes suivant son âge, son milieu social, son éducation, sa culture, voire sa religion. Les sociologues ont bien étudié ces aspects [13]. Ainsi les inégalités vis-à-vis du risque cardiovasculaire peuvent être largement sous-tendues par des critères sociologiques. Diplômés et non-diplômés n'ont pas, par exemple, le même comportement vis-à-vis du tabac, ce qui induit des inégalités notables face aux risques du tabagisme [14].

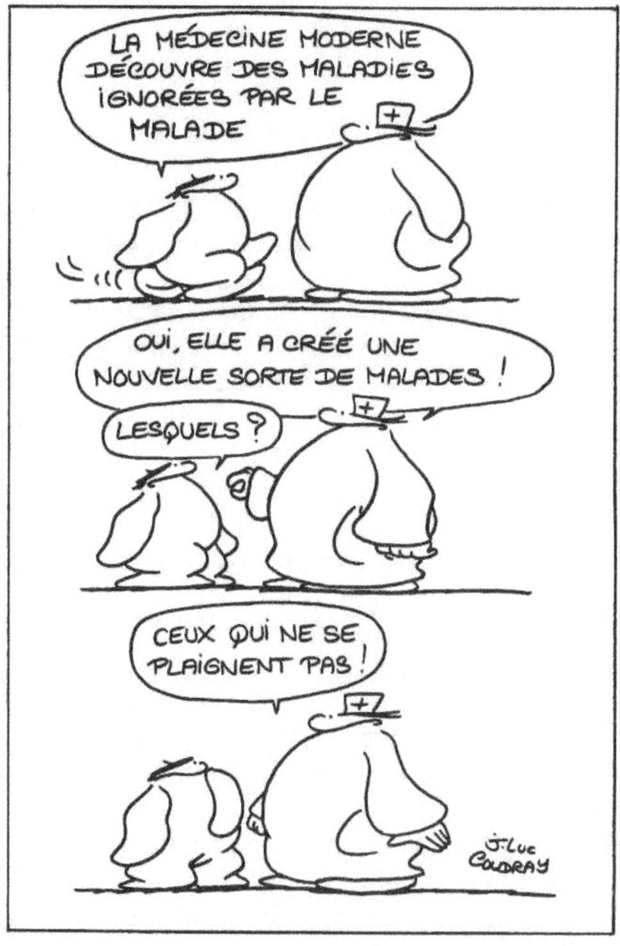

Malades, patients, assurés, usagers ou consommateurs ?

Le dépistage systématique parvient désormais à débusquer les hypertendus ou les diabétiques qui s'ignorent, et les médecins agissent avant l'apparition des saignements de nez et des maux de tête. Cette évolution est clairement lisible dans le discours publicitaire : dans les années 1950-1960, les réclames pour les médicaments antihypertenseurs représentaient volontiers des hommes d'âge moyen grimaçant de douleur ou en proie à des vertiges. Aujourd'hui, les publicités représentent des couples d'âge mûr, sereins et actifs. Hier, les hypertendus étaient en pyjama dans leur chambre, aujourd'hui ils sourient au photographe en faisant de la bicyclette ou en emmenant leurs petits-enfants à la pêche... Les réclames d'hier figuraient des symptômes, elles évoquent maintenant un avenir tranquille (voir le cahier d'illustrations, photo 1).

Ainsi, les « malades » ont disparu. Ils sont devenus des « patients » dont la gêne dépend plus du discours médical que de leur maladie elle-même. Antoine Furetière, dans son *Essai d'un dictionnaire universel* (1690), avait adopté le terme « patient » pour désigner notamment « celuy qui est entre les mains des chirurgiens, qui font quelque opération douloureuse. Quand on veut tailler pour la pierre, il faut prendre garde si le patient a assez de force pour soutenir l'opération ». Le patient est donc différent du malade, indique l'étymologie, il est « un malade entre les mains du médecin » [15].

Cependant, les mains du médecin, pleines de comprimés efficaces, n'imposent plus de douleur, et les essais cliniques récents attestent que certains des médicaments les plus modernes n'entraînent pas plus d'effets secondaires que le placebo. Les hypertendus traités ont ainsi une qualité de vie qui ne cesse de s'améliorer [16]. Pour mieux préciser le retentissement des maladies cardiovasculaires, les experts font appel à des échelles dites de « qualité de vie ». Elles prennent en compte de nombreux paramètres afin de cerner la situation des patients au-delà des seuls chiffres de tension artérielle, de sucre ou de cholestérol. De fait, la qualité de vie d'un patient est un concept très polymorphe : équilibre psychique, intégration sociale, condition physique et même bien-être [17]. Si les symptômes sont désormais impalpables, et historiquement en recul comme nous venons de le voir, il n'en demeure pas moins que les situations à risque cardiovasculaire constituent, peu ou prou, un univers de « mauvaise » santé aux retentissements physiques, psychiques ou comportementaux. Pour la gouverne du médecin, mais aussi du patient, il n'est pas sans intérêt de saisir le plus exactement possible les contours qualitatifs de cette santé hors normes (« hyper » tendue par exemple). Il est important d'apprécier si la quantité de vie gagnée s'accompagne aussi d'un gain de qualité [18]. La qualité de vie est désormais au centre de la bataille commerciale à laquelle se livrent les fabricants de médicaments au même titre que les constructeurs automobiles qui ne parlent plus exclusivement de performances mécaniques pour vanter ce que leurs slogans désignent comme des « voitures à vivre ».

De la maladie au risque

Actuellement, le caractère sémiologiquement muet de l'hypertension légère, des anomalies du cholestérol ou du diabète de type II et la bonne tolérance des traitements contribuent à transformer les patients, non plus en malades, mais en simples assurés sociaux, en usagers du système de soins, voire en consommateurs de tensiomètres qu'ils achètent par milliers en pharmacie ou par correspondance. L'identité des hypertendus change. Aujourd'hui, se faire soigner ou suivre des conseils de prévention revient moins à écouter son corps qu'à entrer dans l'institution médicale [19]. La vie quotidienne de l'hypertendu est désormais plus remplie de « bilans » et de « feuilles de soins » que de symptômes. Sans souffrance, le patient à risque cardiovasculaire ne demande plus au médecin de se soigner, il accepte de se faire surveiller. Ainsi, la disparition du symptôme déplace le rôle du médecin : l'activité de soins ne résume plus la médecine et le praticien doit désormais proposer d'anticiper l'avenir, ce qui l'oblige à intégrer l'information et l'éducation dans l'acte médical. La maladie cède la place au risque. Ce livre va s'attacher à comprendre comment nous en sommes arrivés là et va se demander jusqu'où ce changement de paradigme pourrait nous mener.

CHAPITRE III

L'apparition de la mesure en médecine : l'invention du tensiomètre

> « Quelle honte pour les médecins qu'un théologien ait réussi à les priver de l'honneur de découvertes si utiles » (commentaire de Sauvages à propos de la première mesure expérimentale de la pression artérielle réalisée par Stephen Hales en 1733)[1].

Chacun d'entre nous s'est vu mesurer, un jour ou l'autre, sa pression artérielle. Tous — ou presque — avons eu connaissance de « nos chiffres » de tension ou de cholestérol. Et, bien sûr, nous avons tous utilisé un thermomètre pour quantifier notre fièvre. Mais depuis quand les médecins font-ils appel à la mesure pour étudier notre corps ? Quand sont apparus les premiers appareils capables de mesurer notre pression artérielle ? Instrument né de la réflexion des physiologistes et des ingénieurs plutôt que des médecins, le tensiomètre est peu à peu devenu un outil omniprésent dans la pratique médicale. Ce chapitre retrace l'histoire de l'invention des appareils de mesure de la pression artérielle, première étape nécessaire, mais non suffisante, pour approcher de façon nouvelle les maladies cardiovasculaires. Mais on retiendra déjà ici que la réflexion technique sur les instruments est distincte de celle de son utilisation en pratique médicale. Le tensiomètre moderne est apparu à la fin du XIX⁰ siècle sans faire immédiatement preuve de son intérêt. C'est plus tard que la richesse de cette invention apparut véritablement, comme on le verra dans les chapitres suivants.

Jusqu'à une période assez récente, jusqu'au XIXᵉ siècle environ, la démarche diagnostique reposait avant tout sur la sémiologie, science des signes des maladies. Le médecin se contentait d'écouter les plaintes de ses malades et d'effectuer quelques gestes simples, comme l'auscultation et la palpation, pour décrypter les symptômes du corps et les traduire en un langage de signes. Michel Foucault, dans *Naissance de la clinique*, parle de « grammaire des signes [2] ». La maladie constituait un « tableau clinique » qu'observait un médecin assis au chevet de son malade, comme le montrent certaines scènes de la peinture hollandaise. Le terme « clinique », apparu dans la langue française en 1586, vient du grec *klinein*, « être couché ». Ainsi un essoufflement avec une douleur de la poitrine et de la fièvre conduisait au diagnostic de « congestion pulmonaire ».

Traduire la maladie en langage chiffré

Mais les temps ont changé. Aujourd'hui, cette démarche de contact verbal et manuel s'est enrichie de la pratique d'examens complémentaires, radiologie et analyses de sang notamment. L'introduction des techniques paracliniques au chevet du malade permet au médecin de mettre en équations les caractéristiques physiques et biologiques des corps examinés. Pour établir son diagnostic et juger de l'état de santé, le clinicien pèse, mesure, prélève. Il quantifie le poids, la température, la pression sanguine, le rythme cardiaque, la quantité d'urines, le souffle, et bien sûr la composition chimique d'échantillons sanguins ou urinaires. Pour être soumis au raisonnement médical moderne, la maladie doit désormais être traduite en langage chiffré : une fatigue peut se convertir en gramme d'hémoglobine, un malaise en manque de sucre (hypoglycémie), une anomalie du rein en présence d'albumine dans les urines. De nos jours, la mesure fait partie intégrante de la consultation. Chaque malade est maintenant accompagné d'un dossier médical — somme de papier et d'images bientôt confiée à l'ordinateur — sans lequel la médecine moderne ne saurait comprendre la maladie et, *in fine*, le malade lui-même. L'importance de cette mesure est d'ailleurs aujourd'hui si grande, que les patients sont parfois amenés à s'affranchir du médecin pour leur utilisation : grâce à l'« automesure », le diabétique peut mesurer lui-même son taux de sucre sanguin (automesure glycémique), le fiévreux sa température (le thermomètre) ou l'hypertendu sa pression artérielle (automesure tensionnelle). L'expression anglo-saxonne *home tests* rend bien compte du caractère privé de ces pratiques. Nous reviendrons en fin d'ouvrage sur la marge de manœuvre actuellement grandissante des patients.

Bien sûr, il n'en a pas toujours été ainsi et la présence des chiffres au chevet des malades est historiquement assez récente. Il y a une centaine d'années, rares étaient les médecins se préoccupant de quantifier avec précision certaines données de leur examen clinique. L'usage du thermomètre médical n'était pas encore systématique et les fièvres s'appréciaient encore par le seul contact de la main sur la peau des malades, comme le faisaient déjà dans l'Antiquité grecque les médecins de l'école hippocratique. Si l'on constatait, chez un patient essoufflé, un cœur rapide et irrégulier, tous les praticiens n'avaient pas encore le réflexe de préciser — montre en main, voire avec l'aide d'un tracé électrocardiographique (qui n'a été inventé qu'au début du xxᵉ siècle par Willem Einthoven, 1860-1927) — le nombre exact de pulsations cardiaques. Le jugement qualitatif, tel celui d'un corps « chaud » ou d'un pouls « rapide et fort », dominait encore. Jusqu'au xviiiᵉ siècle d'innombrables et beaux adjectifs servaient à qualifier les pulsations cardiaques. L'art de tâter le pouls justifiait la publication de traités entièrement consacrés à ce seul sujet. Les médecins s'inquiétaient d'un pouls « serré, profond et misérable » (de signification péjorative), tandis qu'un pouls « dur, tendu et plein avec un renflement moelleux de l'artère » rassurait au lendemain d'un malaise passager. Aujourd'hui encore, on sait que la médecine traditionnelle chinoise accorde une grande importance à la palpation du pouls.

En pratique, c'est dans la seconde partie du xixᵉ siècle qu'apparurent les premières utilisations d'outils de mesure, composant ce que l'on nommait alors « l'arsenal du diagnostic », panoplie guerrière, si l'on en juge au choix du terme, contre la maladie. Cette nouveauté ne plaisait pas à tous et les résistances à l'introduction des mesures dans l'examen clinique furent nombreuses. Puisqu'une main expérimentée suffisait, pourquoi utiliser un thermomètre ? Bien des praticiens considéraient la mesure comme une complication inutile de la consultation. Selon les plus traditionnels d'entre eux, ces appareils pouvaient même faire injure à leur expérience clinique qu'ils défendaient avec susceptibilité. La relation du médecin et du malade reposant en très grande partie sur l'usage des sens (la vue, l'ouïe, le toucher, et même le goût et l'odorat), l'assimilation de la pratique clinique à un art n'avait rien de choquant. Alors, pourquoi immiscer des mesures et des chiffres dans la traditionnelle approche du malade par son médecin ?

De la première révolution biologique à la médecine expérimentale

Il faut remonter aux XVIIe et XVIIIe siècles pour comprendre l'origine des liens existant entre l'acte médical et la mesure de paramètres biologiques. À ce moment, les naturalistes inaugurèrent une démarche de quantification du vivant en procédant à l'intégration des sciences physiques, chimiques ou optiques dans les connaissances physiologiques. Ce que l'historien de la médecine Mirko Grmek nomme la « première révolution biologique » commençait[3]. Peu à peu, les savants équipèrent leurs cabinets d'étude d'appareils nouveaux : balance, thermomètre, cloche à air ou baromètre pour commencer. Chronomètres, pompes à vides ou microscopes, ensuite. Au fil des acquisitions scientifiques, cette instrumentation s'enrichit d'appareils spécialement conçus pour la mesure du vivant, tels les manomètres, les spiromètres ou les sphygmographes, destinés à quantifier respectivement les pressions, les volumes, ou étudier le rythme cardiaque. Cet équipement transforma l'espace de travail du physiologiste : le sommaire cabinet d'étude devint laboratoire, futur creuset de la recherche médicale moderne. Là, sur quelques tables de bois, des animaux étaient sacrifiés pour livrer les secrets du fonctionnement de leurs organes considérés comme autant de « mécanismes ». Assimilés à des machines, d'innombrables chiens, grenouilles, chats, chevaux ou cochons dévoilèrent, au péril de la vivisection, la physiologie de leurs « appareils » respiratoire, circulatoire, musculaire ou digestif. Cette approche permit aux savants — qui n'étaient pas nécessairement médecins, soulignons-le — de jeter les bases de la physiologie scientifique. Cette dernière considéra le poumon comme un soufflet capable de brûler l'oxygène (joliment appelé *air vital*), le cœur comme une pompe hydraulique, le muscle comme une fibre contractile siège de phénomènes électriques, et l'estomac comme une cornue pleine d'un suc acide dissolvant les aliments.

Cette démarche fructueuse permit la découverte des mécanismes du vivant. Le savoir physiologique acquit ainsi des bases scientifiques solides. Des faits observés plutôt que des spéculations. Toutefois, ces nouvelles connaissances n'eurent pas de conséquences pratiques sur la prise en charge des malades. Certes, au XVIIᵉ siècle, l'italien Santorio Santorio (1561-1636) avait été le premier médecin à proposer des mesures dans un but médical. Mais en pratique courante il ne fut pas suivi et la balance qu'il inventa, dont la gravure est aujourd'hui si souvent reproduite dans les ouvrages d'histoire de la médecine, n'inspira guère de successeurs. Du temps de Molière en effet, les médecins prodiguaient leurs soins suivant l'enseignement traditionnel de la Faculté, plutôt qu'en fonction de la recherche physiologique. L'heure restait aux empiriques purges et saignées qu'affectionnait encore François Broussais (1772-1838) au lendemain de la Révolution française.

En complément de l'étude physiologique des organismes en état de santé, vint le temps de comprendre les origines de la maladie. Le savant ne se contenta plus d'observer la nature, mais lui imposa ses questions. Pour ce faire, il multiplia les vivisections et les expériences en concevant des protocoles expérimentaux de plus en plus sophistiqués. De façon exemplaire, Claude Bernard (1813-1878) élucida en 1855 le rôle du foie dans la régulation de la glycémie. En retombée utile de cette découverte, le dosage du sucre urinaire et sanguin devint indispensable pour l'étude du diabète chez l'homme : par cette innovation, une maladie, déjà connue depuis des siècles, s'étudiait désormais avec une pertinence accrue au moyen des chiffres de glycémie et de glycosurie. L'ancienne notion de « saveur douce » de l'urine des diabétiques, introduite par Thomas Willis (1621-1675) en 1674, fit place à la chimie, c'est-à-dire au dosage urinaire du sucre et des corps cétoniques (Hermann Fehling, 1848). Ainsi, le traditionnel art de goûter les urines, jugement qualitatif, se trouva avantageusement remplacé par l'approche quantitative du dosage chimique. Molière allait ainsi perdre une occasion de railler les médecins, comme il le fit encore dans sa comédie *Le Médecin volant* de 1650. Gorgibus : « Et quoy, Monsieur, vous l'avalez ? » Sganarelle : « Ne vous étonnez pas de cela, les Médecins d'ordinaire se contentent de la regarder, mais moy qui suis un médecin hors du commun, je l'avalle, parce qu'avec le goust je discerne bien mieux la cause et les suites de la maladie, mais à vous dire la vérité il y en avait trop peu pour asseoir un bon jugement. Qu'on la fasse pisser encore ! »

En bénéficiant des acquisitions de la biologie, le médecin apprit peu à peu à s'appuyer sur des chiffres pour améliorer sa compréhension de la maladie et du malade. Ce progrès, commencé à la fin du XIXe siècle, allait s'amplifier sans relâche au point d'inscrire toute la médecine du XXe siècle dans ce contexte. Celui d'une démarche résolument construite autour de paramètres objectivement observés et quantifiés.

À partir de la fin du XIXe siècle, les hôpitaux intégrèrent peu à peu des laboratoires de recherche physiologique. L'école de physiologie allemande fut une des premières à effectuer ce rapprochement entre recherches fondamentales et applications médicales. L'étude des maladies rénales, cardiaques, respiratoires ou endocrinologiques bénéficia grandement de cette évolution. À la première révolution biologique succéda la victorieuse médecine expérimentale dont Claude Bernard fut le porte-drapeau. Cet avènement favorisa la création des spécialités médicales. L'étude du corps au moyen d'instruments d'observation (le stéthoscope, l'endoscope, puis la radiographie notamment) et d'outils de mesure (la balance, le thermomètre, le spiromètre, l'hématimètre, le tensiomètre, le laboratoire de biochimie) modifia profondément la pratique médicale. L'influence des techniques fut très utile pour l'étude des maladies cardiovasculaires car le fonctionnement du cœur et des vaisseaux ne saurait être bien compris sans une approche hémodynamique (c'est-à-dire sans la vision fondamentale de la mécanique des fluides avec ses termes de pression, de vitesse d'écoulement, de débit, etc.).

De la découverte de la circulation sanguine à la première mesure de la pression artérielle

L'étude du système cardiovasculaire — autrement dit la compréhension du fonctionnement du cœur et des artères — a suivi de façon exemplaire cette évolution de la pensée médicale qui a successivement connu les ruptures de la première révolution biologique puis de la médecine expérimentale. Aux connaissances anatomiques rudimentaires, acquises dès l'Antiquité lors de dissections animales (Galien, 129-201, disséquait des cochons), affinées ensuite à la Renaissance avec les progrès de l'anatomie humaine, s'ajoutèrent les observations des vivisections. Ainsi, Jean Fernel (1497-1558), médecin et astronome, inventeur du terme « physiologie », fut le premier à observer le synchronisme de la systole cardiaque (la contraction des ventricules) et du pouls (le battement de l'artère perçue au poignet, à l'aine ou au pied). Mais ce fut avec la découverte décisive de la circulation sanguine qu'un important pas en avant fut franchi.

En 1628, William Harvey (1578-1657), médecin de la cour royale d'Angleterre, publia ses recherches sur « les mouvements du cœur et du sang » démontrant, preuves à l'appui, que le sang circule en boucle fermée dans l'organisme[4]. Avant cette date, on croyait que le sang partait du cœur pour nourrir sans retour les tissus du corps, exactement comme l'eau d'un jardin irrigue la terre en disparaissant au plus profond d'elle. La publication des travaux de Harvey sonna le glas des conceptions anciennes et suscita de bruyantes querelles scientifiques dont l'écho résonna jusque dans les pièces de Molière qui fit dire à Diafoirus dans *Le Malade imaginaire* : « J'ai, contre les circulateurs, soutenu une thèse qu'avec la permission de monsieur, j'ose présenter à mademoiselle comme un hommage que je lui dois des prémisses de mon esprit. »

Actuellement, la démonstration de Harvey est considérée comme l'un des actes fondateurs de la physiologie moderne. Elle était appuyée sur la vivisection de daims et fondée sur un raisonnement quantitatif : Harvey calcula la quantité de sang passant dans le cœur en une journée. Dépassant plusieurs dizaines de litres, celle-ci ne pouvait pas être créée et se perdre si vite dans l'organisme. Elle constitue aussi un préalable scientifique indispensable au concept de pression artérielle dont on va suivre au cours de cet ouvrage toutes les péripéties.

En démontrant qu'il circulait sous l'influence des mouvements du cœur, Harvey expliquait que le sang était animé de ce qu'il appela une « force » qui se propageait du cœur à la périphérie (le terme de pression n'était pas encore employé).

Un siècle plus tard, cette force du sang fut mesurée pour la première fois par le naturaliste et clergyman anglais Stephen Hales (1677-1761). Ce fut peut-être au milieu d'un champ, ou bien dans une grange de la campagne anglaise, mais en tout cas pas encore dans un laboratoire, qu'en 1733, Hales aboucha une canule à l'artère d'une jument[5]. Sitôt après ce geste, l'ingénieux savant mesura la hauteur de l'élévation du sang dans le tube pour immédiatement constater que le sang de l'animal était animé de mouvements de va-et-vient : « Il apparaît que quand le niveau eut atteint la plus grande hauteur il y balança, montant et descendant, de 2, 3, 4 pouces et quelques fois on le voyait s'abaisser de 12 ou 14 pouces, y balançant de même à chaque pulsation du cœur. » L'importance de cette expérience fut immédiatement reconnue par les contemporains de Hales. Pour la première fois de l'histoire de la médecine, la force du sang pouvait être exprimée par une série de chiffres recueillis expérimentalement. Fait intéressant, certains déplorèrent que Hales ne fût pas médecin : « Quelle honte pour les médecins qu'un théologien ait réussi à les priver de l'honneur de découvertes si utiles [1]. » Cette remarque montre le regret des médecins de voir le progrès médical s'affranchir de leurs compétences. Ce n'était qu'un début !

Une découverte sans retombée médicale immédiate

En cet âge des Lumières, cette mesure expérimentale n'eut aucune retombée sur l'exercice médical qui, de façon aussi intuitive qu'empirique, faisait toujours de la saignée un remède très prisé (on croyait ainsi débarrasser le corps des mauvaises humeurs de la maladie). Avec ou sans la découverte de la circulation sanguine par Harvey, avec ou sans la mesure de la force du sang, le médecin continuait d'apprécier l'état de son malade en lui tâtant longuement le pouls. Sitôt connue l'expérience de Hales, personne n'émit l'idée de juger d'un état de santé par la mesure de la pression artérielle et, rappelons-le, la physiologie n'avait alors aucune influence concrète sur l'art de soigner. Certes, les physiologistes pensaient que les connaissances physiques, optiques, hydrauliques ou chimiques pouvaient contribuer à une meilleure connaissance du vivant. Stephen Hales lui-même entrevoyait l'idée (théorique) d'une influence de la physiologie sur la connaissance des maladies, comme il le notifia en préface de ses recherches : « Comme le corps animé ne consiste pas seulement en un merveilleux assemblage de parties solides, mais qu'il est aussi composé principalement de fluides, qui circulent sans cesse à travers l'inimitable labyrinthe des vaisseaux & lymphatiques, dont quelques-uns sont excessivement petits : & comme la santé consiste principalement dans le juste équilibre ou balancement entre les liqueurs & les tuyaux, on a, depuis la découverte de la circulation, regardé comme le sujet le plus digne de nos recherches la découverte des forces & vitesses avec lesquelles ces fluides sont poussés par les tuyaux qui les contiennent ; ce qui répandrait un grand jour sur l'économie animale [1]. » Mais quelle que fût sa déclaration d'intention, sa découverte non seulement n'eut aucune conséquence médicale immédiate mais il fallut attendre presque une centaine d'années pour que la pression artérielle fît l'objet de nouvelles recherches.

Le difficile passage de l'animal à l'homme

Pionnière, la méthode de mesure de Hales était techniquement des plus grossières. Elle devait être améliorée. C'est ce que fit le français Jean-Louis Marie Poiseuille (1799-1869). À la fois médecin et élève de l'École polytechnique, il inventa en 1828 le premier appareil spécifiquement destiné à mesurer la pression artérielle[6]. Baptisé « hémodynamomètre », il s'agissait d'un tube recourbé en forme de U et pourvu d'une graduation précise avec un niveau à mercure. Peu après, en 1846, le physiologiste allemand Karl Ludwig (1816-1895) perfectionna l'instrument et construisit un « kymographion » reposant sur le même principe, mais cette fois perfectionné d'un système d'enregistrement graphique (un petit stylet adapté à l'appareil montait et descendait sous l'impulsion des mouvements du sang, gravant sur un papier noirci à la fumée la courbe de pression artérielle). Hélas, cet instrument, capable de donner des chiffres exacts et dynamiques de la pression artérielle, n'était pas utilisable chez l'homme. En effet, comme pour la jument de Hales, le kymographion obligeait à l'ouverture directe d'une artère pour y aboucher le manomètre : un geste difficilement réalisable chez les malades. Inconcevable ? C'était sans compter avec l'audace d'un ou deux médecins, dont la curiosité scientifique occulta la question de l'intérêt des malades. Ainsi, en 1856, le chirurgien lyonnais Jean Faivre (1824-1871) osa pratiquer cette mesure sanglante chez trois jeunes patients subissant une amputation d'un membre pour l'extirpation d'une tumeur[7]. Faivre relia leur artère (fémorale ou humérale) à un manomètre à mercure (du type du kymographion de Ludwig) et releva des pressions variant de 115 à 120 mmHg, valeurs conformes à la réalité. Compte tenu des maigres possibilités de la chirurgie en ce milieu du XIXᵉ siècle — l'anesthésie par inhalation débutait à peine et l'antisepsie comme l'asepsie étaient ignorées —, un amputé sur deux ou trois mourait d'infection au décours de l'opération. Rétrospectivement, on peut penser que ces mesures furent néfastes pour les patients. Dans sa publication, Faivre passa pudiquement sur ce sujet et présenta son expérience comme d'exécution simple. Il ne donna aucun détail sur l'état de santé de ses trois malades. L'initiative « scientifique » de Faivre fut critiquée. En 1902, un rapport exhaustif sur les différentes méthodes de mesure de la pression artérielle indiqua que « ces résultats ne répondent ni aux besoins de la clinique, ni aux multiples besoins de la physiologie [8] ». Pour des raisons méthodologiques, la mesure directe de la pression artérielle n'était adaptée ni à la physiologie humaine, ni à une éventuelle utilisation médicale. Il fallut donc trouver une autre voie.

Aux origines du tensiomètre moderne

Mais comment mesurer la pression régnant à l'intérieur d'une artère sans l'ouvrir ni la traumatiser ? En d'autres termes, comment concevoir un moyen pour « prendre facilement la tension » chez l'homme ? De nombreux ingénieurs et médecins se penchèrent sur cette question. Chacun apporta sa contribution. On vit ainsi apparaître de nombreux instruments, qui, au terme d'une cinquantaine d'années de recherches, constituèrent une panoplie assez variée. L'objectif était de découvrir un tensiomètre non seulement facile d'emploi, mais également capable d'obtenir des mesures fiables. Ces deux qualités étaient requises pour que les appareils puissent sortir du périmètre du laboratoire et être utilisés en clinique. La maturité méthodologique ne fut atteinte qu'à la fin du XIXᵉ siècle, grâce aux contributions successives de chercheurs ou de médecins tels que les Français Étienne Jules Marey (1830-1904) et Pierre Carl Potain (1825-1901), l'Autrichien Victor Basch (1837-1905), l'Italien Scipionne Riva-Rocci (1863-1936) ou le Russe Nicolaï Korotkoff (1876-1928), pour ne citer qu'eux. Ces travaux conduisirent à l'invention du tensiomètre moderne en suivant une véritable phylogenèse instrumentale, chaque appareil s'inspirant de l'autre.

En 1834, le Français Hérisson conçut un nouvel instrument destiné à « traduire à l'œil toute l'action des artères ». Cet appareil, nommé « sphygmomètre », s'inspirait de la palpation manuelle du pouls au niveau radial (c'est-à-dire au poignet) telle que la pratiquaient les médecins depuis l'Antiquité. Simple et ingénieux, il avait pour principe l'application d'une colonne de verre contenant du mercure sur une artère de l'avant-bras (l'artère radiale). Il ressemblait à une sorte de thermomètre à la partie inférieure souple dont l'application contre la peau était atraumatique. Cette fois, il n'était plus nécessaire de couper l'artère ! Muni d'une membrane élastique appuyée sur l'artère radiale du sujet, le sphygmomètre de Hérisson (construit par l'ingénieur Paul Gernier) permettait, non pas de palper l'artère au moyen des doigts du médecin, mais d'en visualiser les battements. Par ce nouvel intermédiaire instrumental, le médecin ne faisait plus appel au toucher, mais observait l'oscillation verticale d'une colonne de mercure. En cela, il répondait à un objectif général de la mesure expérimentale : objectiver et quantifier un phénomène vivant, en s'affranchissant de la subjectivité de l'examinateur. À dire vrai, les fugitives oscillations du mercure étaient en pratique bien difficiles à analyser et le sphygmomètre de Hérisson resta confiné au domaine de la recherche. Il revint à Étienne Jules Marey de multiplier les innovations instrumentales permettant d'étudier le système cardiovasculaire. Ce « bibeloteur » de génie, comme il se qualifiait lui-même, sut mieux que quiconque approcher les mouvements du vivant (contractions cardiaques mais aussi marche de l'homme, vol d'oiseaux ou galop de chevaux)[9].

Peu après, l'allemand Karl von Vierordt (1818-1884) suggéra que la limite inférieure de la contre-pression nécessaire pour supprimer les battements du pouls permettait d'apprécier indirectement la valeur de la pression artérielle. C'était une idée importante dont le principe est encore utilisé aujourd'hui. Cette approche est à l'origine de ce que l'on nomme la « mesure indirecte » de la pression artérielle, par opposition à la mesure dite « directe », où l'appareil dispose d'un capteur dans l'artère elle-même. S'inspirant des travaux de Vierordt, à Vienne, Victor Basch conçut, en 1881, un sphygmomanomètre composé d'une poche élastique reliée à un manomètre. Appliqué contre l'artère du poignet jusqu'à l'effacement de ses battements, cet appareil donnait des chiffres de pression artérielle relativement exacts. En France, Pierre Carl Potain, grande figure de la clinique parisienne, accueillit l'invention de Basch avec enthousiasme et la perfectionna. Avec ces deux manomètres, qui ne furent fabriqués qu'à très peu d'exemplaires, débutait la mesure clinique de la pression artérielle : cette méthode, enfin atraumatique, s'avéra facilement applicable à l'homme. Basch et Potain furent les deux premiers cliniciens à introduire la mesure de la pression artérielle chez des malades hospitalisés dans leurs services. Ils ouvrirent la voie à une étude médicale, et non plus strictement physiologique, de la pression artérielle. Les appareils allaient enfin sortir du laboratoire de recherche pour se rapprocher du lit d'hôpital.

Une photographie issue d'une collection privée témoigne de ce temps révolu : celui où la mesure de la pression constituait encore un geste à la pointe du progrès et vécu comme un événement extraordinaire. Le « patron », ici le Pr Henri Vaquez

(1860-1936), élève de Potain, exerçant à l'hôpital de la Charité, occupe le centre de la scène autour d'un aréopage d'assistants et d'étudiants, pas moins de 13 hommes et d'une femme, tous de blanc vêtus. Le patient alité abandonne son poignet à l'examinateur qui lui applique le sphygmomanomètre avec un certain cérémonial. Tous les regards convergent vers le cadran de l'appareil, à l'exception d'un seul, dirigé vers le photographe. On imagine les oscillations de l'aiguille. Le résultat sera sans doute consigné sur le cahier d'observation qu'un assistant s'apprête à remplir en s'appuyant sur le lit du malade (voir cahier d'illustrations, photo 5).

À côté des relevés de température et des courbes des urines ou de poids parfois affichés au lit du malade, de nouveaux chiffres firent ainsi leur apparition : ceux de la pression artérielle. En vérité, le sphygmomanomètre était d'un emploi délicat. Il fallait appliquer l'appareil avec doigté, sans manquer de repérer le moment précis où le pouls radial réapparaissait, alors que la main de l'examinateur levait progressivement sa pression, ni trop vite ni trop lentement. Cette manœuvre avait un inconvénient majeur : les résultats obtenus variaient sensiblement selon les examinateurs en raison de sa difficulté. Alors à qui se fier ? Sur les pas de Basch et de Potain, d'autres chercheurs se lancèrent dans l'aventure du perfectionnement de la mesure. Certains firent preuve d'une grande originalité et on imagina un appareil « totalisant la pression au bout des quatre doigts » ! En 1896, date importante s'il en est, l'Italien Scipionne Riva-Rocci équipa le sphygmomanomètre d'un brassard gonflable [10]. Grâce à cet accessoire initialement fait d'une pièce de caoutchouc et d'un cercle de fer, la mesure de la pression artérielle de l'homme devint — enfin — fiable et facile. Le tensiomètre de Riva-Rocci était donc équipé d'un manchon de caoutchouc relié à un manomètre à mercure. Riva-Rocci l'enfila autour du bras d'un patient et le gonfla jusqu'à arrêter le passage du sang. La pression nécessaire pour interrompre la circulation correspondait à la pression artérielle du cœur en contraction (pression systolique). Méthode simple, mais encore fallait-il y penser. Conçu il y a un siècle, le principe du brassard gonflable est toujours utilisé. Cet accessoire continue d'équiper les tensiomètres actuels, qu'ils soient manuels ou électroniques. En 1996, la Société française d'hypertension artérielle, relayée par la Société internationale de l'hypertension, a officiellement commémoré le centenaire de cette découverte [11,12].

Initialement conçu à Milan, l'appareil de Riva-Rocci fut diffusé rapidement en Italie, en Grande-Bretagne et aux États-Unis. Mais il éprouva quelques difficultés à franchir les Alpes car il venait concurrencer l'appareil de Potain ! En 1899, Riva-Rocci dut le présenter à nouveau aux médecins français car un article de la *Presse Médicale* venait de préconiser l'emploi du sphygmomanomètre de Potain, pourtant de qualité technique très inférieure. Voici les termes exacts de Riva-Rocci : « M. Millian insiste sur l'importance très grande que peut avoir en clinique la mensuration de la pression artérielle, et il donne même quelques symptômes cliniques indirects fournis par l'inspection et la palpation du cœur et du pouls ; mais avec raison l'auteur fait aussi remarquer le peu qu'il faut attendre de ces moyens et de ces causes d'erreur. M. Millian recommande donc avec raison le sphygmomanomètre de Potain, comme l'instrument le plus apte à mesurer cliniquement la pression artérielle. Ce sphygmomanomètre est le frère jumeau de celui de Basch. J'ai moi-même commencé mes études avec cet appareil, qui est très ingénieux. Mais comme les observateurs l'ont souvent remarqué, il est soumis trop souvent à des causes d'erreurs et ses données ont une valeur absolument individuelle. [...] En cherchant à améliorer l'instrument du professeur Potain, j'ai été amené à imaginer une nouvelle disposition instrumentale qui me paraît simple, facile à appliquer et qui fournit des données exactes, toujours constantes, quel que soit l'observateur. J'ai présenté, dès 1896, mon nouveau sphygmomanomètre au Congrès italien de médecine interne, et mes fabricants m'ont dit l'avoir fourni aussi à l'étranger, surtout en Allemagne, en Angleterre et en Amérique. Voyant d'après l'article de M. Millian qu'on ne l'avait pas remarqué en France, j'en donne une description sommaire, et j'espère que mes honorables confrères français auxquels on doit presque toute l'étude de la tension artérielle, après l'avoir essayé voudront bien me donner leur avis [13]. » La suite de l'histoire donnera raison à l'ingénieux Italien. On remarquera que le nom de Riva-Rocci est aujourd'hui parfaitement inconnu du grand public et sans doute d'une majorité de médecins qui pourtant utilisent quotidiennement son appareil. Il n'est pas interdit de penser que si Riva-Rocci avait songé à déposer un brevet pour son invention, non seulement il aurait fait fortune, mais aussi laissé son nom à la postérité !

Le succès de l'invention de Riva-Rocci fut complet, lorsqu'en 1905 le chirurgien russe Nicolaï Korotkoff, qui, pour les besoins de ses opérations, arrêtait le cours du sang par compression, remarqua que le flux sanguin émettait un bruit perceptible en posant un stéthoscope juste sous le garrot. Et, lorsqu'il dégonfla progressivement le manchon de caoutchouc, Korotkoff put reconnaître le niveau de pression du cœur en relâchement (pression diastolique). Un peu plus tard, en 1919, Henri Vaquez et Charles Laubry (1872-1960) perfectionnèrent encore l'appareil. Contrairement à Riva-Rocci, ils ne manquèrent pas de signer avec le constructeur Spengler un contrat pour la commercialisation d'un « shygmotensiophone » qui portait leur nom et qui est toujours commercialisé. Simple et de faible coût, cet appareil permit de diffuser la mesure de la pression artérielle auprès d'un grand nombre de patients.

Inventer un outil ne revient pas à découvrir une maladie

En 1733 eut lieu la première mesure de la pression artérielle chez le cheval. En 1828 fut inventé le premier hémodynamomètre. En 1896, Riva-Rocci mit au point le brassard gonflable. En 1905, Korotkoff découvrit la méthode auscultatoire. Cette liste de dates ne doit pas faire illusion et trop cristalliser l'attention de l'historien. La chronologie de l'invention d'un outil n'est pas celle de sa diffusion dans la pratique courante, ni même celle de son utilisation mûrement comprise. En médecine, l'invention d'un instrument n'est pas une fin en soi. Encore faut-il savoir interpréter et comprendre les chiffres qu'il permet d'obtenir. Il fallut de nombreuses années pour y voir clair, et l'aventure de la pression artérielle n'est pas superposable à l'histoire technique de ses instruments de mesure [11].

Le premier réflexe fut de penser qu'il pouvait être de la tension artérielle un peu comme de la température : un paramètre mesurable reflétant l'état de santé du malade. Comme la montée du thermomètre sert à diagnostiquer la présence d'une infection, l'élévation des chiffres de tension pouvait peut-être renseigner sur l'existence d'une maladie. On constata que la tuberculose ou la typhoïde étaient des maladies à « pression basse », tandis que certaines insuffisances rénales se caractérisaient par une « pression forte ». Mais ces observations, effectuées à la fin du XIXᵉ siècle, déroutaient les médecins, qui ne comprenaient pas d'emblée que l'hypertension pouvait être une maladie en soi. Ils cherchèrent tout d'abord à expliquer les variations des chiffres de tension dans le cadre des maladies qu'ils connaissaient déjà. Comme nous allons le voir au chapitre suivant, ce fut tout le mérite des compagnies d'assurances sur la vie d'adopter un point de vue radicalement différent et qui allait déboucher sur l'identification d'une des affections les plus répandues aujourd'hui.

L'identification des facteurs de risque : la grande leçon des compagnies d'assurances sur la vie

> « Certains statisticiens ignorent la médecine, il est hélas encore plus vrai que les médecins ignorent la statistique. C'est bien là l'une des grandes leçons des assurances. »
>
> M. Loéper [1],
> IIe Congrès international
> des médecins d'assurances (1939).

La première mesure de la pression artérielle, sur une jument, en 1733, n'a pas eu de retombées médicales pratiques et les premiers tensiomètres découverts dans la seconde moitié du XIXe siècle n'ont pas été immédiatement utilisés en pratique courante. Et pour cause, on ne connaissait alors ni l'intérêt ni les enjeux de la mesure de la pression artérielle. L'instrument venait d'être inventé, mais que pouvait-on en faire ? Dans un premier temps, sa découverte posa plus de questions qu'il ne pouvait lui-même en résoudre. À quel type de maladies en rattacher l'usage ? Quelle était la valeur de la pression normale ? Pourquoi certains malades présentaient-ils une pression artérielle plus haute que d'autres ? Que signifiait cette élévation ? Les différentes réponses à ces interrogations furent progressivement apportées tout au long du XXe siècle. Mais la plus importante d'entre elles — à savoir l'enjeu de l'élévation de l'hypertension artérielle sur la santé des individus — fut obtenue par une voie entièrement neuve : celle de la médecine d'assurance sur la vie.

Au début du XXe siècle, entre 1915 et 1917 précisément, les médecins des compagnies d'assurances vie ont été les premiers à démontrer scientifiquement que l'hypertension artérielle était un facteur de risque cardiovasculaire majeur. Cette contribution essentielle ne devait rien au hasard et s'expliquait par la solide antériorité de la réflexion des assurances sur la probabilité de vie des individus. Fait important à noter, l'invention du concept d'hypertension artérielle comme facteur de risque se fit en marge des travaux expérimentaux, physiopathologiques ou cliniques. Ni les inventeurs de tensiomètres, ni les cliniciens qui mesurèrent la pression artérielle au lit des malades ne purent aussi bien comprendre la signification d'une élévation de la tension artérielle chez l'homme que les médecins d'assurances. Pour bien saisir cette donnée, il faut se souvenir comment les sociétés d'assurances sur la vie ont su, à compter du milieu du XVIIIe siècle, s'interroger sur les événements médicaux susceptibles d'abréger la vie humaine. Un travail capital et novateur, peu étudié par les historiens [2].

La reconnaissance du risque : une nouvelle démarche

Cette histoire oblige à un détour : il faut d'abord revenir à une période antérieure à celle de l'utilisation des appareils de mesure de la pression artérielle en clinique et comprendre ce que fut la démarche statistique des assureurs. Car assurer sur la vie un individu suppose, pour le calcul du montant de la prime, une évaluation du temps qui lui reste à vivre. On va voir comment cette problématique avant tout mercantile déboucha sur une préoccupation médicale neuve : la recherche des facteurs de risque chez des malades qui s'ignorent. Celle-là même qui constitue aujourd'hui un pan essentiel de l'activité médicale contemporaine.

Les transactions d'argent après un décès sont anciennes. Au XVe siècle déjà, certains contrats de mariage comportaient des clauses prévoyant le dédommagement des familles en cas de perte du conjoint. Les compagnies d'assurances maritimes d'Anvers proposèrent dès le XVIe siècle des assurances sur la vie des passagers. Ainsi, aux XVIe et XVIIe siècles apparurent quelques polices préfigurant les futures assurances sur la vie. Mais, sortes de pari sur la mort, elles furent jugées immorales, donc interdites, car pouvant inciter le bénéficiaire du contrat à souhaiter la mort de l'assuré. Les premières assurances vie se heurtèrent longtemps aux préjugés des postulants eux-mêmes qui craignaient que leur contrat ne « signe leur propre arrêt de mort[3] ».

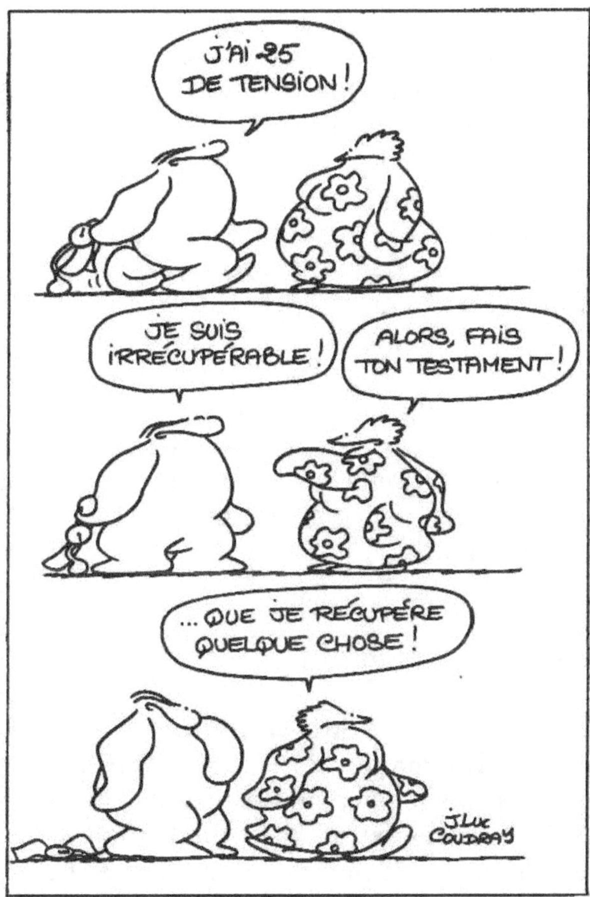

C'est en Angleterre, dans la seconde moitié du XVIIIe siècle, que « l'assurance sur la vie des hommes » fit véritablement son apparition, afin, selon la formule d'un banquier, de « prévenir la misère, conserver l'aisance dans les familles, et préparer la vieillesse des jours heureux et tranquilles[3] ». En France, le 10 février 1787, le financier Beaufleury (déjà à la tête d'une compagnie d'assurances sur les incendies), agissant au nom d'une « compagnie de citoyens avantageusement connus, plus jalouse du désir de se rendre utiles qu'avides de grands bénéfices », proposa la création d'un « établissement auquel personne n'avait encore pensé » et remit au baron de Breteuil, alors ministre de la Maison du roi, des mémoires et calculs relatifs à l'établissement d'une compagnie d'assurances sur la vie des hommes. Le privilège fut accordé en 1787. Peu après, dans toute l'Europe, d'autres compagnies apparurent, favorisées par la naissance du capitalisme. Si, dès les années 1820-1830, les grands principes de l'assurance vie existaient sous leur forme définitive, ces activités ne prirent véritablement leur essor que dans la seconde moitié du siècle. En France, en 1820, la Compagnie d'assurances générales obtint l'autorisation de passer des contrats d'assurances sur la vie, tandis que cette même année fut créée la Société d'assurances mutuelles sur la vie des hommes. Cinq ans plus tard, cette dernière fut dissoute faute d'un nombre suffisant de contractants, mais d'autres créations suivirent : L'Union vie fut créée en 1829, La Nationale en 1830, la Caisse Paternelle en 1850, le Phénix en 1845 [4]. En Amérique du Nord, les compagnies sont beaucoup plus nombreuses : en 1874, quelque 200 compagnies d'assurances ont établi plus d'un million de polices [5]. En 1875, en France 1 individu est assuré pour 350 habitants, en Amérique du Nord 1 pour 35. On va voir combien cette grande expérience bancaire, arrivée à maturité dès 1820, fut à l'origine d'une pratique médicale aussi nouvelle que spécifique.

Vers une statistique du destin

L'évaluation de la durée de la vie humaine a été certes évoquée par Hippocrate qui tenta de préciser le pronostic des maladies. Mais sa réflexion resta sans suite véritable car la mission des médecins était de soigner et non de comptabiliser la durée de vie de l'homme malade comme en bonne santé. Ce n'est qu'au XVIIe siècle que les premiers chiffres de longévité apparurent dans le cadre d'une démarche administrative utilisant des « tables de mortalité », que les Anglais appellent *life-tables*. Quoiqu'une table de mortalité attribuée à Ulpien en 1364 soit parfois citée par les historiens, le premier travail célèbre fut celui de John Graunt, marchand et major de la police urbaine de Londres. Il a été publié en 1662. D'autres suivirent, notamment la « table d'extinction » de Jacob Van Daël (1670) et la table de mortalité du Hollandais Jean De Witt (1671). Le XVIIIe siècle en produisit un grand nombre qui furent utilisées pour le calcul des rentes viagères [6]. Cette statistique des populations ne s'apparentait en rien à une démarche médicale, et procédait avant tout d'une application des mathématiques au gouvernement de la société. Pour bien régner il fallait compter (dans le chapitre suivant nous reviendrons sur cet aspect en retraçant l'histoire des statistiques sanitaires et le début de l'épidémiologie moderne). François Ewald a récemment montré combien l'utilisation des mathématiques a pu nourrir une nouvelle technologie politique débouchant sur l'émergence d'une institutionnalisation de la protection sociale [7]. Toutefois, ce ne sont pas les assurances sociales qui nous occupent ici, mais les assurances sur la vie privée qui prirent pour cible, non pas le gouvernement des populations, mais celui d'un individu qui, isolément, faisait une démarche vers son banquier. Tandis que la solidarité politique s'orienta vers la compréhension des mécanismes du paupérisme, celle des assurances vie définit la notion de risque individuel.

Concernant les assurances sur la vie, les primes indexées sur l'âge apparurent en Angleterre dès 1720. Avec l'aide d'un médecin, le docteur Price, une compagnie londonienne établit en 1762 un calcul actuariel des montants des polices. Pendant longtemps, les compagnies françaises utilisèrent les tables de Deparcieux et de Duvillard établies au XVIIIe siècle, seules disponibles avec celle de Buffon. Ainsi, dans un rapport financier de la Compagnie royale d'assurances, on pouvait lire qu'il « mourra d'après Buffon et Parcieux combinés ensemble quelque 1 721 assurés qui coûteront 3 000 livres chacun [3] ». Ces tables ne constituaient qu'un simple registre comptable des durées de vie pour un groupe étudié. Elles ne donnaient qu'une indication de la mortalité de la population générale. Puis les avancées de la jeune science statistique permirent une approche véritablement probabiliste. Les tables de mortalité devinrent des « tables de probabilités de la vie humaine ». Buffon employait déjà le terme « table de probabilité », sans pour autant appliquer un calcul mathématique très sophistiqué. La naissance du concept de probabilités date, en France, du XVIIe siècle, avec pour pionniers Pascal, Roberval et Fermat. Bernouilli proposa la notion d'espérance de vie [8]. À la charnière des XVIIIe et XIXe siècles, Laplace (1749-1827) apportera une contribution mathématique importante et en démontrera les applications dans le champ des « sciences humaines », par exemple pour les calculs de longévité. Il calcula ainsi « la durée moyenne de la vie », qu'il présenta comme une « espérance au sens mathématique ». Mieux, il précisa les exigences mathématiques garantes de la fiabilité des interprétations. « On conçoit que la précision de ces résultats exige un très grand nombre de naissances ; l'analyse des probabilités nous montre qu'ils approchent sans cesse de la vérité, avec laquelle ils finissent par coïncider, lorsque le nombre de naissances considérées devient infini[8]. » La longévité fit alors l'objet d'une analyse dynamique. En 1835, le statisticien belge Adolphe Quetelet (1796-1874) évalua « l'influence du développement de la civilisation et de l'aisance », qui permit à la probabilité annuelle de mourir de passer de 1/30 à 1/40. Ainsi apparut un calcul chiffré sur la durée de vie humaine.

Assez vite, les compagnies d'assurances comprirent les limites des tables fondées sur les registres des paroisses ou de l'état civil. Ces chiffres ne servaient qu'imparfaitement leur calcul au plus juste du montant des primes réclamées à l'assuré et celui du capital devant être versé aux ayants droit. Par ailleurs, les statistiques des États ou des hôpitaux étaient alors inexistantes, ou presque. Comme on n'est jamais mieux servi que par soi-même, les compagnies d'assurances établirent leurs propres tables de mortalité. Ces dernières constituaient de véritables « cartes de la vitalité humaine », qui allaient s'avérer fondatrices d'une statistique médicale innovante. Ce fut d'abord dans les pays anglo-saxons, pionniers en matière d'assurance vie, qu'émergea cette nouvelle démarche. La première table fondée sur l'expérience d'une compagnie d'assurances a été publiée en 1778 par Charles Brand sur la base de 3 826 décès.

Des tables de mortalité à la prédiction du risque individuel

Les assureurs surent faire mieux encore qu'établir des tables de mortalité fiables. Comprenant qu'il était de leur intérêt d'assurer des sujets en meilleure santé possible, les banquiers firent sélectionner les candidats. Dans un premier temps, certaines compagnies, comme l'Amical Society de Londres (1705), demandèrent au postulant de déclarer sous la foi du serment qu'il était en bonne santé[4]. En 1775, le docteur Price se demanda s'« il ne serait peut-être pas mauvais de s'attacher un médecin dont les principales fonctions seraient de s'enquérir de l'état de santé des personnes candidates à l'assurance[4] ». En d'autres termes, l'idée d'une sélection médicale — et donc d'une recherche des facteurs de risque — se fit jour. Les assureurs entreprirent d'individualiser leurs contrats en fonction de l'état de santé du sujet et exclurent les candidats porteurs d'une tare physique ou d'une hérédité jugée trop lourde. Pour « cette sélection si nécessaire et si délicate, personne ne pouvait suppléer l'homme de l'art [9] ».

L'article 34 des statuts de la Société d'assurances mutuelles sur la vie des hommes fondée le 12 juillet 1820 donnait des détails sur cette démarche d'évitement du risque et précisait le rôle du médecin : « Tout individu qui veut contracter une assurance doit produire des attestations d'où résulte s'il a eu la petite vérole ou s'il a été vacciné et en général de quel état habituel de santé il jouit. Ces attestations pourront être fournies par le médecin de la personne qui propose l'assurance, mais l'un des docteurs attachés à l'administration devra nécessairement s'adjoindre à lui et signer aussi le certificat [4]. » Cet article est remarquable à plus d'un titre : non seulement il constitue un témoignage précieux sur une des premières interventions des médecins dans le dépistage des facteurs de risque, mais il évoque aussi l'influence d'un traitement (la vaccination contre la variole, encore appelée « petite vérole ») reconnu par des financiers capable de préserver la vie humaine (souvenons-nous de cette remarque lorsque, dans d'autres chapitres, nous évoquerons l'intervention de l'homme via les médicaments). Les premiers médecins des compagnies d'assurances apparurent en Écosse en 1811 [10]. En 1824, un service médical fut pour la première fois attaché à la compagnie Clerical Medical and General, et en 1839, à la compagnie allemande La Gotha. En 1858, la compagnie Equitable of England appointa également un médecin.

Au-delà du problème des antécédents personnels des proposants, très minutieusement recherchés, les assureurs ne manquèrent pas de reconnaître que certains hommes, militaires et marins notamment, présentaient un risque professionnel. Ils furent parfois écartés des contrats. Autre particularité, la mort par duel ou suicide était un motif de non-paiement de la prime. Au milieu du XIXe siècle, l'assureur commença à tenir compte de l'environnement médical du proposant. Ainsi les contractants d'assurances vivant dans les régions dites « insalubres » se virent appliquer une augmentation de leurs primes en raison de ce que l'on appelait déjà un « risque tropical », dû par exemple à la fièvre jaune [10]. Ainsi, le terme « risque », aujourd'hui si banal, faisait son entrée dans le vocabulaire médical. De même le choléra, qui sévissait alors en France, pouvait justifier une mention particulière sur les contrats, certains assureurs refusant de couvrir les épidémies.

Fort de cette démarche, l'assurance sur la vie permit une étude statistique de l'espérance de vie des individus qualifiés de « sains ».

Vint ensuite, à la charnière du XIXe et du XXe siècle, la comparaison avec les groupes d'individus « tarés » et donc le calcul des « risques aggravés », préoccupation qui s'avéra à la longue fondatrice d'une nouvelle médecine préventive. Aujourd'hui (et on le verra dans un autre chapitre) le vocabulaire a changé : « sain » a été remplacé par « normal ».

Une nouvelle mission : la recherche des « maladies obscures »

Les médecins d'assurances allaient inventer un nouveau regard médical : celui d'un praticien examinant un individu sans symptôme venu à lui, non sous la contrainte de la douleur, mais poussé par une motivation économique. Il ne s'agissait pas de soigner, mais d'interroger, d'observer et d'examiner afin de poser des « diagnostics prévisionnels », selon l'expression de Vleminckx, président du premier congrès des médecins des compagnies d'assurances, réunis à Bruxelles en 1899, et de rechercher des « maladies obscures [9] ». Voilà une mission inédite pour les médecins qui, à l'exception des visites pour le recrutement aux armées, n'avaient jusqu'ici guère l'habitude d'examiner des sujets sains venus à eux pour un « examen » et non pour une demande de soins. Naquit ainsi ce que les assurances nommaient déjà en 1832 le « médecin examinateur », personnage dont le rôle ne cessa de croître depuis cette date.

Ces praticiens élaborèrent des questionnaires de santé que devaient remplir les médecins examinateurs. Ce travail méticuleux, à chaque fois perfectionné par l'expérience des années précédentes et quelquefois élaboré en collaboration avec des médecins d'autres compagnies, constitua au fil des ans un outil épidémiologique précieux. Loin d'une problématique de soulagement, les praticiens de compagnies d'assurances consacrèrent toute leur attention à une recherche minutieuse des antécédents personnels ou familiaux et aux relevés des données anthropométriques. Préfigurant le travail de l'épidémiologiste moderne (voir chapitre suivant), ces médecins « se trouvaient dans les meilleures conditions pour étudier certaines questions statistiques de la plus haute importance du point de vue médical [9] ». Et notamment la détermination de la probabilité de vie d'un candidat à l'assurance.

À la fin du XIXe siècle, toutes les grandes compagnies avaient adopté l'usage de formulaires médicaux très détaillés, couplés à la pratique d'un examen médical. Pour ce travail d'expertise, des médecins de qualité furent recrutés, recueillant ainsi d'importantes données statistiques. « Aucune autre administration ne pourrait réunir de pareils renseignements sur les antécédents héréditaires ou personnels d'un individu, sur son tempérament, sur sa profession, ses habitudes, sa position de fortune et, enfin, sur les causes de sa mort[9] ». Ce travail de recueil prospectif ne sera réalisé par l'épidémiologie moderne qu'au lendemain de la Seconde Guerre mondiale ; c'est dire la longueur d'avance de la démarche d'assurance.

En 1832, le questionnaire de la compagnie La Nationale insistait sur l'existence « d'épilepsie, de paralysie ou d'aliénation mentale, de maux de tête, de rhumes fréquents, de crachements de sang et d'asthme avec palpitation[9] ». Vingt ans plus tard, la plupart des compagnies européennes ou nord-américaines utilisaient des questionnaires très détaillés passant au crible l'ensemble des pathologies affectant l'homme. De par leur caractère exhaustif, ils constituaient des documents plus systématiques et complets que les « observations » des cliniciens hospitaliers. « On le voit pour leur exactitude, il n'y a pas de comparaison à établir entre les documents statistiques des compagnies d'assurances et ceux de même nature qui proviennent des recensements ou des registres des hôpitaux », affirme un traité d'assurances daté de 1875[9]. De fait, les avis de tous les auteurs convergeaient sur l'utilité des statistiques d'assurances et sur la faiblesse des registres hospitaliers. De 1900 à 1930, l'exemple de l'hypertension artérielle, que nous allons détailler ci-dessous, confirme de façon exemplaire cette remarque.

Un examen systématique, approfondi et scientifique

Avec une mission nouvelle, le médecin d'assurances avait pour rôle de « découvrir les grands signes pronostiques des maladies obscures[9] ». Mais, cette fois, la plainte et le symptôme étaient absents. Pour la première fois, la rencontre du médecin et du sujet (on ne peut pas dire « patient ») entrait dans le cadre d'un examen clinique systématique. Là, le praticien cherchait à débusquer les altérations silencieuses dites « latentes », dans le but de déterminer la probabilité de vie du candidat à l'assurance. Forts de cette intention historiquement neuve et avec l'ensemble des données ainsi recueillies, les assurances purent établir des calculs de longévité portant sur des groupes d'individus médicalement sélectionnés. Ils créèrent, en marge de la Faculté, une nouvelle spécialisation médicale. En Amérique du Nord, les directeurs médicaux des assurances vie se regroupèrent. En 1889 fut créée l'Association of Life Insurance Medical Directors of America, et, dans les années 1870-1880, apparurent de nouvelles revues spécialisées. Une épidémiologie de source privée naquit avec, pour garantir sa qualité, son efficacité et sa fiabilité, le maître d'œuvre le plus efficace qui fût : l'intérêt financier des banquiers.

Après un interrogatoire aussi méticuleux que détaillé, le médecin examinait le « proposant » — et non pas le malade, répétons-le — en insistant sur les signes évocateurs des grandes maladies du moment : syphilis, phtisie, rhumatisme, névropathie et alcoolisme. Cette expertise justifiait l'étude approfondie « de la physiologie, de l'anatomie, de la pathologie, de l'exploration clinique, de la chimie biologique et de la clinique interne [1] ». Très précocement, le médecin fit appel à un « arsenal diagnostique » qui, outre le stéthoscope, qui restait l'outil de base, pouvait inclure la balance, le thermomètre, le spéculum, mais aussi l'analyse chimique des urines (recherche de pus, de glycosurie, d'albuminurie, de phosphates, de l'urée et de l'acide urique), ou l'examen du tracé sphygmographique et du fond de l'œil, enfin la spirométrie (appliqué sur le poignet, le sphygmographe traduisait graphiquement les mouvements des pulsations artérielles) [11]. L'expert d'assurances était plus concerné par l'emploi des nouveaux instruments diagnostiques que les cliniciens traditionnels. Dès 1875, les premiers instruments d'étude du cœur ou de mesure du souffle étaient utilisés pour certaines expertises d'assurances alors que de tels appareils n'étaient pas encore d'utilisation courante.

C'est dans ce contexte très original de la médecine d'assurances que, dans la seconde moitié du XIXe siècle, le concept de risque vasculaire apparut. Cela avant même que l'hypertension artérielle ne soit découverte, ou plutôt « inventée ». Les médecins d'assurances craignaient déjà l'apoplexie cérébrale (très bien identifiée par la méthode anatomoclinique), l'insuffisance cardiaque, les troubles du rythme et surtout l'artériosclérose. La sclérose vasculaire était une véritable obsession pour les médecins du XIXe siècle. En effet, non seulement elle était bien identifiée par le scalpel de l'anatomoclinicien, mais elle s'inscrivait aussi dans le cadre des préoccupations des multiples dégénérescences décrites par le siècle : dégénérescence des vaisseaux, mais aussi de la société ou de la race, l'alcoolisme, la tuberculose et la syphilis en étant les causes, selon les théories médicales du moment (voir dans le cahier d'illustrations « le spectre de l'artériosclérose poursuivant l'humanité », photo 12).

Dès le milieu du XIX⁰ siècle donc, l'examen du cœur et des vaisseaux faisait l'objet d'une attention minutieuse, car les médecins d'assurances avaient déjà compris que la mortalité cardiovasculaire des sujets par ailleurs exempts de signes de tuberculose et de syphilis était importante. Avant même l'ère du contrôle thérapeutique des maladies bactériennes par la révolution des vaccins et des antibiotiques, le risque cardiovasculaire apparaissait comme majeur : « Je considère le bon état du cœur et des vaisseaux comme la meilleure garantie de longévité, et leur dégénérescence comme une des principales causes de mort prématurée », expliquait en 1899 un médecin d'assurances, le Dr Moritz, chargé, lors du premier congrès des médecins d'assurances, de la communication sur l'examen du cœur [12]. L'apoplexie et les lésions valvulaires post-infectieuses étaient les plus souvent rencontrées, tandis que les lésions de « sclérose coronaire latente ne sont pas assez fréquentes pour causer des pertes assez sensibles aux compagnies d'assurances [12] ».

Le médecin recherchait des antécédents de rhumatisme articulaire aigu, dont il connaissait bien la gravité des séquelles (valvulopathies), et, s'ils existaient, avait pour consigne de refuser l'établissement d'un contrat. Très pertinemment, le médecin de compagnie d'assurances savait déjà que les maladies du cœur peuvent présenter des « formes anormales, frustes et incomplètes dans lesquelles la maladie se cache [...]. Les cardiopathies les plus fréquentes sont celles que les malades ignorent eux-mêmes et qui surprennent le médecin par la découverte d'une lésion organique dont rien ne faisait soupçonner l'existence » [9]. On verra plus loin dans ce livre combien cette notion de malade qui s'ignore fait le « triomphe » de la médecine moderne.

Pour une raison évidente, l'examinateur ne pouvait pas, dans les années 1870-1890, disposer d'un instrument de mesure de la pression artérielle applicable en clinique : tout simplement parce qu'il n'avait pas encore été inventé ! Par contre, le clinicien savait déjà étudier la perte d'élasticité artérielle et la « sénilité artérielle anticipée », signe de dégénérescence des vaisseaux. Pour l'étude de l'« artériosclérose généralisée », il pouvait compléter sa très minutieuse palpation des artères en utilisant un sphygmomètre. Il s'agissait d'un petit appareil fixé au poignet du malade et qui, par un système de levier auquel était fixé un stylet, inscrivait sur un papier les pulsations de l'artère. La forme de la courbe ainsi obtenue renseignait sur l'état du système artériel et le rythme du cœur. Cette technique fut initialement développée en Allemagne par Karl von Vierordt et perfectionnée en France par Jules Étienne Marey (voir chapitre précédent). Dans le cadre de l'examen d'assurance, les médecins s'efforçaient également de repérer l'existence d'une augmentation du volume du cœur, dont ils connaissaient le pronostic péjoratif. Ce dépistage des affections cardiovasculaires était fructueux, comme en témoigne ce constat de 1887 : « Les cardiopathies qu'on rencontre le plus fréquemment parmi les proposants sont celles qui ne troublent que médiocrement les fonctions cardio-pulmonaires et ne portent encore aucune atteinte sérieuse à la santé générale. [...] En pareille occurrence, on se trouve forcé, à cause d'un signe physique dûment constaté, de refuser un sujet qui paraissait être, au premier abord, dans des conditions suffisantes pour l'admission [9]. » Un signe insoupçonné que l'examen médical d'assurance prend justement comme cible. C'est une préoccupation nouvelle en histoire de la médecine.

La recherche d'albumine dans les urines faisait également partie du bilan systématique des postulants à l'assurance. Sa présence débouchait sur un refus. L'analyse d'urine en permettait le dépistage à un stade précoce, alors même que le candidat ne ressentait aucun symptôme. Dans les années 1830, bien avant l'invention du concept de maladies liées à l'hypertension artérielle, les médecins d'assurances soulignaient déjà l'importance des décès par « apoplexie », notamment chez les obèses. Leur longue attention portée à l'artériosclérose les prédisposait à bien préciser les facteurs de risque vasculaire. Leur position privilégiée pour connaître le devenir du malade à long terme et leur souci d'identifier les paramètres médicaux menaçant l'avenir du sujet les préparèrent intellectuellement à l'usage du tensiomètre — et cela avant son invention même ! Les médecins d'assurances savaient donc dépister les « maladies obscures », et notamment cardiovasculaires, avant l'apparition des symptômes. Le tensiomètre, une fois inventé, ne pouvait pas tomber dans de meilleures mains.

L'hypertension artérielle : une nouvelle pièce du dossier d'assurance

Dès 1905, John Welton Fischer (1848-1959), directeur médical de la Northwestern Mutual Life Insurance Company, s'intéressa à la mesure tensionnelle dans le cadre de l'examen des postulants d'assurance sur la vie. Il fut le premier à le faire. Il fut élu membre de l'Association des directeurs médicaux des compagnies d'assurance sur la vie (Association of Life Insurance Medical Directors of America) en 1890. Après des mois de réflexions quant au choix d'un tensiomètre, il prit la décision d'introduire la mesure systématique de la pression artérielle comme de très rares cabinets de médecine privée, dont celui de Theodore Janeway à New York [13], commençaient à le faire. Son choix s'arrêta sur un sphygmomanomètre à mercure équipé d'un brassard gonflable de Riva-Rocci qui avait été inventé dix années auparavant. C'était un très bon choix : nous l'utilisons toujours aujourd'hui !

Au début de 1907, Fischer commença de mesurer la pression artérielle systolique des proposants âgés de 40 à 60 ans. Puis, pour donner de l'ampleur à cette pratique, il chargea les médecins de sa compagnie d'effectuer cette mesure dans les villes de plus de 100 000 habitants : en 1913, donc six ans plus tard, 85 % des proposants de sa compagnie avaient bénéficié d'une mesure tensionnelle [14]. Mais par quel raisonnement, par quelle influence, Fischer était-il venu à cette recommandation novatrice ? Comment a-t-il deviné l'importance de l'hypertension artérielle en tant que facteur de risque ? Il ne s'en expliqua pas de façon détaillée dans son article publié dans la prestigieuse revue nord-américaine *JAMA*, ni dans les documents qu'il publia sous l'égide de sa compagnie d'assurances [15]. De même, les rares détails bibliographiques le concernant sont restés muets sur ce point. Lorsque Fischer proposa d'introduire la mesure tensionnelle pour les nouveaux assurés, il n'existait aucune publication satisfaisante sur le pronostic lié à la pression artérielle, il n'existait même pas de définition claire de la pression normale. Autant dire que la démarche de Fischer était tout à fait novatrice.

À cette époque, les relations entre pression artérielle et morbidité cardiovasculaire étaient encore totalement inconnues en dépit de quelques travaux menés par des cliniciens. Comme elles l'avaient fait plus d'un siècle auparavant pour les tables de mortalité, les compagnies d'assurances durent produire elles-mêmes leurs propres statistiques. Déjà structurées et intellectuellement bien rodées à la recherche des facteurs de risque, ce fut avec rapidité et une grande efficacité qu'elles inaugurèrent le chantier de la pression artérielle considérée comme un indicateur prédictif de la longévité humaine. En 1910, c'est-à-dire seulement trois ans après sa première recommandation écrite, Fischer pouvait se féliciter de son initiative : « Aujourd'hui, la prédiction s'est

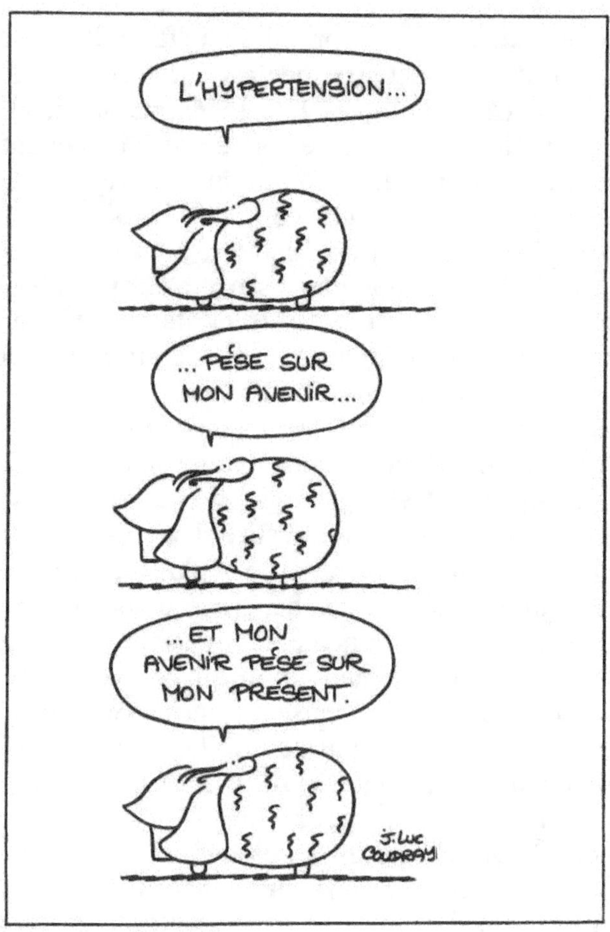

pratiquement accomplie. Aucun médecin à la page *[up to date]*, ne se passerait de l'aide précieuse du diagnostic au sphygmomanomètre sur l'utilité duquel les médecins d'assurances ont insisté. J'ai reçu des centaines de lettres me remerciant d'avoir recommandé son emploi dans le cadre des examens d'assurances et attestant de son intérêt en pratique privée [15]. » En 1911, Fischer continua à faire du prosélytisme et adressa à la Medical Directors Association une lettre qui fit date. Dans ce courrier, il expliquait à ses pairs qu'« aucun médecin ne devrait exercer sans sphygmomanomètre. Il possède avec cet instrument une aide fiable dans sa démarche diagnostique. Le sphygmomanomètre est indispensable à l'examen médical dans le cadre des assurances vie, et le temps où toutes les compagnies en feront usage n'est plus loin [14] ».

En 1915, la Prudential Life Insurance Company, avait déjà mesuré la pression artérielle de 18 637 proposants [16]. La New York

Life Insurance Company mesura la pression de 62 000 sujets candidats à l'assurance. En 1922, l'expérience new-yorkaise de la Metropolitain Life Insurance Company totalisait 500 000 examens chez plus de 8 000 assurés [16]. Des chiffres considérables, qu'aucun médecin d'exercice privé ou hospitalier n'aurait pu obtenir. Des données qu'aucun organisme de santé ne possédait alors car l'épidémiologie scientifique n'existait pas encore, comme on le verra au chapitre suivant.

Les premières études de mesures tensionnelles sur des échantillons importants furent donc le fruit des assurances nord-américaines. De l'autre côté de l'Atlantique, on prenait du retard. En 1921, Henri Vaquez, grande figure de la cardiologie française, également consultant des compagnies d'assurances françaises, s'en irritait : « On est étonné de voir, en France, les médecins des compagnies d'assurances sur la vie négliger un examen dont les résultats peuvent avoir une influence si considérable sur leurs décisions [17]. » À la veille de la Seconde Guerre mondiale, ce retard n'était toujours pas suffisamment rattrapé, si l'on en croit le reproche que l'on entendit lors du IIe congrès international de la médecine d'assurance vie (Paris, 18-21 mai 1939) : « Il existe encore des médecins qui ne savent pas faire correctement cet examen. »

La prééminence nord-américaine en épidémiologie d'assurances s'expliquait avant tout par le poids quantitatif de l'assurance vie dans ce pays : en 1911, la Northwestern Life Insurance Company était déjà présente dans 500 villes des États-Unis. En 1920, le nombre d'assurés américains était trois fois plus élevé que celui de l'ensemble des assurés du reste du monde ! En 1941, 9 000 médecins américains travaillaient pour le compte des assurances [18]. Autant dire que les statistiques des assurances privées étaient élaborées grâce à une véritable armée d'experts !

Un niveau de risque synonyme d'exclusion et non pas de soin

Les statistiques des compagnies d'assurances apportèrent de précieux renseignements concernant la grande fréquence de l'hypertension artérielle et son impact délétère sur l'avenir des individus. Fischer fut le premier à corréler précisément le niveau de pression artérielle à la mortalité. Dès 1911, alors que ses propres statistiques ne lui offraient qu'un recul de 2 ans et 9 mois, il pris la décision d'exclure de l'assurance les individus dont la pression artérielle systolique dépassait 150 [13] ! À la même époque, le cardiologue anglais James Mackenzie (1853-1925) ne croyait pas à cette augmentation du risque en fonction du niveau de pression artérielle.

Le 7 octobre 1915, devant la Wisconsin State Medical Society, Fischer fit un autre exposé qui confirma ses résultats précédents. Cette publication constitue une des premières pierres de l'épidémiologie clinique moderne : pour la première fois un paramètre chiffré dans le cadre d'une étude prospective apparaissait mathématiquement lié à une augmentation de mortalité : « Plus forte est la tension, plus grand est le risque », commenta de façon exemplaire Fischer. La même affirmation sera répétée mot pour mot un demi-siècle plus tard par les investigateurs de l'enquête de Framingham (voir chapitre suivant), mais la célébrité de ce travail plus tardif a contribué à faire oublier la remarquable contribution de Fischer.

Les résultats de ce travail novateur furent synthétisés dans un tableau dont les chiffres parlaient d'eux-mêmes (voir figure page suivante). Comparés aux chiffres de mortalité d'une table médico-actuarielle établie de 1885 à 1909 avec la collaboration de 43 compagnies d'assurances nord-américaines et canadiennes, les patients hypertendus montraient une longévité clairement diminuée. Les proposants ayant une pression artérielle moyenne de 142 à 152 mmHg présentaient une mortalité normale (proche de 100 %). Par contre, les sujets ayant une pression systolique à 170 mmHg mouraient trois fois plus vite (en moins de dix ans d'observation). Ceux dont la pression artérielle était comprise entre 160 et 170 avaient une mortalité doublée.

On ne pouvait être plus clair. Dans son article du *JAMA*, Fischer résuma en sept points son analyse. Il est remarquable de voir qu'aujourd'hui, bien plus d'un demi-siècle après, aucune virgule n'est à changer :

« 1 - La persistance d'une tension élevée induit une mortalité excessive, et plus haute est la tension, plus grand est le risque.

2 - La persistance d'une élévation de tension supérieure de 12 millimètres de mercure à la moyenne des sujets de même âge semble indiquer les limites de la variation normale de la tension chez l'homme.

3 - Une personne apparemment en bonne santé peut avoir une pression artérielle élevée et peut, pendant une période de temps considérable, ne signaler aucun dommage.

TABLE X.

Summary of the Mortality Experience of the N.W. Mut. Life Ins. Co., with respect to Systolic Blood Pressure.

Period.	No. Risks. Acct'd.	No. Risks. Rej'td.	Ages. (inc.)	B.P. Mm.Hg. Range	B.P. Mm.Hg. Av.	Other Imp't.	Mortality to Aug 1" 1915. (M.A. Table) %
Aug.1" 1907 to Aug.1" 1910	2650		40-60	140-149	142	—	93.16
	521		40-60	150-160	152½	—	127.00
		302	40-60		170	None.	280.41
		288	40-60		171	One or more.	302.16
Aug.1" 1907 to Aug.1" 1915		1274	40-60		160	None.	220.11
		956	40-60		165	One or more.	263.76
Nov. 1911 Aug. 1915		495	16-39		150	None.	142.61
Low B.P. 1907-1910 (inc.)	200		40-60	105 & under		—	47.00
	427		40-60	106-110		—	65.00
Low B.P. Nov.1911 to Aug. 1915.	433		16-39	100 & under.		—	2 deaths.
	60		40-60	under.		—	No deaths.

Fac-similé du tableau établi en 1915 par John Welton Fischer
(Northwestern Mutual Life Insurance Company)
démontrant l'existence d'une surmortalité en cas d'hypertension artérielle.

4 - Les dommages médicaux liés à une tension élevée sont, aussi bien à 40 ans qu'à 60 ans, cardiovasculaires pour 75 % des cas.

5 - La pression artérielle augmente normalement avec l'âge, mais les plus fortes valeurs ne sont pas forcément retrouvées chez les sujets âgés.

6 - Les personnes dont la tension est comprise entre 90 et 110 mmHg montrent une mortalité plus favorable que les personnes dont la pression dépasse de 12 mmHg la moyenne de leur âge.

7 - Les personnes dont le poids dépasse de 20 % et plus la moyenne de leur âge ont une pression artérielle plus élevée d'environ 4 mmHg que celles d'un poids normal. »

Le besoin de statistique :
« la grande leçon des assurances »

Grâce à leur point de vue entièrement original, les assurances sur la vie ont donc découvert une maladie nouvelle, l'hypertension artérielle envisagée comme un facteur de risque. À cette époque, pratiquement aucun clinicien ne s'intéressait au sujet asymptomatique : « Les malades qui s'ignorent », qui peuplent aujourd'hui les cabinets médicaux, n'avaient pas encore été inventés ! Les médecins d'assurances furent les premiers à étudier cette hypertension, qualifiée alors de « solitaire », qui avait la particularité de ne se traduire par aucun symptôme. Qui d'autre qu'eux était apte à la mettre en évidence ? Personne, à cette époque. En 1927, un cardiologue français qui s'intéressait particulièrement à l'hypertension artérielle rappela la mauvaise situation des cliniciens pour se pencher sur les débuts de la maladie : « L'hypertension pure à début latent ne détermine pas de désordres dès le moment qu'elle se constitue. L'intérêt de cette notion s'objective par la nécessité de mesurer la pression artérielle systématiquement pour déceler l'hypertension et tenter une thérapeutique dès cette période initiale. Mais ce n'est pas, en général, chez des malades des services hospitaliers qu'on pourra saisir cette phase initiale. Même dans les consultations externes, nous ne voyons ces sujets que lorsqu'ils se plaignent de quelques troubles : la phase de latence est déjà passée [19]. »

« Latente et obscure », l'hypertension artérielle paraissait formidablement répandue. En 1928, les données statistiques de toutes les assurances réunies dépassaient le million de sujets étudiés. En 1939, la *Blood Pressure Study* confirmait, sur la foi des statistiques d'une quinzaine de compagnies d'assurances (totalisant quelque 1 309 000 polices !), l'ampleur épidémiologique de cette « maladie » nouvelle. Ainsi les médecins des compagnies d'assurances venaient, plus vite et mieux que les autres, de contribuer à la détermination d'un facteur de risque majeur. Cette prise de conscience fut plus lente chez les cliniciens, cardiologues ou généralistes, qui, selon l'expression d'un médecin d'assurances, « n'ont suivi que lentement » les assureurs [18]. En 1939, en conclusion du IIe congrès international des médecins d'assurances, on remarquait que si « certains statisticiens ignorent la médecine, il est hélas encore plus vrai que les médecins ignorent la statistique. C'est bien là l'une des grandes leçons des assurances ».

Dans le chapitre qui suit nous allons voir comment, au lendemain de la Seconde Guerre mondiale, l'État américain prit le relais : en 1949, le National Health Service se dota d'un Institut national du cœur, dont l'objet fut justement une enquête de dépistage des maladies cardiaques asymptomatiques dans une petite ville proche de Boston : Framingham. Une autre page de l'histoire de l'hypertension artérielle s'écrira ensuite : celle de l'invention des médicaments efficaces. Épilogue heureux, le relatif succès des traitements de l'hypertension artérielle permit aux hypertendus traités et contrôlés de bénéficier eux aussi des avantages de l'assurance vie, dont ils étaient jadis formellement exclus.

L'épidémiologie moderne : l'enquête de Framingham, une prise de conscience mondiale

> « En réalité, il n'y a que peu ou point d'individus qui meurent de mort naturelle, amenée par l'impuissance de vivre : tous sont incessamment exposés à des causes de destruction contre lesquelles ils luttent avec plus ou moins de succès, selon leurs forces. [...] Lorsqu'il s'agit en particulier de l'espèce humaine, la connaissance des chances de mortalité est non seulement d'une haute importance pour le médecin, pour l'administrateur, pour l'économiste, mais elle a encore, pour chacun de nous, un intérêt des plus vifs. Elle peut nous prémunir, dans la conduite habituelle de la vie, contre l'exagération des craintes et des espérances ; elle peut faciliter notre soumission aux lois sévères de la nature. »
>
> Antoine Augustin COURNOT,
> *Exposition de la théorie des chances
> et des probabilités*, 1843[1].

Pour bien étudier une maladie, il faut parfois prendre du recul. L'observation de chaque malade, considéré isolément pendant une consultation médicale, a ses limites, et il peut être plus utile d'étudier les caractéristiques de groupes d'individus. C'est l'objet même de l'épidémiologie que d'adopter un regard très large sur un ensemble de personnes constituant ce que les statisticiens nomment une « cohorte » (par exemple tous les habitants d'une ville). La compréhension des maladies cardiovasculaires a beaucoup progressé avec cette approche. Comme on va le voir ici, le travail phare de ce mode de pensée est l'enquête de Framingham. Cette étude, débutée aux États-Unis en 1947, a non seulement prolongé la réflexion initiale des assureurs, mais elle constitue le premier outil de l'épidémiologie moderne. Cette discipline est désormais le point de départ de nouveaux raisonnements dont l'enjeu n'est pas seulement la seule observation de l'état de santé des populations.

Après avoir retracé la chronologie de l'invention des appareils de mesure de la pression artérielle, nous avons montré comment les médecins des compagnies d'assurances sur la vie ont découvert l'intérêt du tensiomètre pour le dépistage du risque cardio-vasculaire. Au croisement de ces deux étapes, c'est-à-dire vers 1920, la médecine a donc appris deux choses : d'une part, que le tensiomètre est un outil capable de quantifier une élévation tensionnelle de mauvais augure, de l'autre, que l'hypertension artérielle paraissait fréquente. En conséquence, des questions majeures se posèrent : comment comprendre l'origine physiopathologique de l'hypertension artérielle ? Comment découvrir des médicaments capables de faire baisser la tension ? Enfin, dans quelle mesure l'hypertension artérielle est-elle un problème de santé publique ?

À ces nombreuses questions, il fallait apporter des réponses. Les épidémiologistes, les hommes de laboratoire, les cliniciens et l'industrie pharmaceutique se mirent au travail avec des points de vue différents. Chaque contribution apporta son lot de résultats qui se présentèrent comme autant de pièces d'un puzzle. L'énigme de l'hypertension artérielle, et plus généralement du risque cardiovasculaire, ne pouvait être résolue d'un bloc, mais par contributions successives et complémentaires. La pensée médicale n'est pas monolithique et résulte d'un faisceau de méthodes et de moyens.

Ce chapitre reconstitue cette démarche : celle de la recherche épidémiologique qui, au lendemain de la Seconde Guerre mondiale, allait confirmer l'importance des facteurs de risque en santé publique. L'épidémiologie démontra dans quelle mesure l'hypertension artérielle, l'hypercholestérolémie, le tabagisme et le diabète étaient (et sont toujours) à l'origine des maladies cardiovasculaires. Cette démonstration fut le fruit d'une épidémiologie non pas simplement descriptive, mais dite « explicative ». L'enquête de Framingham que nous allons décrire ici en constitua la pierre angulaire.

Compter pour décrire : au XVIIIe siècle déjà

Les statistiques ayant trait à des questions de santé publique ne sont pas neuves. Mais si, depuis longtemps, maires et curés consignaient les naissances et les morts dans des registres, de tels comptes ne constituaient pas encore une véritable épidémiologie médicale. C'est à partir du XVIe siècle que les médecins se familiarisèrent avec les grands nombres pour l'étude des grandes épidémies comme la variole ou la peste. Cette comptabilité appartenait à un regard de portée plus administrative que médicale : l'intention principale n'était pas l'observation de la maladie elle-même, mais plutôt l'étude des moyens utiles pour faire barrage aux contagions. Au XIXe siècle, l'urbanisation croissante et l'émergence d'une société ouvrière de plus en plus nombreuse aiguisèrent encore le besoin de quantifier certains états pathologiques susceptibles d'être en rapport avec des facteurs professionnels ou sociaux. Les données statistiques sanitaires concernant la mendicité, la prostitution, l'alcoolisme se multiplièrent. Ces travaux dessinèrent les contours d'une « épidémiologie sociale », en Angleterre d'abord, en France ensuite. Des registres de mortalité furent créés, les observations comptables de la mort s'opéraient ici par quartier urbain, là par hôpitaux, ailleurs par catégories professionnelles. Tous ces chiffres apparaissaient aux hommes politiques comme autant de moyens utiles au gouvernement des populations que Michel Foucault a décrit sous le terme de « bio-politique ».

De la statistique sanitaire à l'épidémiologie

Ces statistiques, interprétées comme autant de photographies sanitaires, ne constituaient en fait que de simples témoins de l'état de santé des populations. Une telle comptabilité ne pouvait pas prétendre participer aux tentatives d'explications sur les causes et la nature des maladies.

Les premiers efforts d'utilisation de la statistique médicale comme outil de raisonnement apparurent au XIXe siècle avec l'invention du « numérisme ». Chef de file de ce nouveau courant de pensée, le médecin français Charles-Alexandre Louis (1787-1872) adopta un regard médical chiffré. Selon son enseignement, les nombres, qui apportaient objectivité et rigueur, devaient servir de guide pour la recherche médicale[2]. La démarche de l'école numérique, sous la bannière de la Société médicale d'observation, permit, au cours de la première moitié du XIXe siècle, de préciser l'évolution de certains processus morbides et de jeter les premières bases d'un jugement objectif sur les remèdes. Par cette innovation, Louis donna une impulsion déterminante aux fondements d'une statistique médicale moderne. Ses travaux furent mollement accueillis en France, où beaucoup de cliniciens furent enclins à dénoncer « l'empiétement funeste des mathématiques sur les sciences médicales ». L'accueil fut, par contre, plus favorable en Angleterre avec notamment le médecin et statisticien anglais William Farr (1807-1883). Puis les médecins nord-américains poursuivirent son enseignement.

Mais ces premiers pas épidémiologiques du XIXe siècle étaient encore trop modestes. Lorsqu'en 1905 les compagnies d'assurances sur la vie commencèrent à s'interroger sur la signification pronostique des chiffres de pression artérielle, elles ne disposaient d'aucun travail épidémiologique sur lequel s'appuyer valablement. Aussi entreprirent-elles de construire elles-mêmes leurs propres statistiques. Ainsi, vers 1920, les assureurs avaient mis le doigt sur une problématique nouvelle grâce à leur finalité financière bien spécifique. Les pouvoirs publics pouvaient-ils rester indifférents à leur découverte ? Ne fallait-il pas plutôt en préciser les enjeux et les conséquences pour la santé publique des nations ?

L'essor des maladies dégénératives, notamment cardiovasculaires

De 1900 à 1930, les compagnies d'assurances furent pratiquement les seules à étudier l'épidémiologie de l'hypertension artérielle. Mais lorsque, à cette époque, les registres de mortalité (administratifs ou hospitaliers) commencèrent à répertorier un nombre croissant de maladies dégénératives (comme les cancers et les maladies cardiovasculaires qui sont favorisés par l'âge), les esprits changèrent. Des années 1930 aux années 1950, les affections cardiaques gagnèrent du terrain. Aux États-Unis, comme en Europe, l'augmentation de la longévité et la baisse d'incidence des maladies infectieuses (notamment de la tuberculose) modifièrent les statistiques de mortalité[3]. Dans les tableaux, les items « tuberculose » et « affections de l'appareil respiratoire » diminuaient au profit des colonnes « hémorragies » et « apoplexie ». Ainsi, une statistique de 1936, s'appuyant sur un registre de plus de 13 000 patients vus à l'hôpital Tenon (Paris), notait que « la mortalité par maladies cardiovasculaires a nettement augmenté au cours des trente dernières années ». Fait intéressant, l'hypertension recrutait déjà un très grand nombre de sujets[4]. On croyait, par contre, que les infarctus du myocarde étaient rares. Cette méprise s'explique par le fait qu'ils étaient cause d'une mort soudaine. Tous ces décès à domicile ou sur le lieu de travail échappaient aux observateurs hospitaliers et donc à leurs statistiques.

L'importance croissante des maladies cardiovasculaires coïncide avec la transition épidémiologique de l'entre-deux-guerres – baisse de la mortalité infantile de cause infectieuse et augmentation de la pathologie chronique liée au vieillissement des populations – mais aussi avec le renouvellement constant des connaissances médicales. Car plus on recherche une maladie, plus on la trouve. L'invention du tensiomètre, de l'électrocardiogramme ou de la radiographie (qui permet de mesurer la taille du cœur), bref l'édification d'un regard spécialisé en cardiologie, n'ont pu qu'aider fortement les observateurs à prendre en compte une modification des maladies cardiovasculaires, maladies pourtant vraisemblablement féjà fréquentes au XIXe siècle.

En 1945, les pouvoirs publics n'avaient pas encore initié de grands chantiers dans le domaine cardiovasculaire, en dépit des quelques relevés statistiques issus de l'expérience des médecins hospitaliers, et surtout de la leçon des assureurs. Le cancer, la syphilis ou la tuberculose tenaient encore la vedette et mobilisaient toutes les énergies des hygiénistes. À cette époque, rares étaient ceux qui entreprirent des travaux d'épidémiologie cardiovasculaire. Ainsi le cardiologue anglais Sir John MacKenzie fut un des premiers cliniciens à saisir l'importance croissante des maladies du cœur et des vaisseaux. Il voulait saisir ce qu'il nomma très pertinemment « les commencements de la maladie » *(beginnings of illness)* en projetant de mettre en place une étude épidémiologique prospective en Écosse. Selon lui, l'étude de l'évolution naturelle des maladies supposait celle des populations saines[5]. C'était une idée neuve avant l'heure. Hélas sa mort l'empêcha de mener son travail à terme. Tout restait donc à faire en termes de santé publique et de maladies cardiovasculaires. Ce désintérêt fut assez durable, puisque même vingt ans plus tard, précisément en 1945, aux États-Unis, les maladies cardiovasculaires n'apparaissaient pas encore comme un objectif prioritaire de santé publique[6]. Ce « retard » allait être rapidement rattrapé avec la mise en place de l'étude de Framingham. Cette enquête allait constituer la deuxième grande étape épidémiologique dans la reconnaissance du risque cardiovasculaire. Avec ce travail, arriva le temps des faits et des certitudes.

De l'observation à la compréhension

En 1949, aux États-Unis, la mortalité cardiovasculaire était déjà responsable d'un très grand nombre de décès [7]. Dans les années 1950, un homme sur trois développait une affection cardiovasculaire avant d'atteindre l'âge de 60 ans [8]. Le choc de la Seconde Guerre mondiale passé, les pouvoirs publics prirent conscience de l'importance des maladies cardiovasculaires : l'infarctus du myocarde se démarqua comme cause fréquente de décès. Le gouvernement fédéral dégagea des crédits pour mieux comprendre la situation : certains auteurs doutaient encore que la moitié de la mortalité des populations puisse être d'origine cardiovasculaire [8]. Le National Heart Institute of the States Public Health Service décida, en octobre 1947, d'entreprendre une vaste étude épidémiologique dans la ville de Framingham, dans le Massachusetts. Dirigée initialement par Thomas Dawber, l'étude passa sous le contrôle du National Heart Institute, nouvellement créé, le 1er juillet 1949, (William Kannel prit le relais à partir de 1966). Ce travail entendait suivre pendant 20 ans, dans la population de cette ville de 28 000 habitants, jugée représentative du mode de vie urbain américain, la survenue des événements cardiovasculaires découlant de l'« *arteriosclerotic heart disease* », selon la formulation exacte initiale, qui fut rebaptisée quelques années plus tard « *ischaemic heart disease* » pour des raisons de classification et d'indexation.

L'instauration de ce vaste regard prospectif était une initiative nouvelle de la part des épidémiologistes non liés aux compagnies d'assurances puisque les intentions de MacKenzie n'avaient pas pu voir un commencement de réalisation. Ce renouveau de la démarche épidémiologique s'imposait en raison de l'inadéquation des approches d'avant-guerre, plus adaptées à l'infectiologie qu'aux problèmes des affections dégénératives. De fait, les affections cardiovasculaires posaient un problème différent de celui des maladies infectieuses, domaine de prédilection des hygiénistes des générations précédentes. Le début d'une maladie cardiovasculaire est mal – sinon pas du tout – précisé, il n'existe pas de « période d'incubation », et les affections cardiovasculaires ne paraissent pas dépendre d'un agent causal unique, comme dans le schéma pastorien des infections qui veut qu'à une maladie corresponde un microbe[9]. Cette nouvelle épidémiologie prospective se proposait de tester l'hypothèse du caractère « multifactoriel » de l'infarctus du myocarde : on va voir que l'hypertension artérielle, le tabagisme et l'excès de cholestérol allaient sortir en tête de cette course. La notion de maladie dite « multifactorielle », qui prit ici ses origines, allait faire fortune au point de devenir une sorte de leitmotiv de la médecine actuelle (point de vue qui fut alors critiqué par certains, comme on le verra dans un chapitre ultérieur).

En termes pratiques, l'objectif initial des investigateurs de Framingham était de saisir les différences entre les individus développant une affection cardiovasculaire et ceux qui en restaient indemnes. À l'hôpital, comme dans les laboratoires, ni l'observation des malades, ni le microscope pas plus que les analyses biochimiques n'avaient permis de comprendre les causes de l'athérosclérose, de l'apoplexie ou de la coronarite. L'épidémiologie prospective se proposait de relever le défi de la compréhension des origines de la maladie. Cette discipline s'apprêtait ainsi, au lendemain de la Seconde Guerre mondiale, à opérer un tournant conceptuel. Sa finalité se modifiait. L'épidémiologie ne se contentait plus de la simple description des maladies, elle ambitionnait désormais de contribuer à la compréhension de certains phénomènes pathologiques : une épidémiologie « descriptive » allait céder le pas à une épidémiologie « déductive ». L'heure des chiffres sanitaires, tels qu'ils existaient au siècle précédent, semblait révolue. C'était pourtant beaucoup demander aux tables de morbidité et aux grands nombres. Un demi-siècle auparavant, Louis Pasteur (1822-1899) n'avait-il pas inventé l'infectiologie avec un microscope et sans recourir aux nombreux travaux épidémiologiques de son temps ? Claude Bernard n'avait-il pas décrié les statistiques pour leur préférer l'observation du fait expérimental particulier ? Peut-être, mais il est vrai que ni le laboratoire ni la clinique n'avaient, jusqu'à la Seconde Guerre mondiale, apporté suffisamment d'éléments, et encore moins de preuves, pour saisir les facteurs favorisant l'infarctus du moycarde ou les accidents vasculaires cérébraux.

Identifier les facteurs de risque en prenant pour base une ville américaine moyenne

Les premiers habitants de Framingham furent examinés en septembre 1948. Quatre ans plus tard, 5 209 hommes et femmes âgés de 30 à 62 ans, indemnes de toute maladie cardiovasculaire, avaient accepté de s'exposer une fois tous les deux ans sous l'œil des médecins, dans le cadre de ce qui deviendra l'étude phare de l'épidémiologie mondiale [10]. D'autres volontaires les ont rejoints par la suite.

Au commencement de l'enquête, les chercheurs pensaient ne découvrir qu'un petit nombre de facteurs d'athérogenèse. Ainsi le tabagisme ne fut pas initialement pris en compte. Il faut se rappeler qu'en 1950 le tabac n'était pas considéré comme un ennemi public, c'était au contraire un des fiers attributs de l'*american way of life*. Au fil du temps, on utilisa des instruments de mesure nouveaux, et la méthodologie de l'étude évolua au fur et à mesure du recueil des données épidémiologiques. Le dosage du cholestérol devint possible en octobre 1950. Peu clair au départ, le concept de facteur de risque cardiovasculaire se précisa peu à peu.

Début des années 1960 : les premiers acquis de Framingham

En 1931, dans la revue américaine *JAMA*, un auteur témoigna de sa perplexité devant le concept naissant de facteur de risque [11]. Certains doutaient encore que l'hypertension artérielle puisse être dangereuse pour les malades. L'expérience clinique ne retrouvait-elle pas beaucoup de patients qui, en dépit d'une pression artérielle élevée, se portaient comme un charme ? Même sans méconnaître les résultats émanant de plusieurs compagnies d'assurances, on s'étonnait, dans le même temps, de connaître des patients dont la longévité contrastait avec des chiffres élevés de pression artérielle.

Au début des années 1960, donc une dizaine d'années après le début de l'aventure de Framingham, la cartographie des facteurs de risques cardiovasculaires se dessina avec netteté. Le destin des cœurs malades put se schématiser en quelques graphiques éloquents [9]. On pouvait désormais affirmer sans contestation que l'hypercholestérolémie, le niveau de pression artérielle et l'obésité étaient des facteurs favorisant grandement les maladies cardiaques ischémiques. L'influence du niveau de cholestérol était des plus nette : le risque était multiplié par 5 en comparant les bas niveaux à ceux des fortes hypercholestérolémies. En ce qui concerne le niveau de pression artérielle, les investigateurs de Framingham reprirent mot pour mot la phrase déjà écrite par Fischer en 1915 : « *The higher the blood pressure, the greater the risk.* » Curieusement, dans cette conclusion, ils ne citèrent pas le travail des assureurs... Quant à l'influence de l'excès de poids, l'enquête de Framingham retrouva également les données des assureurs (cités cette fois !) : une surcharge pondérale notable s'accompagnait bien d'un excès de mortalité.

Pour le tabagisme il en allait autrement. L'enquête de Framingham restait encore sans réponse claire puisqu'en 1962 les données statistiques ne permettaient pas d'incriminer formellement la nocivité du tabac sur le cœur. Mais l'enquête montra que le cumul des facteurs de risque (par exemple avoir de l'hypertension mais aussi une hypercholestérolémie et fumer) multipliait le risque par dix ! L'inhalation de tabac cessa d'apparaître comme une pratique innocente, mais la lutte contre le tabagisme ne fut pas encore considérée comme un enjeu de santé publique. Nous y reviendrons en détail au chapitre suivant.

Vingt ans plus tard

À la fin des années 1970, soit au terme de vingt années de suivi, le National Heart Institute pouvait affirmer que l'étude de Framingham avait atteint ses objectifs initiaux : identifier les principaux facteurs de risque vasculaire. Les enquêteurs décidèrent alors, après une réflexion de quelques années, de poursuivre, de reformuler et d'étendre leur regard au-delà des seuls horizons cardiovasculaires.

En un quart de siècle, l'étude de Framingham, mais aussi celles menées dans son sillage en Europe, parvinrent à identifier et à documenter les grands facteurs de risque des maladies cardiovasculaires et de l'athérosclérose. L'hérédité, le mode de vie, le taux de lipides sanguins, le niveau de pression artérielle et la glycémie furent reconnus coupables de favoriser les maladies cardiovasculaires. Renvoyant au mode de vie, la consommation excessive de calories, les graisses et le sel, la sédentarité, l'obésité et le tabagisme furent également mis sur le banc des accusés. L'alcool bénéficia d'une certaine « remise de peine » pour bonne conduite car sa consommation modérée semblait compatible avec une faible survenue d'incidents cardiovasculaires. Le café ne fut pas accusé d'être un facteur significatif de morbidité [12].

Le portrait-robot du candidat aux maladies cardiovasculaires put même être brossé : la victime désignée est une personnalité dite « de type A », c'est-à-dire possédant une perception aiguë — sinon exagérée — de l'urgence et ayant un sens développé de la compétitivité. Mieux, l'épidémiologie, qui ne négligea aucun raffinement, permit même d'affirmer que l'homme marié dont l'épouse travaille à l'extérieur présente un plus grand risque [13] !

Les origines multifactorielles du risque cardiovasculaire

Au terme d'un travail dont la durée supérieure à trente ans constitue un atout exceptionnel, l'enquête de Framingham est parvenue à valider le concept de maladie « multifactorielle ». Ce concept d'« étiologie causale » avait été introduit comme hypothèse de départ dès le lancement de l'étude. Elle contournait la difficulté de l'absence de facteur unique déterminant l'infarctus du myocarde. Alors qu'un microbe unique détermine la variole, la grippe ou la tuberculose, les maladies cardiaques dégénératives procédaient d'une conjonction complexe d'actions hypothétiquement nocives, comme l'hypertension, l'excès de cholestérol ou la consommation de tabac.

Au XIXe siècle, la superbe victoire des conceptions pastoriennes avait limité l'horizon des chercheurs à une optique monofactorielle qui a longtemps pesé sur le raisonnement causal en médecine. Cette orientation de la recherche dans le domaine des maladies infectieuses avait permis la définition de critères de causalité, dits « postulats de Koch » [14,15,16]. Les maladies cardiovasculaires ne pouvaient pas se plier à ce schéma, et c'était à sa remise en cause que les investigateurs de Framingham s'étaient attaqués. Dans leurs recherches de facteurs de risque, la moisson fut plus riche que prévu. Les interactions entre maladies cardiovasculaires et facteurs environnementaux sont si complexes que l'appréciation de la causalité peut se perdre en conjectures. Daniel Schwartz, chef de file de la statistique médicale française contemporaine, a bien expliqué que « le risque est le résultat de l'ignorance et du hasard ». Ignorance dans la mesure où une part du risque est liée à des facteurs causaux non encore identifiés, hasard dans la mesure où la part complémentaire du risque tient à un élément aléatoire « irréductible quel que soit le niveau d'information ». « Le rôle de l'épidémiologiste est de réduire de plus en plus la part d'ignorance pour se rapprocher dès que possible [...] du moment où la seule composante du risque est le hasard », indiquait Daniel Schwartz en 1981 [17].

Vers des horizons nouveaux

Aujourd'hui, l'apparition de nouveaux moyens d'investigation paraclinique (échographie, doppler, perfectionnement des dosages biologiques et des méthodes de mesure de la pression artérielle, avancées génétiques) donne l'occasion à l'enquête de Framingham d'explorer de nouvelles hypothèses. On étudie désormais la signification pronostique de l'hypertrophie myocardique mesurée par les ultrasons (l'écho Doppler), des modifications de la contractilité du cœur et de sa force d'éjection (appelée fraction d'éjection). La liste des investigations biochimiques s'allonge au rythme des innovations techniques de laboratoire (cholestérol HDL et VLDL, fibrinogène...). La valeur prédictive de l'enregistrement ambulatoire de la pression artérielle est également étudiée. La population de Framingham vieillissant, le regard épidémiologique déborde le champ cardiovasculaire initial pour s'étendre actuellement à la démence sénile, à l'ostéoporose, à l'emphysème ou à la pathologie articulaire.

L'approche génétique pourrait bien redonner du sang neuf à « l'étude épidémiologique la plus célèbre de l'histoire de la médecine [16] ». En cette fin de XXᵉ siècle, l'enquête de Framingham peut désormais porter son formidable regard sur trois générations. Les investigateurs disposent ainsi d'un « matériel » immense pour appréhender, non seulement les influences de l'environnement (tabac, alcool, alimentation, etc.), mais aussi celle des gènes. À Framingham, des enquêteurs recherchent, par exemple, le déterminisme génétique de l'hypertension artérielle, du risque d'infarctus ou de l'hypertrophie du cœur (hypertrophie ventriculaire) [18].

Quoi qu'il en soit de ce possible renouveau, cette enquête est devenue le symbole d'une épidémiologie victorieuse. Celle-là même qui fut capable de s'attaquer à la genèse des affections chroniques, aux « commencements des maladies » tels que voulait les saisir MacKenzie. L'enquête de Framingham constitue le modèle des études de cohortes et a inspiré la constitution de bien d'autres. Ouvrant l'étude à long terme des communautés, elle marque profondément l'histoire de l'épidémiologie au point d'en être un des meilleurs porte-drapeaux. D'ailleurs, on ne dit pas toujours « l'enquête de Framingham », mais tout simplement « Framingham ». Ce qui était au départ le nom d'une ville est devenu celui d'une étude.

Les connaissances épidémiologiques obtenues à partir d'une ville nord-américaine moyenne, sans attrait touristique ou historique, sont, au fil du temps, devenues les étalons d'une médecine de plus en plus internationalisée et même américanisée. Cet « américanocentrisme » ne doit pas surprendre, car la suprématie de l'épidémiologie américaine est historiquement méritée. Les travaux des assureurs américains et des épidémiologistes du National Heart Institute, ne furent-ils pas les premiers à découvrir et définir les facteurs du risque cardiovasculaire ?

Dès 1947, les autorités fédérales américaines avaient pris des décisions exemplaires par leur hauteur de vue en privilégiant le long terme. Aux mérites d'une approche visionnaire se sont ajoutés ceux d'un suivi d'une qualité sans faille. Les Américains ont véritablement fondé l'épidémiologie scientifique moderne dont la portée pratique est considérable. Comme on va le voir plus loin, l'enquête de Framingham constitue le socle de deux étapes capitales ultérieures : l'intervention thérapeutique sur les facteurs de risque et la prédiction individuelle du risque.

CHAPITRE VI

Risque cardiovasculaire et tabagisme : une trop lente reconnaissance ?

> « Je préfère être fumeur à la campagne,
> que non-fumeur en ville. »
> Réplique du film *Western*
> de Manuel Poirier (1997).

« Le tabac nuit gravement à la santé. » Cette affirmation, qui doit désormais figurer sur tous les paquets de cigarettes, paraît s'imposer comme une évidence. Mais il n'en a pas toujours été ainsi. Par le passé, les dangers liés à la consommation de tabac ont été longtemps ignorés, ou même coupablement minimisés. Aujourd'hui encore les cigarettiers se défendent de nuire à la santé de leurs clients. Pourtant certains consommateurs, et plus récemment des caisses d'Assurance maladie, hésitent de moins en moins à porter leur accusation devant les tribunaux, faisant de la reconnaissance du risque lié au tabagisme un formidable combat juridico-financier. Outre-Atlantique, la partie est particulièrement rude et ses enjeux se chiffrent en milliards de dollars. Les fabricants de cigarettes sont accusés d'avoir provoqué la mort de leurs clients en toute connaissance de cause. « Faux ! », répondent les industriels qui, pour leur défense, affirment que les preuves de la nocivité du tabac sont encore insuffisantes. En 1997, Geoffrey Bible, président de Philip Morris, interrogé par la justice nord-américaine sur les méfaits du tabac, répondait encore au conditionnel que le tabac « pourrait être » une cause de mortalité[1].

A contrario, les acteurs de la lutte contre le tabagisme plaident que la connaissance du risque impose la responsabilité (et donc la culpabilité) des fabricants. En fait, l'identification du risque lié au tabagisme n'est pas un problème simple. Si aujourd'hui les preuves épidémiologiques des méfaits du tabac sont solides, ce n'était pas le cas hier. Elles furent même longtemps totalement absentes. En relisant les articles médicaux publiés dans les années 1870-1970, on constate que les médecins n'ont pas su (ou pu) reconnaître immédiatement le tabac comme une cause de cancer du poumon et des maladies artérielles. La prise de conscience médicale des effets délétères du tabac fut progressive. A-t-elle même trop tardé ? C'est ce que soutiennent les avocats des victimes du tabagisme et ce dont se défendent les industriels du tabac.

Pour comprendre, sinon juger, la lenteur de la reconnaissance de la toxicité du tabac un regard rétrospectif est indispensable, en se gardant de tout jugement anachronique. La consommation de tabac a connu par le passé de grandes variations quantitatives et qualitatives. Au XVIIIᵉ ou au XIXᵉ siècle, on fumait moins et différemment qu'aujourd'hui : on chiquait, on prisait, on fumait la pipe, et on ignorait la cigarette industrielle. Par ailleurs, l'incidence des maladies était différente et l'on vivait moins vieux. Fort de ces remarques, il semble légitime de penser que, par le passé, le tabagisme n'était pas un problème de premier plan au regard des ravages de la tuberculose, de la syphilis ou des diarrhées infantiles. Enfin, la perception des risques dépend des outils du médecin, de sa science (connaissances cliniques, expérimentales ou épidémiologiques) et de sa pratique (moyens d'explorations des malades, mode de recrutement des patients). Comme nous allons le montrer, jusqu'au milieu du XXᵉ siècle ces outils n'apportèrent pas suffisamment de preuves à charge contre le tabac, accusé pourtant depuis fort longtemps de nuire à la santé.

Une herbe prisée par les apothicaires

Au XVIᵉ siècle, les premiers consommateurs de tabac, plante ramenée des Indes par Christophe Colomb, pensaient inhaler, chiquer ou boire en infusion une plante aux vertus médicinales. Elle était supposée combattre l'apoplexie, soulager les migraines et les maux de dents. Loin de nuire, le tabac passait pour une herbe vertueuse et faisait partie intégrante de l'arsenal des apothicaires. Cette opinion d'abord favorable s'effaça peu à peu. Au fil du temps, ils furent moins nombreux à affirmer, comme le Don Juan de Molière, que le tabac « est la passion des honnêtes gens, et qui vit sans tabac n'est pas digne de vivre », et l'idée d'une possible toxicité du tabac se fit jour. L'herbe à Nicot — du nom de l'ambassadeur Jean Nicot (1530-1600) qui l'envoya du Portugal en France — perdit sa bonne réputation. Au début du XVIIe siècle, les premiers adversaires du tabac conspuèrent ce que certains appelèrent « l'herbe du diable ». Le tabac, que d'aucuns continuaient à considérer comme un médicament, pouvait-il être toxique ? Gui Crescent Fagon (1638-1718), médecin du roi, fut un des premiers à s'interroger sur les inconvénients du tabac, alors coqueluche des apothicaires. On lui doit un texte au titre bien actuel : « L'usage fréquent du tabac abrège-t-il beaucoup la vie[2] ? » Cette grave question avait déjà été posée en 1659 par le Dr Everard qui, dans un ouvrage exposant l'intérêt médical du tabac qu'il décrit comme une panacée, se demandait si cette « herbe noble » n'avait pas aussi « le pouvoir de raccourcir nos jours[3] ».

Les premiers propos décriant le tabac ne constituaient pas encore une attaque scientifique en règle contre le tabagisme. Il s'agissait plutôt de déclarations éparses sans argumentation médicale convaincante. Pour les détracteurs du tabac, fumer paraissait avant tout moralement critiquable. Les premières « tabagies », « lieu public fournissant le nécessaire à fumer », apparues au XVIIe siècle étaient, selon Furetière, considérées comme des « lieux de débauche ». Là, se réunissaient les « ouvriers fainéants[4] ». Honoré de Balzac fut lui aussi un adversaire du tabac coupable, selon son *Traité des excitants modernes* (1839), d'« hébéter le fumeur », de « corroder l'émail de ses dents » et de « tuméfier ses gencives ». Pourvoyeur de « nausées et de vertiges », Balzac s'inquiétait de ce tabac qui « envahit la société française dans toutes ses parties ».

Premières luttes contre le tabagisme

Dans la seconde partie du XIXe siècle, la lutte contre le tabagisme » — terme récemment apparu — commença de s'organiser. En France, la première association de lutte contre le tabac fut créée en 1868[2] : vétérinaires, médecins, membres du clergé, instituteurs, mais aussi dames de la haute société et aristocrates se lancèrent dans la bataille contre l'abus du tabac qui, selon eux, favorisait les mauvaises fréquentations et, à l'instar de l'alcool, nuisait à la famille. Une poignée de notables (Louis Pasteur en faisait partie), dont le Dr Paul Jolly, membre de l'Académie de médecine et pionnier de la lutte contre le tabagisme en France, s'inquiétaient aussi de l'augmentation de la consommation d'un poison qui, mêlé à l'alcool, menaçait la société tout entière. Jolly s'en expliqua dans un petit ouvrage au titre éloquent, *Le tabac et l'absinthe ; leur influence sur la santé publique, sur l'ordre moral et social*[5] : « Les plantes même ne peuvent vivre dans les milieux que le voisinage du tabac infecte de ses émanations ; toutes s'y flétrissent rapidement, toutes y meurent d'un véritable empoisonnement, et quand la nature toute vivante se révolte pour ainsi dire contre le tabac, l'homme seul se condamne volontiers à son usage, et lui seul en affronte tous les dangers. »

En découvrant que le tabac renfermait une substance alcaloïde, les chimistes renforcèrent les arguments des hygiénistes. Aux yeux des médecins comme du grand public, le tabac méritait d'autant plus d'être considéré comme un poison qu'il était accompagné désormais d'un nom scientifique : la nicotine. La médecine du XIXe siècle, qui vit naître la toxicologie, aimait les néologismes. Le vin fut à l'origine du terme « alcoolisme », l'arsenic renfermait « l'arcenisme » et la cigarette exposait aux effets du « nicotinisme ». Ainsi, la consommation de tabac fut à l'origine d'une pathologie nouvelle que les médecins interprétèrent comme une « intoxication ». Fumer la pipe, le cigare ou la cigarette, exposait à un cortège de symptômes apparaissant peu après la consommation du produit toxique. Dans sa forme aiguë, « l'hérédo-intoxication tabagique » provoquait une « ivresse nicotinique » qui, si elle ne faisait pas mourir brutalement le fumeur, augmentait les cas de suicide et de folie[5]. Les méfaits du tabac furent observés dans le cadre d'intoxications aiguës qui, selon l'interprétation médicale du moment, se traduisaient par des désordres psychiatriques, des spasmes divers ou des vomissements. Ces premières observations cliniques relevaient du court terme, tandis que les effets délétères à long terme du tabac sur le poumon ou le cœur étaient, à quelques rares remarques près, ignorés. On n'imaginait pas encore qu'un train pouvait en cacher un autre.

Ne pas fumer au nom de la morale
et de la lutte contre les incendies

À ses débuts, la lutte contre le tabagisme ressemblait plus à une défense contre une perversion qu'à un combat contre une cause de maladies. Il était déjà interdit de fumer dans les rues depuis le XVIIe siècle, en raison des risques d'incendies. Les prisons, le ministère des Finances, les Chemins de fer adoptèrent dès 1846 les premières interdictions. En France, les associations contre le tabagisme parvinrent à éveiller l'attention des autorités. La Société contre l'abus du tabac sut s'appuyer sur le préalable réglementaire des incendies pour limiter les espaces fumeurs[2]. En 1871, il devint interdit de fumer dans les corps de garde pendant la nuit, « rien n'étant plus pernicieux que de respirer durant le sommeil un air empesté par la fumée du tabac ». Douze ans plus tard, l'interdiction fut étendue aux chambrées militaires.

De timides actions de propagande antitabagique débutèrent au XIXe siècle. En 1878, une affiche contre le tabac destinée aux écoles communales fut imprimée. Jusqu'à la Première Guerre mondiale quelques brochures, affiches et réglementations tentèrent de faire connaître les dangers du tabac. Mais ces initiatives étaient rares et bien d'autres fléaux préoccupaient les hygiénistes. Les dangers de l'alcool, de la syphilis, de la tuberculose occupaient l'avant-scène des actions de propagande destinées au grand public. En pratique, le tabagisme était le plus souvent absent des programmes des congrès d'hygiène comme des sommaires des revues médicales. Les questions posées par la toxicité du tabac étaient réduites à la portion congrue dans la pensée hygiéniste. Publié en 1927, le monumental cours d'hygiène professé par Léon Bernard et Robert Debré à l'institut d'hygiène de la faculté de médecine de Paris ne fit que quatre fois mention du tabagisme sur plus de 2 000 pages ! Le propos concernant « tabac et nicotine » occupait 3 pages qui se trouvent incluses dans le chapitre consacré à la toxicologie professionnelle. Selon ce traité, le tabagisme n'était pas un fléau social[6].

Mais ne nous y trompons pas. C'était sans doute à juste titre que les hygiénistes du début du XXe siècle n'accordaient que très peu d'attention au tabagisme. De fait, les maladies infectieuses, contre lesquelles peu de traitements efficaces existaient, justifiaient toute leur attention. Cependant un renversement des priorités s'est opéré avec l'augmentation de la consommation individuelle du tabac, et, dans une moindre mesure, avec l'accroissement de la longévité qui favorisait l'émergence des maladies dégénératives (dont les affections liées au tabagisme chronique, comme le cancer bronchique ou l'artériosclérose). Si, déjà, au cours du XIXe siècle, la consommation de tabac avait triplé, les fumeurs du début du XXe siècle allaient redoubler d'activité sous l'influence de l'industrialisation de la cigarette et de la Première Guerre mondiale.

L'industrialisation de la production de tabac (la toute première machine à rouler fut construite en 1872) favorisa un accroissement considérable de l'offre, donc de la demande. À l'aube de la Grande Guerre, les premières cigarettes roulées par des machines tombèrent à pic pour le réconfort des poilus immobilisés dans les tranchées. Le commandement avait soin de ne pas négliger les livraisons d'alcool et de tabac, précieux dérivatifs aux horreurs de la guerre. Sous les bombes, la cigarette était vécue comme un réconfort et non pas un danger[7]. Bécassine, la petite bonne bretonne célèbre alors, voyait même dans le tabac un moyen de guérison des blessés. « Dites-moi, Bécassine, demande le major, comment on distingue les guéris des convalescents ? — Je sais, M'sieu... Les convalescents, ils fument la cigarette, et les guéris, ils fument la pipe. »

En 1916, la consommation française atteignit le chiffre énorme de 47 000 tonnes[2]. Puis les chiffres du tabac continuèrent de s'envoler. Encouragée par les réclames publicitaires déjà nombreuses, la consommation augmenta encore d'un tiers dans la première moitié du XXe siècle. Pendant le deuxième conflit mondial, les difficultés d'approvisionnement de tabac en feuilles liées au blocus allié et une raréfaction du papier cigarette orientèrent les chiffres de consommation à la baisse[8]. Mais cet infléchissement de la consommation n'eut qu'un temps car le tabagisme reprit de plus belle dès la fin du conflit. L'*american way of life* et ses cigarettes blondes fascinaient. Vers 1955, le niveau de consommation des années 1930 était retrouvé. Il fut ensuite constamment en augmentation. En 1990, la consommation totale s'élevait à plus de 102 000 tonnes de tabac, soit 1 832 grammes par personne : trois fois plus qu'à la Belle Époque ! Cette augmentation de la consommation s'inscrivait de plus en plus profondément dans les corps : on ne prisait plus, on chiquait de moins en moins, on délaissait la pipe ou le cigare pour préférer l'inhalation profonde de la cigarette. De 1920 à 1940 le tabac parvint à envahir l'Europe et l'Amérique du

Nord, sans que les médecins, et encore moins les États, ne s'y opposent.

Cœur et tabac : des relations confuses et anecdotiques

Aujourd'hui on peut se demander pourquoi les associations contre le tabagisme, qui existaient pourtant il y a plus de cent ans, n'ont pas réussi à mieux se faire entendre. C'est en relisant la littérature médicale d'hier que l'on peut trouver des éléments de réponse à cette question. Créée en 1868, la première association française de lutte contre le tabagisme n'envisageait pas que la consommation chronique de tabac puisse favoriser le cancer bronchique ou la sclérose des artères. Cette méconnaissance reposait au moins sur deux raisons. D'une part, la consommation de tabac était bien moins importante qu'aujourd'hui, comme on vient de le voir. D'autre part, la reconnaissance des effets dégénératifs du tabac s'avéra difficile à mettre en évidence en raison de la lenteur d'installation des lésions. Fumer ne provoque pas un infarctus ou un cancer dans les trois mois qui suivent, mais de nombreuses années plus tard. Il n'est donc pas surprenant que les premières observations cliniques désignant le tabac comme un agent cancérigène furent très ponctuelles. Toutefois il faut noter qu'elles ont bel et bien existé. Dès le XIXe siècle, certains médecins signalaient que quelques fumeurs développaient un carcinome de la lèvre inférieure[9]. Pierre-François Percy (1754-1825), professeur de pathologie chirurgicale à la faculté de Paris, fut peut-être le premier à rapporter cette observation[10]. Aujourd'hui, on peut toutefois se demander s'il ne s'agissait pas de cancer cutané lié à l'exposition solaire prolongée plutôt qu'au tabac, agriculteurs et marins étant volontiers sujets à cette affection...

Certains médecins incriminèrent très tôt le « nicotinisme » comme étant une cause d'« accidents cardiaques précoces », des « palpitations, des crises angineuses et des asthmes cardiaques ». En 1862, dans les *Comptes Rendus* de l'Académie des Sciences, le Dr Beau signala un cas de « crise cardiaque » après inhalation de fumée. La même année, un autre médecin faisait connaître une « épidémie d'angine de poitrine » survenue chez des matelots « grands fumeurs et chiqueurs » qui avaient été intoxiqués dans la cabine de leur bateau (en dépit de l'interdiction de fumer dans la marine à voile...)[11]. Dans l'esprit de ces auteurs, le tabac avait occasionné une fermeture réflexe de l'artère coronaire par

« spasme nerveux » entraînant la mort. Cet effet immédiat du tabac n'est plus admis aujourd'hui, mais à cette époque il s'inscrivait tout à fait dans une conception « neurologique » de la pathologie, telle que l'enseignait Jean Martin Charcot (1825-1893) à la Salpêtrière. Ces manifestations cardiaques résultaient d'un empoisonnement aigu, le poison nicotinique pouvait foudroyer.

Les expériences sur les animaux confortaient la réalité des effets toxiques du tabac. Depuis le XVIIIe siècle, on savait que des souris ou des oiseaux mis sous cloche mouraient d'asphyxie faute d'oxygène que l'on appelait « l'air vital » (Stephen Hales, Priestley et bien sûr Lavoisier firent d'admirables démonstrations sur la respiration). Melsens plaça un caniche, puis un chat, dans une chambre contenant 300 pouces cubes d'air. Il y fit entrer la fumée de 8 grammes de tabac. Les « symptômes d'empoisonnement se déclarèrent dans les quinze premières minutes [...] et la mort arriva dans le second ou le troisième quart d'heure ». De la même manière, un oiseau à qui l'on plaça une goutte de nicotine pure dans le bec « tomba foudroyé ». Claude Bernard (1813-1878) lui-même s'intéressa à la nicotine et parvint à mettre en évidence son action vaso-constrictive. Dans ce contexte de médecine expérimentale, d'autres chercheurs injectèrent par voie intraveineuse de la nicotine et des extraits de fumée de tabac à des chiens, avant de mesurer leur pression artérielle et d'étudier leur rythme cardiaque et leur fréquence respiratoire. Les effets fugaces de la nicotine ainsi observés parurent expliquer les morts brutales après l'inhalation d'un cigare ou un séjour dans un lieu enfumé.

En 1911, huit médecins allemands décidèrent de fumer chaque jour 6 à 8 cigares afin d'étudier les effets du tabagisme sur eux-mêmes. Pendant les 6 mois que dura ce régime, ils se tâtèrent le pouls, mesurèrent leur pression artérielle et pratiquèrent des électrocardiogrammes. Au terme de cette étude, ils conclurent de façon très subjective que ce tabagisme avait « altéré la capacité fonctionnelle de leurs vaisseaux ». En fait, ni leur pression artérielle ni leur tracé électrocardiographique n'avaient été modifiés, d'après leurs données [12]. À cette époque, la littérature médicale évoquant les effets délétères du tabac adoptait essentiellement un point de vue toxicologique. L'incontestable nocivité du tabac à forte dose sur les animaux et les propriétés physiologiques de la nicotine semblaient expliquer les accidents cardiaques aigus observés chez les fumeurs. En fait, l'exposition expérimentale des animaux se faisait à des doses bien supérieures à celles qu'un fumeur pourrait inhaler.

L'impasse du laboratoire : des expériences peu démonstratives

On crut trouver des preuves des effets néfastes du tabac sur le cœur et les artères dans l'étude en laboratoire. Comme les cliniciens, les physiologistes du début du siècle envisagèrent les effets du tabac à court terme. Les hommes de laboratoire travaillaient sur des protocoles qui se sont révélés *a posteriori* inadaptés à mettre en évidence le long processus de détérioration anatomique que provoque le tabac sur les vaisseaux, à savoir l'athérome. Ni l'étude des effets immédiats de la nicotine sur la fréquence cardiaque du chien et sur la tonicité des vaisseaux, ni la mesure du niveau de pression artérielle des animaux enfumés (ou celle de l'homme fumeur), pas plus que l'observation du tracé électrocardiographique ne purent mettre en évidence le rôle favorisant du tabac dans l'infarctus du myocarde ou l'artérite des membres inférieurs. Pourtant, en étudiant les altérations microscopiques d'artères du lapin exposé à la fumée de cigarette, les chercheurs auraient pu s'engager sur une voie prometteuse. Mais les nombreux essais entrepris en ce sens dès le début du XXe siècle aboutirent à des résultats contradictoires. De son côté, le physiopathologiste français Otto Josué (1869-1923), pionnier dans la connaissance de l'athérome (il était parvenu à reproduire cette lésion par injection d'adrénaline en 1903), ne parvint pas à reproduire un athérome expérimental après administration de nicotine chez l'animal. Par contre, un autre auteur parvint à reconnaître chez des lapins « l'apparition de dépôts calcaires au bout du centième jour [13] ». Cette voie de recherche, alliant expérience animale puis dissection anatomique, ne parvint pas à faire comprendre le rôle du tabac dans la survenue des maladies cardiovasculaires chez l'homme. En 1938, une revue de la littérature scientifique, à l'occasion d'un rapport sur « l'importance du tabagisme dans l'assurance vie et la médecine préventive », qualifia ces études de laboratoire d'« expériences très peu démonstratives [14] ». Notons qu'à l'heure actuelle, il n'existe toujours pas de modèle expérimental convaincant qui établisse une relation entre tabac et artériosclérose.

Aujourd'hui, on sait que la fumée du tabac est composée de près de 4 000 substances (la nicotine et le monoxyde de carbone entre autres) dont la nature et la concentration varient en fonction du mode de fabrication. La nicotine est pharmacologiquement active, et lorsqu'elle est administrée à forte dose, elle peut induire des variations de fréquence cardiaque ou de pression artérielle (par action sur le système nerveux sympathique). Cependant l'inhalation de fumée de cigarette à raison, par exemple, de deux paquets par jour n'induit pas d'hypertension artérielle permanente (à l'inverse de l'alcool). Le tabac est reconnu pour être un facteur très puissant de lésions artérielles dégénératives après exposition prolongée (plusieurs années). Ces effets délétères sur la paroi artérielle ont été suspectés par quelques cliniciens dès la fin du XIXᵉ siècle, mais encore aujourd'hui leurs mécanismes physiopathologiques intimes restent très mal compris.

Premiers constats cliniques : insuffisants pour convaincre

Dès la fin du XIXᵉ siècle, quelques auteurs signalèrent la possibilité d'« accidents cardiaques tardifs dus à l'intoxication tabagique ». Parmi eux, Henri Huchard (1844-1910) fut un des premiers cliniciens à évoquer l'existence d'une « artériosclérose d'origine tabagique ». En 1889, il évoqua les dangers vasculaires liés au tabagisme chronique en ces termes : « Le tabac donne lieu fréquemment au développement d'une véritable artérite. Le fait est selon moi incontestable, et c'est en déterminant d'abord la contraction des artères coronaires, puis un état plus ou moins permanent d'ischémie du cœur, que le tabac produit à la longue des désordres nutritifs, et secondairement des lésions dégénératives du myocarde... C'est ainsi que, dans de nombreuses observations de sténocardies organiques ayant évolué dans le cours de l'artériosclérose, j'ai noté très souvent dans les antécédents les abus du tabac longtemps prolongés et répétés [15]. » De même, un autre auteur signala que « des douleurs précordiales, des signes d'éréthisme cardiaque, des tendances lipothymiques, un pouls ralenti » pouvaient survenir chez « les hommes qui fument, non pas depuis quelques années, mais depuis vingt, vingt-cinq ans et plus » [16].

En 1912, dans les *Archives du cœur et des vaisseaux et du sang*, principale revue de cardiologie française, fut publié un article spécifiquement consacré aux effets du tabac sur le cœur [17]. S'agissait-il d'un premier indice de l'intérêt des cardiologues pour le tabac ? Pas vraiment, car dans cette publication les auteurs minimisèrent les risques du tabagisme. Les années suivantes, les

Archives du cœur et des vaisseaux revinrent très peu sur ce sujet. La conclusion de cet article reflète la perception du risque lié au tabagisme : « En résumé, si le tabac peut provoquer des crises d'angor, celles-ci sont d'ordinaire bénignes et facilement curables avec la suppression du toxique. L'angine de poitrine mortelle d'origine tabagique est tout à fait exceptionnelle. Une observation restée unique tendrait à prouver sa possibilité en dehors de toute altération anatomique. Il n'existe pas de preuve jusqu'à ce jour de l'existence d'une angine de poitrine vraie, mortelle, commandée par des lésions anatomiques d'origine tabagique. Il ne s'ensuit pas que le tabac ne soit pas nocif pour l'appareil cardiovasculaire. Au contraire, de nombreuses observations montrent qu'il peut engendrer quelques troubles dans le fonctionnement du cœur, mais ces troubles sont d'ordinaire bénins et n'acquièrent une réelle gravité que s'ils viennent s'ajouter à ceux provoqués par une lésion cardio-artérielle préexistante. »

Ainsi le tabac n'était pas perçu comme responsable majeur de l'athérosclérose, à l'inverse de nos connaissances actuelles. Les remarques cliniques pertinentes d'Henri Huchard restèrent lettre morte même si, comme lui, quelques praticiens s'intéressant à la claudication intermittente soulignaient, dès 1922, non seulement l'action nocive du tabac, mais aussi les conséquences bénéfiques de son arrêt [18].

En 1929, on lisait encore que « le tabac détermine certaine-ment des palpitations, des extrasystoles, des algies précordiales et des troubles vasomoteurs cérébraux et sensoriels. Il semble inca-pable de provoquer de l'hypertension (ce qui est vrai) et à plus forte raison de l'artériosclérose (ce qui est faux !) [19] ». En 1932, Camille Lian, cardiologue français, faisait à son tour état de ses soupçons sur le tabac. Devant les avis contradictoires il voulut se faire « une opinion personnelle sur cette question du rôle du tabac dans la genèse de l'athérome et de l'angine de poitrine ». Ses observations antérieures l'avaient persuadé que dans l'artérite des membres inférieurs le tabac avait « un rôle étiologique important ». Dans son expérience, 92 % de ses patients souffrant d'artérite étaient « moyens et grands fumeurs » ! Étaient considérés comme « moyens fumeurs » ceux qui fumaient 10 à 20 cigarettes par jour, et « grands fumeurs » ceux qui en fumaient plus de 20). Cepen-dant ces constatations ne se retrouvaient pas dans l'angine de poitrine. Ne retrouvant que 18 % de « moyens et grands fumeurs » chez ses malades de ville, il conclut : « L'intoxication tabagique n'est pas une cause déterminante, suffisante à elle seule pour causer l'athérome. Elle a seulement un rôle favorisant dans la genèse de l'athérome, ce rôle favorisant est très important dans la claudication intermittente, il est peu important dans l'angor cardio-artériel[20]. »

L'expérience clinique et le laboratoire n'ayant pas reconnu le risque cardiovasculaire lié au tabagisme, le tabac n'avait pas mauvaise réputation pour l'opinion courante. Aussi, les malades — mais aussi les médecins — continuèrent-ils à fumer. À la veille de la Seconde Guerre mondiale, la consommation de tabac continue de monter en flèche sans que les médecins ne songent à s'y opposer clairement. Certes, quelques cliniciens clairvoyants pointaient du doigt le tabac soupçonné d'être un agent probable de lésions artérielles. Mais ils n'avaient pas su — ou pu — convaincre leurs pairs. Ces observations n'étaient guère valorisées par les comités de rédaction des revues professionnelles et le désintérêt de la communauté médicale, notamment des cardiologues, pour le problème du tabagisme était bien réel jusqu'en 1940. Dans les *Archives du cœur et des vaisseaux*, les mots tabac et nicotine sont totalement absents de l'index des années 1932 à 1944 ! Le tabagisme n'apparaissait pas comme un sujet médical à part entière, fût-il pourvoyeur d'infarctus du myocarde comme Huchard l'avait suggéré il y a longtemps en créant l'expression « angine de poitrine tabagique ». Soupçonner n'est pas condamner et, en médecine comme pour les affaires criminelles, il faut apporter des preuves.

Quel risque en 1939 ? Des doutes, mais sans certitudes ni preuves

Jusqu'à la veille de la Seconde Guerre mondiale, l'attention des patients consultant leur médecin s'était surtout focalisée sur des symptômes aigus. La pratique médicale accordait moins de place à une prise en charge préventive telle que nous la connaissons aujourd'hui. En premier lieu, seuls les symptômes, la douleur et la fièvre, poussaient les patients à consulter. La clinique et le laboratoire avaient échoué pour démasquer le tabac comme coupable d'altération vasculaire (exception faite de l'artérite des membres inférieurs). Les compagnies d'assurances sur la vie, pourtant très concernées par l'identification des circonstances favorisant les maladies et disposant d'une réelle compétence pour ce faire, étaient, elles aussi, dans l'incapacité d'accuser clairement le tabac d'être un facteur de risque vasculaire. Quelques médecins d'assurances qui suspectaient le rôle néfaste du tabac commencèrent à interroger les candidats à l'assurance sur leur consommation. Cependant, ils restaient sans avis tranché sur la nocivité potentielle du tabagisme. Toutefois, l'augmentation de la consommation de tabac accrut les inquiétudes. En 1939, la question du tabac fut pour la première fois inscrite au programme du IIe congrès international de la médecine d'assurance vie qui eut lieu à Paris. Faute de disposer de leurs propres statistiques sur le tabagisme, les assureurs se tournèrent vers la littérature médicale. Elle leur parut insuffisante pour porter un regard d'ensemble. En 1939, les données concernant la longévité comparative des fumeurs et des non-fumeurs étaient si rares que, lors de ses recherches bibliographiques, le Suédois Hilding Bergstrand, auteur d'un rapport sur « l'importance du tabagisme dans l'assurance vie et la médecine préventive », ne trouva qu'une seule et unique étude sur cette question[21] ! Publiée par Pearl en 1938, d'après des « family history records », cette étude montrait que si les fumeurs modérés n'avaient qu'une surmortalité insignifiante, les grands fumeurs de 30 à 50 ans présentaient une surmortalité d'environ 100 %. « Si cette conclusion est exacte, alors l'abus de tabac mérite de retenir l'attention du médecin d'assurances », tandis que « l'intoxication aiguë tabagique est sans intérêt pour l'assurance sur la vie », commenta Bergstrand. À cette date, on soupçonnait de plus en plus le tabac de favoriser « l'infarctus du myocarde, les troubles nerveux, la maladie de Bürger, l'ulcère peptique, le cancer des lèvres, de la cavité buccale et des poumons, enfin certains cas d'amblyopie et de polynévrite ». Mais les preuves statistiques manquant toujours, Bergstrand dut reconnaître, au terme de ses recherches bibliographiques, que « les recherches statistiques au sujet de la fréquence respective des infarctus cardiaques chez les fumeurs ne sont pas nombreuses ; on n'a pas réussi non plus de cette manière à obtenir une preuve du rôle important que jouerait l'usage du tabac dans le développement de la sclérose des artères coronaires ».

Certes, une étude de 1929 indiquait que sur 60 cas de mort par infarctus cardiaque, 70 % concernaient des fumeurs et 30 % des non-fumeurs[21]. Mais la proportion de fumeurs dans un groupe témoin de 1 000 individus pris au hasard s'élevait à 81,8 %[22] ! Et de conclure que « les chiffres obtenus ne prouvent nullement que l'habitude de fumer soit la cause première de l'angine de poitrine. [...] En résumé, on a le droit de dire qu'il est actuellement impossible de citer quelque raison valable en faveur de l'opinion que l'usage du tabac ou même son abus engendre une maladie quelconque susceptible d'abréger l'existence, excepté quelques rares cas de cancer ; mais on peut dire, par contre, que l'usage du tabac risque de nuire aux personnes souffrant de certaines affections dont la principale est la sclérose des artères coronaires. La mortalité exagérée qui, d'après Pearl, serait le partage des individus abusant fortement du tabac, n'est pas fatalement une conséquence directe de cet abus. Il est en effet possible que cette forte mortalité s'explique par le fait que les individus en cause négligent souvent, même à d'autres points de vue, de veiller sur leur hygiène personnelle. Toutefois l'existence d'une forte mortalité chez les grands fumeurs est une raison suffisante pour engager les médecins d'assurances à prendre en considération, dans leur appréciation des risques de la vie, la quantité de tabac consommée par le solliciteur [21]. »

Si efficace fût-elle pour le risque cardiovasculaire lié à la pression artérielle ou au poids, l'approche des compagnies d'assurances n'a donc pas su s'appliquer au problème du tabagisme. Cet échec relatif s'explique sans doute par le fait que le tabagisme n'est pas assimilable à une maladie mais à un comportement. Comment un assureur aurait-il pu soustraire du bénéfice de l'assurance ses proposants, ou bien leur imposer une surprime ? Sur la foi de leur propre déclaration ? Et à partir de quel nombre de cigarettes consommées ? Notons cependant que la mention de la consommation de tabac faisait désormais partie de certains questionnaires d'assurances sur la vie. Sans avoir franchement crié au feu, les compagnies d'assurances commençaient à apercevoir la fumée...

Épidémiologie moderne et mortalité des médecins britanniques fumeurs

Les premières études statistiques solides sur la nocivité du tabac parurent au lendemain de la Seconde Guerre mondiale. Comme pour l'hypertension ou le cholestérol, l'épidémiologie moderne parvint, mieux que la clinique et le laboratoire, à élucider les différentes questions sur les facteurs de risques cardiovasculaires. Indépendamment de la très célèbre étude de Framingham dont nous avons souligné l'intérêt au chapitre précédent, le travail du United Kingdom's Medical Research Council (MRC) fut particulièrement riche de renseignements. Cet organisme s'était inquiété avant les autres des méfaits du tabagisme. En 1947, il organisa une conférence concernant l'augmentation des cancers bronchiques. Le MRC britannique fut la première institution nationale à reconnaître officiellement les dangers du tabac, en particulier concernant le cancer broncho-pulmonaire[25]. Dans ce contexte, deux épidémiologistes britanniques, Richard Doll et Sir Austin Bradford Hill, lancèrent en octobre 1951 une vaste enquête auprès de leurs confrères afin d'étudier les relations possibles entre consommation de tabac et causes de mortalité. Ils adressèrent à 40 000 confrères un questionnaire volontairement simple afin de s'assurer d'un maximum de réponses fiables. « Fumez-vous ? Si oui, combien de cigarettes, cigares, pipes ? Depuis quand ? » Telles étaient les principales questions posées. Parallèlement au recueil de ces données, ils comptabilisèrent les morts et consignèrent les causes de décès en collaboration avec le *British Medical Register*.

Vingt-neuf mois plus tard, un excès de mortalité apparaissait chez les fumeurs. Dix ans plus tard, en novembre 1961, Doll et Bradford Hill avaient recueilli 40 637 questionnaires (34 445 hommes et 6 192 femmes). Résultat très important, le cancer du poumon tenait sans ambiguïté le haut de cette liste macabre. On savait déjà que cette pathologie était en augmentation, mais celle-ci pouvait être un artefact car les moyens de dépistage avaient gagné en efficacité ; cette étude prospective permettait d'écarter ce biais. Doll lui-même avait pensé, avant de commencer son étude, que l'accroissement de la circulation automobile et le goudronnage des routes pouvaient être plus responsables que le tabac de l'augmentation des cancers bronchiques[24]. Précision supplémentaire, les chiffres montraient bien que la survenue du cancer du poumon était d'autant plus nette que la consommation de cigarettes était élevée. Cette étude publiée en 1964 fit grand bruit. Le procès de la cigarette et du cancer parut une affaire entendue, tout comme la survenue des bronchites chroniques post-tabagiques. Doll et Bradford Hill ne manquèrent d'ailleurs pas de rappeler les travaux antérieurs qui, à partir de 1948, avaient déjà fait état de chiffres concordants. D'autres auteurs allèrent dans le même sens[26]. Dès 1952 il était scientifiquement possible d'affirmer que « l'association du tabagisme et du cancer du poumon était une réalité[27] ». Une quinzaine d'années auparavant, les compagnies d'assurances avaient fait part de leur inquiétude : « Quelques observateurs sont, néanmoins, tellement convaincus de l'existence d'un pareil rapport (entre tabac et cancer) qu'ils ont prédit une augmentation de la fréquence du cancer pulmonaire chez les femmes de la génération actuelle, parce que beaucoup d'entre elles fument la cigarette. Reste à savoir si la prédiction se réalisera. » On sait hélas que oui. Pire ! Cette prédiction ne cesse de se vérifier : l'augmentation continue aujourd'hui et on prévoit qu'elle continuera dans les prochaines décennies [24] !

Des preuves tardives pour les maladies cardiovasculaires

Concernant les maladies du cœur et des vaisseaux, les preuves épidémiologiques furent plus tardivement apportées. À cet égard, les chiffres de l'enquête de mortalité des médecins britanniques étaient moins éloquents que pour le cancer du poumon. Première difficulté, les certificats de décès par maladie cardiovasculaire faisaient état de diagnostics relativement variés. On pouvait parfois douter de la véracité des diagnostics retenus, qui même aujourd'hui sont difficiles à établir sans autopsie : « hypertension artérielle, rhumatisme articulaire (séquelles d'infections cardiaques d'origine microbienne), valvulopathies, artériosclérose généralisée, dissection aortique, rupture d'anévrisme, accident cérébral, insuffisance cardiaque (avec ou sans néphrite), et enfin infarctus du myocarde ». Lorsqu'elles considéraient les médecins déclarés morts d'hypertension artérielle, les statistiques du Medical Research Council ne montraient pas de différence d'incidence entre les fumeurs et les non-fumeurs. Dans le groupe des décès par accident vasculaire cérébral, fumeurs et non-fumeurs étaient également à égalité. Par contre, cette apparente absence d'effet du tabagisme sur l'hypertension et les accidents vasculaires cérébraux disparaissait pour les médecins morts d'infarctus du myocarde : les sujets ayant eu une attaque cardiaque mortelle avant l'âge de 65 ans étaient significativement plus nombreux chez les fumeurs. Ce constat de 1952 était un résultat historique, le premier statistiquement irréfutable. Au fil du temps, cette différence s'estompait : entre 65 et 75 ans les infarctus étaient à peine plus nombreux chez les fumeurs ; après 75 ans la mort emportait de façon égalitaire fumeurs et non-fumeurs.

Ainsi, l'enquête de Doll et Bradford Hill montrait que le tabac pouvait être un des facteurs favorisant la maladie coronaire. Le débat était crucial car l'infarctus du myocarde constituait un problème important de santé publique : un tiers de décès (30 % exactement) des médecins britanniques inclus dans cette enquête était provoqué par la maladie coronarienne ! Toutefois, Doll et

Bradford Hill hésitaient encore à affirmer que le tabac pouvait être cause d'infarctus du myocarde et le doute les rongeait. Certes, l'inhalation de fumée, selon eux, était capable de provoquer « une augmentation de la tension artérielle, une accélération du pouls, une stimulation du système sympathique », comme ils le rappelaient dans leur publication. Mais ces auteurs ne comprenaient pas comment ces effets pouvaient aboutir à une thrombose coronaire. Devant ces zones d'ombre, ils multiplièrent les hypothèses. Et si le tabac avait une influence sur le taux de cholestérol ? Sur la fonction des plaquettes et le contrôle de la coagulation ? Et si les grands fumeurs ne faisaient pas assez d'exercice ? Autant de questions qui, en 1999 encore, alimentent les discussions. Prudents, Doll et Bradford Hill conclurent ainsi leur étude : « En résumé, affirmer que la consommation de cigarettes est cause de thrombose coronaire n'est, à notre avis, pas prouvé ; mais c'est l'interprétation la plus plausible des faits. » C'était en 1952.

Les nombreuses statistiques ultérieures levèrent les doutes : le tabac est bel et bien un pourvoyeur important d'infarctus du myocarde. Le risque relatif d'infarctus du myocarde est de 2 à 3 chez le fumeur, indépendamment des autres facteurs de risques [27]. Actuellement, il est intéressant de noter que les études récentes confirment à la lettre les résultats de l'enquête des médecins britanniques : l'impact délétère du tabagisme s'avère d'autant plus net que les victimes sont jeunes, le premier infarctus survenant en moyenne 10 ans plus tôt chez le fumeur [28]. Avant la quarantaine, la thrombose coronarienne se retrouve presque uniquement chez les fumeurs : 91 % des malades sont fumeurs dans l'étude de Eyben [29]. De même, une étude cherchant à évaluer l'effet d'un nouveau médicament (la streptokinase) dans l'infarctus du myocarde mit en évidence qu'au moment de l'infarctus, la proportion des fumeurs est bien plus importante chez les sujets jeunes (moins de 40 ans) que chez les malades plus âgés [30].

On considère aujourd'hui que la maladie coronaire résulte d'un long processus d'obstruction de l'artère conjuguant plusieurs processus physiopathologiques qui s'intriquent : le vieillissement « normal » des artères (l'âge), les anomalies du cholestérol ou de la glycémie (dyslipidémies et diabète), l'influence des antécédents familiaux (le paramètre génétique), l'hypertension artérielle. À ceux-ci s'ajoutent les effets du tabac. Chez le sujet jeune atteint d'infarctus, l'impact négatif du tabac s'exprime plus clairement : il est alors presque le seul poison en cause. Par contre, chez le sujet âgé, le tabagisme devient une cause parmi d'autres de thrombose coronaire. Son effet délétère est alors en quelque sorte « dilué » parmi les autres causes favorisant l'obstruction des artères du cœur. Voilà pourquoi Doll et Bradford Hill ne retrouvaient pas d'effets négatifs du tabac chez les médecins plus âgés. Aujourd'hui, une trentaine d'années plus tard, les données retrouvent ce qu'ils avaient observé.

L'approche expérimentale reste pauvre de renseignements : en dehors des effets du monoxyde d'azote et de la nicotine, on ne connaît toujours pas bien les mécanismes physiopathologiques sur la paroi artérielle des centaines d'autres éléments qui entrent dans la composition des cigarettes [31]. Faut-il s'acharner à les connaître ? Remarquons que l'enjeu de cette connaissance paraît différent de celui des mécanismes physiopathologiques des maladies. La compréhension du rôle de certaines hormones dans l'hypertension artérielle, l'aldostérone ou la rénine par exemple, a permis de développer des médicaments. Mais pour le tabagisme, le remède ne passe-t-il pas plutôt par l'arrêt de l'intoxication ? Lutter contre le tabagisme revient à combattre un comportement et non une maladie. En ce sens, les moyens de lutte reposent peut-être plus sur l'information et la législation que sur la connaissance pharmacologique. En la matière, prévenir consiste à informer, comme nous le verrons à la fin de cet ouvrage. À ce sujet, de très nombreux pays ont pris un retard considérable, les gouvernements ayant toujours vu d'un mauvais œil la perspective d'une baisse des recettes fiscales en cas de diminution de la consommation de tabac. L'argent n'a pas d'odeur, pas même celui de la fumée !

La lente conquête de l'objectivité : le tirage au sort et le placebo comme outils de raisonnement

« Qu'a-t-on besoin de connaître la nature des remèdes pour observer les changements qu'ils produisent dans les corps ? [...] Il nous est inutile de savoir quelle est la nature du quinquina pour remarquer son pouvoir spécifique dans les fièvres [...]. Des essais réitérés peuvent nous apprendre qu'un remède produit tel effet, dans tel cas, et sous telle condition ; que, dans d'autres cas, son effet est différent ou contraire, qu'en le modifiant, le combinant avec certains autres moyens connus, on obtient encore de nouveaux résultats. Tout cela, c'est l'observation qui nous l'enseigne ; et quand nous connaîtrons la nature intime du remède, les faits notés en l'éprouvant ne seraient ni plus certains, ni mieux liés entre eux. Or, pour assurer sa marche dans toute science expérimentale, l'homme n'a besoin que de constater les faits. »

Pierre-Jean-Georges CABANIS,
Du degré de certitude de la médecine,
Paris, An XI, 1803 [1].

Après avoir identifié les facteurs de risque cardiovasculaire, et notamment l'hypertension artérielle dont le danger fut reconnu par les assureurs dès le début du XXe siècle, les médecins ne tardèrent pas à proposer des remèdes. Sans même avoir fini leur travail d'observation épidémiologique, ils brûlaient d'intervenir. Ce qu'ils firent très vite avec force potions et remèdes, mais sans preuve d'efficacité ni objectivité. Pour comprendre comment ont évolué les traitements du risque cardiovasculaire, on peut distinguer la question de l'inventaire des différents traitements (médicaments, chirurgie, régime) et le problème des méthodes d'évaluation de leur efficacité. Nous avons choisi dans ce chapitre de dresser un panorama général de la quête de l'objectivité en thérapeutique. Ce n'est qu'au chapitre suivant que nous détaillerons les interventions médicales sur le risque cardiovasculaire. En effet, avant de réfléchir aux possibilités qu'offrent les médicaments contre la tension ou le cholestérol, il faut au préalable comprendre les origines du tirage au sort et de l'utilisation du placebo, nouveau mode de raisonnement qui, en médecine cardiovasculaire, a joué un rôle à la fois pionnier et déterminant. « L'homme n'a besoin que de constater les faits », indiquait en 1803 Pierre Jean Georges Cabanis. Il avait raison.

En l'espace d'une centaine d'années, les différents remèdes proposés pour faire baisser la tension artérielle sont passés par toutes les facettes de l'art de guérir : celles de l'inefficacité comme du succès, celles de l'empirisme comme de l'objectivité (au sens scientifique du terme). L'histoire des traitements des facteurs de risque vasculaire a non seulement vécu, au lendemain de la Seconde Guerre mondiale, ce que l'on a nommé la « révolution thérapeutique », mais a également joué un rôle moteur dans notre conception contemporaine du médicament. Pour comprendre ces évolutions, il faut, d'une part, distinguer les notions d'objectivité et d'efficacité et, d'autre part, réaliser qu'elles ne sont pas chronologiquement superposables. Plusieurs cas de figures peuvent être envisagés. Le schéma traditionnel veut qu'un remède moderne soit jugé efficace et un traitement ancien inopérant. Ce n'est pas toujours vrai. En effet, certains remèdes anciens pouvaient être efficaces (par exemple la quinine dans les fièvres) et des médicaments récents peuvent être inefficaces, comme les « oxygénateurs cérébraux » ou les traitements pour « la circulation des jambes lourdes » toujours prescrits aujourd'hui.

Jusqu'à une période assez récente (disons jusque dans les années 1960), les conséquences médicales de la reconnaissance des facteurs de risque vasculaire (hypertension artérielle en tête) n'étaient pas encore parvenues au stade d'une intervention médicale ayant incontestablement prouvé son efficacité. Ainsi, dans l'entre-deux-guerres, l'hypertendu se voyait rejeté par les compagnies d'assurances et sermonné par son médecin. Hélas, il ne voyait pas son avenir modifié par l'intervention médicale, sauf dans les hypertensions artérielles très graves, comme on le verra au chapitre suivant. Certes, le médecin lui supprimait le sel, lui interdisait telle ou telle activité physique ou tout « surmenage », mais les nombreuses potions qu'il lui donnait avaient une action illusoire. Elles n'étaient pas capables de changer son destin, c'est-à-dire le mettre à l'abri des défaillances cardiaques, rénales ou artérielles, ou de lui éviter la survenue d'hémorragies cérébrales ou d'un infarctus. Avant de revenir en détail, dans le prochain chapitre, sur l'histoire des moyens utilisés pour faire baisser la pression artérielle, précisons déjà — à titre de repère — que l'avènement des premiers médicaments antihypertenseurs dont l'efficacité a pu être prouvée ne date que des années 1960. Quelques années auparavant, en 1948, d'autres médicaments efficaces avaient été découverts, mais leur mauvaise tolérance en limitait l'utilisation aux hypertensions artérielles sévères. Pour bien comprendre ces évolutions, il faut d'abord élucider la question générale de l'objectivité en thérapeutique.

La prescription médicale en quête d'objectivité scientifique

Le régime, la saignée, les potions, les tisanes, les philtres et autres remèdes, sont depuis toujours des éléments clés de la relation médecin-malade. Leur délivrance s'accompagne de tout un cortège d'opinions et de faits qui dépassent de très loin les simples tenants et aboutissants de leurs actions pharmacologiques. Qu'il soit reconnu pharmacologiquement efficace ou non, le remède porte en lui le savoir du médecin et les espoirs du malade, il fusionne science et humanité, utopie et scepticisme, objectivité et croyances. Les effets du médicament sont d'une rare subtilité, comme l'a expliqué François Dagognet [2].

En érigeant en règle déontologique le fait de « d'abord ne pas nuire » — *primum non nocere* — les médecins de l'école hippocratique attestaient combien l'art de guérir est délicat et susceptible de présenter des failles. Les bienfaits — réels ou supposés — du remède avaient souvent pour revers l'ombre du poison. Alors qu'une goutte du philtre pouvait guérir, une dose triple était aussi susceptible d'emporter le malade... On ne s'étonnera donc pas que, depuis longtemps, la littérature médicale puisse être riche en controverses thérapeutiques. Mais si les jugements et opinions sur les médicaments sont anciens, l'argumentation scientifique sur l'évaluation objective du remède est d'apparition récente. Ce n'est qu'à partir des XVIIIe et XIXe siècles que les médecins ont commencé à contrecarrer l'importance des convictions personnelles en recherchant des démonstrations convaincantes et objectives. Il fallut chasser la subjectivité, combattre les effets du hasard, démêler les guérisons naturelles des résultats bénéfiques du remède et, à l'inverse, reconnaître les effets indésirables d'un traitement des événements morbides occasionnés par l'évolution de la maladie. À part quelques tentatives, dont celle de James Lind (1716-1794), médecin de la marine anglaise qui eut l'idée d'étudier les effets du jus de citron sur le scorbut sur différents groupe de marins, c'est seulement depuis la seconde partie du XXe siècle que l'évaluation du médicament devint scientifique grâce à l'élaboration d'une méthodologie statistique rigoureuse. À ce titre, on verra plus loin comment le traitement moderne de l'hypertension artérielle, véritable arithmétique des faits pharmacologiques, a été à la fois le témoin, mais aussi le moteur, de cette évolution du fait de son expérimentation à l'échelle de plusieurs dizaines de milliers de patients. L'histoire du traitement antihypertenseur n'a pas suivi le courant général de la thérapeutique : elle l'a façonné.

Comparer pour mieux juger

Au XVIIIe siècle, certains médecins doutèrent de l'efficacité de leurs remèdes. Suivant un courant naturaliste, ces médecins dits « expectants » proposèrent de suivre le cours naturel des maladies tout en utilisant un minimum de médicaments. Des praticiens tels Théophile de Bordeu (1722-1776), André Tissot (1728-1797) ou Antoine François de Fourcroy (1755-1809) considéraient non sans optimisme que bon nombre de maladies devaient guérir grâce à la seule intervention de la Nature, suivant le principe hippocratique *Natura medicatrix*. Non seulement ils pensaient que les thérapeutiques dont ils disposaient n'étaient pas utiles, mais ils estimaient qu'elles offraient plus d'inconvénients que d'avantages ; de fait, le médecin du XVIIIe siècle ne disposait guère de traitements efficaces et l'on peut même raisonnablement penser que beaucoup étaient nuisibles, notamment la saignée. Certains de ces médecins firent publiquement part de leurs doutes. Ainsi Desbois de Rochefort dénonça son époque « surchargée de médicaments ». Il lui semblait que la pauvre pharmacopée « des premiers temps » (sous entendu l'Antiquité) était préférable « aux excès actuels » ; une expression que nous trouvons savoureuse trois siècles plus tard car il est aujourd'hui de bon ton d'affirmer que nous consommons « trop » de médicaments. Cette période de doutes constitua un premier pas vers une approche objective de l'art de soigner.

En proposant de comparer les malades traités et non traités, le médecin et chimiste français Antoine François de Fourcroy émit une idée moderne avant l'heure : « Les remèdes doivent être administrés seuls, sans mélange, et leurs effets doivent être observés avec beaucoup de soins et d'exactitude. Un hôpital destiné uniquement à ces observations est le seul moyen de les faire avec la précision requise. Pour bien distinguer ce qui appartient à la nature d'avec ce qui est dû à l'art, il serait nécessaire de rassembler dans cet hôpital des sujets attaqués de maladies semblables, et dans des circonstances aussi analogues qu'il serait possible d'en trouver, en confier plusieurs aux simples effets de la nature, et en traiter un nombre égal au moyen des remèdes appropriés. En multipliant convenablement ces expériences, on parviendrait à acquérir les seules connaissances positives que l'on puisse posséder sur l'art de guérir[3]. » La réflexion de Fourcroy témoignait d'un besoin de connaissance positive dans l'art de soigner. Hélas, son idée ne fut pas appliquée, mais l'introduction d'éléments chiffrés dans le jugement comparé d'un remède allait bientôt naître. Le calcul statistique, en tant qu'outil de connaissance, allait s'appliquer à la thérapeutique. Le recours aux chiffres pour évaluer l'efficacité — ou le danger — d'un remède s'est inscrit dans un mouvement d'idées qui, lui aussi, trouve ses origines au XVIII siècle, lorsque sciences physiques et mathématiques se sont rapprochées des sciences médicales. Sous l'impulsion des problèmes posés par le scorbut, la variole ou le choléra, les médecins ont peu à peu posé les bases d'un jugement chiffré sur les remèdes.

La variole fut sans doute le premier sujet de statistiques thérapeutiques de grande ampleur. Les hygiénistes comptaient les morts, alignaient les nombres, publiaient de longs tableaux. Autant de chiffres au moyen desquels ils tentèrent d'évaluer l'impact épidémiologique de la maladie. Au XVIII siècle la variole comptait parmi les premières causes de mortalité ; on répertoria par exemple à Paris 14 000 décès pour la seule année 1796. Cette comptabilité descriptive suscita une prise de conscience plus administrative que médicale *stricto sensu*. Cependant, quelques auteurs se penchèrent sur ces chiffres pour comparer le nombre de morts et de guérisons chez les sujets inoculés et chez ceux n'ayant pas bénéficié de la variolisation. Ce faisant, ils abandonnaient la simple description pour tenir un raisonnement opératoire. Les chiffres pouvaient-ils servir de critère de jugement pour choisir un nouveau remède ? L'inoculation contre la variole protégeait-elle les populations ou bien représentait-elle un danger du fait des accidents mortels qu'elle pouvait provoquer ? Dans la querelle de l'inoculation qui agita toute l'Europe, on vit apparaître des arguments chiffrés[4]. Peu à peu, l'objectivité des tableaux statistiques prit place dans les discussions sur la validité des remèdes. Les chiffres dont on savait qu'ils pouvaient décrire, permettaient-ils de déduire ?

Les premières évaluations des effets thérapeutiques de la variolisation se firent sans méthode mathématique éprouvée. À cette époque, les connaissances fondamentales concernant les lois de probabilités naissaient à peine : peu auparavant, Blaise Pascal (1623-1662) et Pierre de Fermat (1601-1665) avaient posé les premières pierres du calcul des probabilités et Jacques Bernouilli (1654-1705) avait démontré l'intérêt des raisonnements fondés sur les grands nombres[5]. Mais si les mathématiciens ne savaient pas encore bien faire « parler les chiffres », ils prenaient toutefois conscience de leur puissance déductive. Par étymologie au service du politique, la statistique allait bientôt servir à juger objectivement les médicaments. Pierre Simon de Laplace (1749-1827), dans son *Essai philosophique sur les probabilités* (3ᵉ édition, 1818), posa les fondements théoriques de l'étude comparative du médicament : « Ainsi, pour reconnaître le meilleur traitement en usage dans la guérison d'une maladie, il suffit d'éprouver chacun d'eux sur un même nombre de malades, en rendant toutes les circonstances parfaitement semblables ; la supériorité du traitement le plus avantageux se manifestera de plus en plus, à mesure que ce nombre s'accroîtra, et le calcul fera connaître la probabilité correspondante de son avantage, et du rapport suivant lequel il est supérieur aux autres[6]. » Mais cet énoncé théoriquement impeccable — nécessité d'une comparaison, toute chose égale par ailleurs, sur un nombre aussi élevé que possible — ne fut pas immédiatement mis en œuvre, sans doute en raison des multiples difficultés tant éthiques que pratiques que cela impliquait.

L'école numérique : « *méthode pour s'élever des faits particuliers aux faits généraux* »

En 1832, l'épidémie de choléra qui s'abattit sur Paris raviva le besoin crucial d'y voir clair dans l'efficacité des thérapeutiques. Tandis que les cholériques mouraient — et aussi beaucoup de cliniciens et de religieuses à leur chevet —, les médecins divergeaient sur les intérêts de la saignée, ou des sangsues, ou encore de la diète. Ces préoccupations graves coïncidèrent avec la création de l'école numérique qui justement élaborait une « méthode pour s'élever des faits particuliers aux faits généraux » avec l'observation objective et chiffrée. Pour la Société médicale d'observation, créée en 1832 par Charles-Alexandre Louis, la statistique apparaissait comme une des modalités obligées de toute recherche médicale. Elle devait s'imposer comme le principe décisif de toute analyse et de toute preuve [7]. Entre autres travaux, l'école numérique démontra le caractère néfaste de la saignée dans le choléra. Cette démonstration constitue un moment important de l'histoire de la thérapeutique. Non parce qu'elle fut le point de départ d'une évaluation systématique de tous les traitements — aujourd'hui encore des médicaments couramment prescrits n'ont pas fait l'objet d'une évaluation comparative —, mais parce que son existence même témoignait d'une possibilité réelle au XIXe siècle de fonder « une thérapeutique jugée par les chiffres », selon l'expression de contemporains [8].

Toutefois les chiffres ne résolvaient pas toutes les difficultés de l'art de guérir. Ni les pratiques ni les esprits n'étaient mûrs pour étendre l'usage des statistiques à la médecine. Les opposants au numérisme étaient nombreux, particulièrement en France, et son utilisation souvent mal accueillie par les médecins européens. Ainsi à la fin du XIXe siècle, l'accoucheur viennois Ignace Semmelweis (1818-1865) ne parvint pas à convaincre ses pairs des dangers des accouchements effectués par des obstétriciens qui ne se lavaient pas les mains et favorisaient ainsi, par manque d'hygiène, les cas de fièvre puerpérale. Pourtant l'argumentation de Semmelweis était solidement documentée par des statistiques de mortalité établies comparativement entre deux cliniques, l'une où les accoucheurs se lavaient les mains avec une solution antiseptique, l'autre où aucune mesure d'hygiène n'était mise en place.

Hélas, juste avant les découvertes pasteuriennes, son enseignement ne fut pas entendu.

L'essai clinique avec tirage au sort : un outil d'objectivité

Il fallut attendre la sophistication croissante des statistiques appliquées à la médecine pour qu'au lendemain de la Seconde Guerre mondiale l'évaluation chiffrée du médicament s'impose comme une méthode d'étude et de recherche. Se constituèrent alors les « essais cliniques » qui, outre les principes de Laplace et de Louis, intégrèrent le tirage au sort, puis l'utilisation du placebo. Ces essais allaient devenir le mètre étalon d'une nouvelle médecine fondée sur les preuves.

Il est classique de considérer que le premier jugement objectif moderne d'un traitement fut celui de la streptomycine dans la tuberculose pulmonaire, antibiotique nouvellement découvert. En 1948, Bradford Hill, du Medical Research Council britannique (MRC), étudia l'effet de ce médicament dans le cadre d'un essai thérapeutique en introduisant une nouveauté méthodologique majeure : le tirage au sort des patients, aujourd'hui souvent désigné par le terme « randomisation » (*random* signifie « hasard » en anglais)[9]. En fait, quelques autres essais de ce type auraient été menés auparavant, preuve des efforts grandissants pour éviter les écueils de la subjectivité : il s'agissait d'études concernant le traitement des maladies rhumatismales, de la malaria, de la tuberculose[10] ou de la syphilis[11].

Employé pour la première fois en médecine, le tirage au sort n'était pas en lui-même d'invention nouvelle. Il fut, par exemple, déjà utilisé dans la Grèce antique pour le choix des magistrats, ou bien pour le recrutement des armées. Gage d'impartialité, son intérêt scientifique fut reconnu en 1793, lorsque Pierre Simon de Laplace expliqua devant l'Académie des sciences comment « l'erreur à craindre » sur une enquête portant sur un million d'habitants répartis dans plusieurs régions françaises pouvait être minimisée par le tirage au sort[5]. Plus tard, et en dehors de toute préoccupation médicale, semble-t-il, un débat sur la représentativité (mot d'apparition récente) d'un échantillon eut lieu dans le cadre de l'Institut national de statistique créé à Londres en 1885. En 1925, le recours au « hasard » (méthode aléatoire), le *random sampling*, gagnait du terrain sur la méthode du « choix judicieux » (qui n'était pas encore écartée). Peu après, le recours au tirage au sort s'imposa avec l'apparition des premiers sondages politiques[5] qui créaient, de leur côté, un puissant besoin de fiabilité statistique. En termes de jugement quantitatif, les politiques précédèrent les médecins... Cet exemple montre bien que la médecine n'évolue jamais indépendamment des mouvements d'idées de la société.

Contourner l'élément de suggestion : de la mie de pain au placebo

Le tirage au sort pour la comparaison des groupes de malades — ou des rats de laboratoire — n'est pas la seule innovation. Afin de minimiser la subjectivité des avis, on suggéra qu'il pouvait être nécessaire de dissimuler le contenu pharmacologique du remède à étudier. L'idée de dissimuler la vérité pharmacologique au malade est probablement très ancienne. On dit que le Français François Magendie prescrivait des boules de mie de pain présentées pompeusement sous le terme de *mica panis* afin de renforcer l'effet de suggestion. Le *Shorter Oxford Dictionary* fait remonter l'apparition du mot « placebo » à 1811[12]. Il désignait alors un remède pharmacologiquement inerte donné « pour faire plaisir au malade » (en latin *placebo* signifie « plaire »). Il s'agissait d'un moyen utilisé par le médecin pour répondre — sans nuire — aux besoins de la relation thérapeutique. Mais cette astuce de prescription doit être distinguée du placebo utilisé comme outil de connaissance scientifique. Un texte de 1903 signale une tentative de comparaison d'un hypnotique, le Sulfonal®, à de l'eau sucrée « pour dégager l'élément de suggestion » (essai effectué chez deux malades seulement !)[13]. Il est possible que d'autres expériences de ce type puissent être retrouvées, notamment dans la littérature médicale de l'entre-deux-guerres. Mais l'utilisation du placebo dans le cadre d'essais thérapeutiques n'a pas été pratiquée sur une échelle importante — c'est-à-dire un grand nombre de sujets — avant la Seconde Guerre mondiale[14].

Le placebo en tant que sujet, en lui-même, d'un article médical n'est apparu qu'en 1946, date à laquelle deux praticiens américains firent part de leur expérience sur ce thème[15]. Couplée au tirage au sort, l'étude du placebo progressa au milieu des années 1950. On commençait à apprendre que l'administration d'un placebo, si pharmacologiquement inerte qu'il fût, pouvait être responsable d'effets indésirables (palpitations, rash cutané, nausées, etc.) comme de résultats thérapeutiques bénéfiques, définissant ainsi les patients dits « répondeurs » et « non-répondeurs » au placebo. On apprit ainsi que même un placebo peut faire baisser la pression artérielle ! Voilà qui peut expliquer une partie des effets — soi-disant favorables — de l'électrothérapie dans l'hypertension arté-rielle, comme nous le verrons plus loin.

Avant d'aborder au chapitre suivant, par ordre chronolo-gique, les différentes méthodes expérimentées pour faire baisser la pression artérielle, donnons ici quelques repères. Ce n'est qu'en 1963 que débuta la première étude comparant un antihyperten-seur contre un placebo. Date récente s'il en est, puisque l'étude ne fut achevée qu'en 1970. Il s'agissait de la première étude rando-misée contre placebo démontrant le bénéfice du traitement de l'hypertension légère à modérée. En 1985, la parution des résultats du *MRC Trial*[16] confirma ces données. On découvrit ensuite, au fil des études, que la seule réduction des chiffres tensionnels s'avère insuffisante et qu'il faut aussi s'intéresser au mode de vie des patients — tabagisme notamment — ainsi qu'à leur taux de cholestérol et de glycémie.

CHAPITRE VIII

Agir sur le risque cardiovasculaire : des illusions aux preuves d'efficacité

> « Cottard essaya, pour calmer l'agitation de sa malade, le régime lacté. Mais les perpétuelles soupes au lait ne firent pas d'effet parce que ma grand-mère y mettait beaucoup de sel, dont on ignorait l'inconvénient en ce temps-là (Widal n'ayant pas encore fait ses découvertes). Car la médecine étant un compendium d'erreurs successives et contradictoires des médecins, en appelant à soi les meilleurs d'entre eux on a grande chance d'imposer une vérité qui sera reconnue fausse quelques années plus tard. De sorte que croire à la médecine serait la suprême folie, si n'y pas croire n'en n'était pas une plus grande, car de cet amoncellement d'erreurs se sont dégagées à la longue quelques vérités. »
>
> Marcel PROUST,
> *À la recherche du temps perdu*
> *Le côté de Guermantes* [1].

Le traitement de l'hypertension artérielle ou des anomalies du cholestérol est aujourd'hui d'une grande banalité. En France, plusieurs millions de personnes prennent chaque jour des médicaments pour faire baisser leurs chiffres tensionnels ou de cholestérol, tandis que les kiosques à journaux et même les publicités sur les abribus vantent les mérites des régimes « anticholestérol ». Cette simplicité apparente n'est que très récente et nous ne devrions pas oublier que, jusqu'au lendemain de la Seconde Guerre mondiale, les différents traitements de l'hypertension artérielle ont connu des succès illusoires. À travers ces étapes, c'est la genèse même de la formidable acceptation du médicament par notre société qui s'est construite. Mais jusqu'où devons-nous intégrer la pharmacologie dans notre vie quotidienne ? Avant de répondre à cette question dans les autres chapitres de ce livre, il paraît utile de comprendre le contexte dans lequel sont apparus les outils de normalisation de notre corps, c'est-à-dire les médicaments eux-mêmes, mais aussi la méthode par laquelle on les a tenus pour efficaces. Comme on va le voir, leur émergence a été raisonnée et patiente.

Dès que le tensiomètre fut découvert, à la fin du XIXe siècle, certains médecins s'employèrent à faire baisser la pression artérielle de leurs patients. De façon étonnamment rapide, ils assimilèrent l'hypertension artérielle à leurs anciennes préoccupations concernant l'artériosclérose et l'apoplexie qu'ils reconnaissaient déjà comme des motifs importants de mortalité. Pour eux, la baisse de la tension devint un objectif thérapeutique. Cette démarche était encore très empirique et il faut souligner que les premiers traitements apparurent avant même que le concept de maladie hypertensive ou de risque vasculaire ne soit scientifiquement précisé. De plus, leurs prescriptions n'attendirent pas que l'art de guérir dispose d'outils d'évaluation objective des remèdes (la statistique médicale et les essais cliniques que nous avons vus au chapitre précédent). On va voir ici combien l'histoire des traitements de l'hypertension artérielle témoigne de la grande impatience des médecins — et sans doute aussi de leurs patients — à vouloir « guérir » un trouble dont ils ne comprenaient encore à peu près rien, mais dont ils imaginaient tout.

Le temps des illusions

Comme toutes les maladies, l'hypertension artérielle, les anomalies du cholestérol ou le diabète existaient avant même d'être identifiés par les médecins : l'âge d'une affection est toujours bien plus ancien que son apparition dans les ouvrages médicaux. Ainsi, les malades que le XIXe siècle reconnaissait comme frappés d'apoplexie, de mal de Bright ou d'angine de poitrine, présentaient très vraisemblablement une hypertension artérielle ou une dyslipidémie bien évidemment ignorées puisque alors inconnues. En ces temps reculés, les médecins avaient d'autres concepts pour expliquer la dégénérescence des artères, et ils n'avaient pas besoin de connaître la définition actuelle du risque cardiovasculaire pour agir. Au XVIII⁰ siècle, les jésuites de l'hôpital de Rouen ne disposaient-ils pas déjà d'une « liqueur anti-apoplectique » ? Dans ce cadre, disons « préscientifique », les différents remèdes administrés aux malades ayant un tempérament trop « sanguin » (opium, digitale, nitrite d'amyle, régimes alimentaires, applications de sangsues ou saignées) pourraient aujourd'hui être considérés comme de lointains ancêtres des traitements antihypertenseurs. Antoine Portal, auteur d'*Observations sur la nature et le traitement de l'apoplexie et sur les moyens de la prévenir*, proposait dès 1811 de faire maigrir, de diminuer la quantité d'aliments, de purger, de conseiller les vésicatoires et de suggérer de l'exercice aux personnes sujettes à « l'apoplexie par excès de graisses ». Même le galvanisme et l'électricité furent employés au XVIII⁰ siècle[2] !

C'est l'existence ancienne de tous ces remèdes qui explique la rapidité avec laquelle les médecins assimilèrent, de façon intuitive autant qu'expérimentale, la thérapeutique de l'hypertension à celle de l'artériosclérose. Dès les années 1910, les manuels médicaux notaient qu'« il est très difficile d'étudier la médication de l'hypertension sans empiéter constamment sur le chapitre thérapeutique de l'artériosclérose, autant dire du vieillissement des vaisseaux suivant la conception anatomique des maladies qui prévalait alors[3] ». Pour les malades nouvellement baptisés « hypertendus », les praticiens multiplièrent les conseils médicaux. Ils suggéraient aux patients d'aller en cure thermale et, en revanche, leur interdisaient l'escrime, la bicyclette, l'équitation, les bains froids, les séjours en bord de mer ou en altitude. À la nouvelle maladie, on appliqua d'abord les anciens remèdes.

L'apparition rapide des médicaments « antihypertenseurs », ou prétendus tels, est suffisamment insolite pour être soulignée. L'histoire des médicaments antihypertenseurs a commencé bien avant la Seconde Guerre mondiale. À la fin du XIX⁰ siècle, pour qu'une potion soit alignée sur les comptoirs des pharmacies, il n'était besoin ni de preuves d'activité, ni même de solides définitions de son indication. Les mots suffisaient pour caractériser les médicaments qui constituaient, déjà à cette époque, une importante réalité commerciale. Leur promotion publicitaire, leur vente et la demande dont ils étaient l'objet étaient déjà fortes[4]. Peu de réglementations restrictives sur le médicament venaient freiner l'enthousiasme d'une industrie pharmaceutique naissante qui eut très tôt la sagacité de voir combien le concept de tension élevée était riche de promesses mercantiles. L'invention de l'hypertension fut une aubaine économique. Potions, extraits glandulaires et « limonades hypotensives » (sic) étaient déjà nombreux à s'étaler sur les rayonnages des pharmacies dès le début des années 1900. Le premier numéro de la revue cardiologique les *Archives des maladies du cœur, des vaisseaux et du sang*, paru en 1908, témoigne de la précocité de l'offre : alors même que dans son sommaire les articles scientifiques concernant l'hypertension artérielle étaient encore quasi inexistants, cette revue publiait déjà plusieurs réclames vantant les mérites des « bains carbo-gazeux » pour « l'hypertension et l'artériosclérose à la première période », proposant le Santhéose®, « diurétique rénal par excellence » destiné aux « cures de déchloruration », ou encore le Vellolodol®, « principe actif du gui, agent hypotenseur par excellence ».

1900-1940 : le « progrès », un miroir aux alouettes

Dans l'entre-deux-guerres, faute d'approche rigoureuse, plusieurs traitements de l'hypertension artérielle combinèrent utopie, dangers et impasses. Ce fut le cas de l'électrothérapie et de la radiothérapie qui furent expérimentées dans un nombre invraisemblable de maladies, dont l'hypertension artérielle. L'existence de ces traitements montre combien des médecins pouvaient, sans le garde-fou de la méthodologie statistique objective des traitements et sans l'existence de comités d'éthique capables de refréner leurs utopies, se fourvoyer. Non par malhonnêteté scientifique, plutôt par manque de contrôle et de méthodologie. Là encore l'histoire de l'hypertension artérielle a ses leçons : nos lois actuelles de protection des personnes, comme, par exemple, l'obligation du consentement éclairé des patients avant toute expérimentation, notre rigueur méthodologique d'évaluation des traitements apparaissent à l'aune de ces exemples comme nécessaires pour freiner l'enthousiasme que suscitent *a priori* les innovations scientifiques chez les médecins et les journalistes. Avec l'emploi des rayons X et de l'électricité, l'histoire des traitements de l'hypertension artérielle comporte quelques surprenantes pages d'utopie médicale. Une utopie qui eut, hélas, parfois pour corollaire des effets iatrogènes. Là se côtoyèrent des ingénieurs, des médecins et des malades qui baignaient dans une idéologie du progrès encouragée par les affirmations hâtives des constructeurs d'appareils médicaux qu'aucune évaluation statistique ne remettait en cause, et dont la presse vantait sans retenue les merveilleux effets, comme nous le reverrons au chapitre concernant la propagande hygiéniste.

La fée électricité, un « traitement d'avenir »

La darsonvalisation, technique ayant adopté le nom de son inventeur Arsène d'Arsonval, professeur au Collège de France (1851-1940), était une méthode thérapeutique consistant en l'application de courants de haute fréquence. Selon son promoteur, presque toutes les maladies aiguës et chroniques étaient considérées comme des indications de l'électrothérapie dont l'engouement fut réel. La presse (grand public et médicale) multiplia les échos favorables. « Je suis persuadé que la thérapeutique de l'avenir n'emploiera comme agents curatifs que les modifications physiques (chaleur, lumière, électricité, ou autres agents encore inconnus), c'est-à-dire des agents qui traversent le corps sans jamais y rester », indiqua d'Arsonval en 1882[5]. Ce « procédé d'électrisation ne donne absolument aucune sensation, bien qu'il agisse très énergiquement », affirmaient les partisans de la méthode. L'électrothérapie passait pour avoir de nombreuses actions, telles « l'activité extraordinaire qu'elle imprime aux échanges nutritifs et à la vie cellulaire », « l'augmentation de la chaleur émise par le corps », l'excitation du système « nerveux vasomoteur », « la suractivation des fonctions vitales », ou même « l'atténuation des toxines microbiennes ». Des pseudo-statistiques dithyrambiques furent même produites par les « instituts d'électrothérapie », qui vantaient l'innocuité (réelle, il est vrai) de la méthode. C'est dans ce contexte, où la foi dans le progrès pesa plus que l'introuvable objectivité de la science, que l'hypertension artérielle s'ajouta aux indications éclectiques de la darsonvalisation.

En fait, les premiers enthousiasmes passés, la méthode tomba en désuétude lorsque, à la lumière d'autres investigations, on reconnut son inefficacité. Même si l'objectivité finit heureusement par l'emporter, les illusions de l'électrothérapie eurent toutefois la vie dure et ce traitement inefficace fut proposé durant plusieurs décennies. En 1931, un article de la prestigieuse revue américaine *JAMA* indiquait encore que « les courants de hautes fréquences semblent avoir le pouvoir d'abaisser la pression artérielle. Mon expérience est que cet effet n'est pas permanent. Par contre, il y a des électrothérapeutes qui prétendent avoir des résultats durables, comme je n'en ai pas observé[6] ». Jusqu'à la veille de la Seconde Guerre mondiale, la darsonvalisation garda quelques petites mentions dans les traités médicaux, puis se cantonna dans quelques publicités mensongères des journaux grand public.

1920-1930 : la dangereuse fausse piste de la radiothérapie

Récompensée par le prix Nobel en 1901, la découverte des rayons X en 1895 par Wilhelm Röntgen (1845-1923) eut très rapidement d'importantes retombées médicales en révolutionnant l'investigation paraclinique et la thérapeutique anticancéreuse. Grâce aux rayonnements, des spécialités nouvelles, telles la radiologie et la radiothérapie, furent créées en l'espace de 10 à 20 ans à peine. Leur intérêt ne s'est toujours pas démenti et ces disciplines sont encore riches d'évolutions remarquables. Autant dire que l'emploi des rayons X n'a pas historiquement connu le même sort que celui des courants à haute fréquence. Mais ses succès ne doivent pas faire oublier les fausses pistes qu'emprunta la radiothérapie. Celle du traitement de l'hypertension artérielle en fut une, marginale certes, mais réelle.

Au début du XXe siècle, l'engouement des médecins, du public comme des médias pour le radium et les rayons X occulta dans un premier temps les risques inhérents à la manipulation de la radioactivité. Hélas, la prise de conscience des dangers des rayonnements ionisants fut tardive, autorisant ainsi, l'optimisme aidant, l'essai des rayons X dans de multiples affections. L'hyperhydrose (excès de transpiration), l'acné, ou même la pédiculose (présence de poux de corps) firent l'objet de traitements par radiothérapie ! Dans ces cas, les graves inconvénients des rayons X devaient l'emporter très largement sur leurs bénéfices hypothétiques. Les médecins qui manipulaient les appareils furent les premières victimes de ces méthodes. Ils payèrent au prix fort cet engouement car les rayons X provoquaient des lésions cutanées graves appelées radiodermites, et des leucémies.

Dans les années 1920-1930, on irradia un peu tout et n'importe quoi pour tenter de faire baisser la tension artérielle des hypertendus : les glandes surrénales, mais aussi l'hypophyse, le sinus carotidien, la région temporale et même le rachis. Les données publiées faisaient état de résultats souvent encourageants quoique les expériences animales fussent moins probantes [7,8]. Ainsi, l'irradiation des glandes surrénales fut proposée comme traitement hypotenseur. Les effets dangereux de la radiothérapie étaient-ils ignorés en 1938 ? Certainement pas, pourtant aucun des articles exposant l'emploi des rayons X comme traitement antihypertenseur n'évoquait les dangers du rayonnement pour les malades. Autres temps, autres mœurs.

1925-1965 : les succès de la chirurgie par sympathectomie

La commercialisation de remèdes inutiles, les essais hasardeux de l'électricité et de la radiothérapie, n'empêchèrent heureusement pas la médecine cardiovasculaire d'avancer. Les premiers progrès clairement visibles du traitement des hypertensions artérielles graves vinrent de la chirurgie, notamment par l'ablation de tumeurs rares (phéochromocytome) responsables de l'hypertension [9]. Dans ces cas, la baisse de tension observée après l'opération s'accompagnait d'une amélioration notable de l'état cardiaque et rénal des patients. Ainsi, l'observation clinique confortait l'idée que la lutte contre les hypertensions graves était un véritable objectif thérapeutique. Cette fois, il ne s'agissait pas de spéculations expérimentales issues des laboratoires, mais de cas cliniques encourageants (qui, bien sûr, ne pouvaient concerner que les patients souffrant de formes rares et gravissimes d'hypertension).

En 1925, deux chirurgiens américains, Rowntree et Adson, réalisèrent une section des nerfs sympathiques (sympathectomie lombaire bilatérale) dans le but d'améliorer l'état circulatoire d'un malade souffrant d'une hypertension très sévère. L'opération fut jugée réussie et lors d'autres essais, la technique fut progressivement améliorée [9]. En 1940, Peet, un autre Américain, avait traité 1 500 patients hypertendus [10]. Durant la même période, un autre chirurgien, Reginald Smithwick (1899-?), opéra quelque 1 300 malades [11]. Signe d'une maturité nouvelle, les résultats de ces interventions furent attentivement jugés au moyen d'une méthodologie réfléchie avec un recul variant de 1 à 12 ans. Des critères d'exclusion et d'inclusion furent définis et la modernité du jugement s'affirmait. Ces études faisaient état de résultats très favorables pour les patients gravement hypertendus.

En l'absence de traitement efficace, le pronostic des hypertensions artérielles graves, baptisées « malignes », était effroyable : 90 % des patients mouraient dans les deux ans ! (Cette situation était donc plus rapidement mortelle que le sida aujourd'hui !) Confrontés à des cas aussi catastrophiques, les médecins pouvaient prendre le risque d'entreprendre des interventions chirurgicales lourdes. Les hypertensions graves se soldaient souvent par des complications effroyables qui emportaient les malades ou les handicapaient sévèrement (hémorragies cérébrales, défaillances cardiaques et/ou rénales). Nous reparlerons dans un autre chapitre de cette époque où le risque cardiovasculaire était observé uniquement au travers de symptômes graves et souvent douloureux. Les bienfaits de la chirurgie, dans ces conditions extrêmes, ont peu à peu conduit les promoteurs de la sympathectomie à en élargir les indications aux hypertensions non encore malignes. Ils escomptaient ainsi augmenter l'espérance de vie de patients moins sévèrement atteints.

Mais c'était pécher par optimisme car, même si l'approche chirurgicale avait le mérite de sauver un bon nombre de patients, elle ne pouvait avoir la prétention de régler le problème d'une affection aussi fréquente que l'hypertension artérielle. Puis le développement de médicaments antihypertenseurs efficaces rendit peu à peu la sympathectomie obsolète. On assista ainsi à une transition progressive (parfois trop lente en raison d'un certain conservatisme) d'une prise en charge chirurgicale vers des approches pharmacologiques. La sympathectomie lombaire fut pratiquée jusque dans les années 1965. À cette date, elle subit progressivement la concurrence de nouveaux médicaments : les comprimés allaient supplanter le scalpel pour le plus grand confort des malades. Notons que l'hypertension ne fut pas la seule pathologie à voir le recul de la chirurgie. À la même époque, la découverte des antibiotiques antituberculeux mit au chômage les chirurgiens des sanatoriums, tout comme les médicaments modernes contre l'ulcère de l'estomac firent reculer, puis quasiment disparaître, les sympathectomies et les gastrectomies.

Des traitements « inefficaces et vieillots »

Le premier médicament antihypertenseur dont l'efficacité a pu être prouvée est né d'une constatation fortuite. En testant un nouveau traitement contre le paludisme, des médecins notèrent que la pentaquine occasionnait une forte hypotension orthostatique (baisse de la tension lors de la station debout). C'était en 1946. Un Américain eut la bonne idée de mettre à profit cet effet imprévu et testa ce nouveau médicament sur 17 patients hypertendus (dont 3 graves). Heureuse surprise, le produit confirma son activité pharmacologique sur la pression artérielle [12]. Pour la première fois, on escompta sérieusement contrôler l'hypertension artérielle maligne par un médicament. À la même époque, d'autres hypotenseurs efficaces furent découverts, mais leurs effets secondaires trop importants empêchèrent leur utilisation en pratique courante, notamment dans le cadre des hypertensions modérées où les inconvénients des médicaments dépassaient leurs avantages hypothétiques. Il était impossible d'imposer aux malades de prendre régulièrement des médicaments, certes capables de baisser leur tension, mais aussi coupables de les rendre malades [13,14] !

Quoique l'on ait reconnu l'intérêt du régime sans sel et de la diète protéique (le régime de Kempner), et en dépit des avancées de la pharmacologie et de la chirurgie, la situation des hypertendus n'était toujours pas satisfaisante durant toutes les années 1950. Beaucoup de cliniciens en étaient conscients et déploraient que les hypertensions courantes soient « négligées, ou bien mal contrôlées par des traitements inefficaces et vieillots [15] ». Malgré leur impuissance, certains refusaient ouvertement de se laisser séduire par les promesses des publicités. Ils ne cachaient pas leur déception et vilipendaient « toutes les drogues miracles de l'hypertension que le zèle des médecins conjugué à celui des laboratoires a fait imaginer, naître et vanter depuis quelques décennies. À peine nées, bien vite oubliées, tel est le juste sort du plus grand nombre. D'autres pourtant, pour des motifs très divers et souvent déroutants, se maintiennent vivaces en dépit de leur souveraine inefficacité sur la tension artérielle [15] ».

L'absence d'efficacité pharmacologique n'empêchait pas l'existence d'une pléthore de propositions mercantiles qui, en l'absence de méthodes de jugement objectif du remède, laissaient libre cours aux bateleurs tandis que l'hypertension artérielle s'avérait chaque jour un peu plus un marché important pour l'industrie pharmaceutique. Les hypertendus, que les médecins inquiétaient en intégrant progressivement la prise de tension dans les examens de routine, réclamaient non sans angoisse des traitements. Les publicités médicales répondaient à leur anxiété en éditant des brochures prétendument scientifiques. Présentés dans les journaux grand public, disponibles « gratuitement, sur simple demande », ces documents dénonçant les dangers de l'artériosclérose et de l'hypertension renvoyaient immanquablement à l'achat d'un médicament ! Ainsi la publicité pour l'Artérosan® invitait ceux qui « ont dépassé la quarantaine » à se faire « mesurer la pression artérielle, et si elle est trop sévère, commencer une cure d'Artérosan® ». Cette affiche publiée vers 1935, format 98 x 63 cm, placardée dans les pharmacies concluait : « Il vous sera donné gratuitement ici un échantillon d'Artérosan® avec la notice explicative. » Ces procédés publicitaires participèrent sans doute à la popularisation de la notion de risque vasculaire. Mais ils n'étaient pas au goût de tous et plusieurs médecins en dénoncèrent les méfaits, comme nous le verrons au chapitre consacré à la propagande contre l'hypertension artérielle. Peu à peu, cliniciens et patients considérèrent l'hypertension artérielle comme un « fléau social ». Chacun attendait de disposer de traitements efficaces et bien tolérés. Cependant, même si quelques médicaments avaient pu, à l'aube des années 1960, sauver des vies humaines dans le cas de situations gravissimes, l'inadaptation des thérapeutiques restait entière pour lutter contre la plupart des hypertensions artérielles courantes. Une étude publiée en 1958 indiquait que dans ces cas, même après 7 à 8 ans d'utilisation, les médicaments ne permettaient toujours pas d'obtenir des résultats probants sur la prévention des complications des hypertensions moyennes, ni sur la longévité des malades [16].

Les années 1960 : le véritable essor du traitement médicamenteux

En 1958, dans un contexte de réel dénuement thérapeutique, la découverte des diurétiques thiazidiques arriva à point nommé : d'une part, le risque artériel était mieux compris grâce à la contribution des épidémiologistes, et de l'autre les bénéfices de la réduction de l'hypertension devenaient plus clairs, les succès des traitements des hypertensions graves devenant apparents. Cette innovation pharmacologique ouvrit véritablement la voie au traitement médicamenteux moderne. Grâce aux diurétiques, on allait enfin pouvoir abaisser efficacement, et surtout facilement, la pression artérielle. Dénués d'effets secondaires dangereux, ces nouveaux médicaments allaient faire beaucoup mieux que le traitement chirurgical, le régime sans sel et, bien sûr, toutes les potions illusoires. Avec eux, l'âge d'or de la pharmacologie du risque cardiovasculaire allait véritablement commencer, non seulement en raison de leurs qualités pharmacologiques propres, mais aussi du fait de leur emploi raisonné et méthodique dans le cadre d'essais cliniques statistiquement rigoureux. En termes de traitement, la décennie des années 1960 allait construire les bases de nos pratiques actuelles.

Premiers essais contrôlés et résultats probants : une étape historique

Au début des années 1960, aucun résultat clinique n'avait encore apporté la preuve que le contrôle des hypertensions modérées avait un quelconque avantage pour les malades — on ne s'occupait pas encore du cholestérol à cette époque —, aussi les controverses battaient leur plein [17]. En d'autres termes, lorsqu'un médecin découvrait une hypertension modérée chez son patient, rien ne l'empêchait de s'abstenir de tout traitement. Seuls les résultats d'un essai clinique pouvaient l'éclaircir. Pour la première fois en matière de traitement cardiovasculaire, la méthode d'évaluation prit autant d'importance que l'activité intrinsèque du traitement. C'était une révolution.

La lumière vint d'un travail, désormais célèbre, baptisé « l'étude des vétérans », car réalisé par l'administration nord-américaine dite des « vétérans de guerre ». En 1963 débuta, sous la direction du médecin américain Edward Freis, un essai clinique novateur [18,19]. Pour la première fois, on décida de comparer de façon prospective le devenir d'hypertendus recevant soit un placebo, soit un médicament antihypertenseur. Fort de cette observation inscrite dans le cadre de l'objectivité scientifique (voir notre chapitre précédent), on allait enfin savoir. Cent quarante-trois hommes (les femmes n'étaient pas incluses dans l'étude) dont la pression artérielle diastolique était comprise entre 115 et 129 mmHg (ce qui aujourd'hui nous apparaît comme une hypertension sévère alors qu'elle était nommée « moyenne » à l'époque — *mild hypertension*) reçurent soit un placebo, soit un traitement antihypertenseur (hydrochlorothiazide, réserpine, hydralazine). Il fallut attendre 5 ans, pour que le destin des malades de chaque groupe diverge : en 1967, un « bénéfice significatif » du traitement put être formellement démontré au moyen d'arguments statistiques. Le traitement actif s'avéra capable de prévenir chez les hypertendus la survenue des accidents vasculaires cérébraux, de l'insuffisance rénale ou cardiaque, et de la dissection d'anévrisme de l'aorte, mais pas de « l'attaque cardiaque » *(heart attack)*. Ce résultat était à marquer d'une pierre blanche dans l'histoire de la prise en charge du risque cardiovasculaire car il démontrait également que le traitement des hypertensions moyennes était capable de prévenir l'apparition d'une hypertension artérielle sévère [20,21].

Une page était tournée ; désormais les essais contre placebo dans l'hypertension devinrent éthiquement contestables. Sous prétexte de recherche scientifique, il devenait en effet difficile de priver les hypertendus (présentant des caractéristiques similaires) d'un médicament actif qui existait désormais. Cet impératif éthique s'imposa d'autant plus que les preuves favorables s'accumulèrent dans le cadre d'autres essais effectués chez des patients aux caractéristiques différentes. En 1971, le prix Albert Lasker récompensa le travail d'Edward Freis. On le félicitait pour avoir « démontré l'efficacité de l'utilisation des médicaments dans le traitement de l'hypertension artérielle ; la valeur de préservation de la vie des médicaments, même dans l'hypertension artérielle modérée ; et la réduction des morts par accident vasculaire cérébral et insuffisance cardiaque congestive, qui est obtenue quand la pression artérielle est ramenée à des valeurs normales [20] ».

Fortes d'une telle démonstration publiquement reconnue, les autorités de santé jugèrent que le temps était venu de prévenir les médecins de la nécessité de normaliser la tension de leurs patients. Dans cette optique, le National Blood Pressure Education Program fut créé afin de promouvoir aux États-Unis la prise en charge de l'hypertension artérielle. Au début des années 1970, les premiers fonds publics furent investis dans la lutte contre l'hypertension artérielle, notamment via les médias. L'étape des preuves thérapeutiques précédait ainsi les grandes manœuvres de propagande en santé publique. Une nouvelle croisade commençait. Mais plusieurs auteurs émirent des protestations et se demandèrent si cette débauche de moyens n'était pas exagérée. En savait-on assez pour consacrer tant d'argent à la lutte contre le risque vasculaire ? Ces investissements énormes ne faisaient-ils pas trop le jeu de l'industrie pharmaceutique ? La normalisation de la pression artérielle des citoyens ne pouvait-elle pas procéder d'une vision par trop technique de la médecine ? On verra plus loin, dans d'autres chapitres, ce que fut cette propagande et comment elle fut critiquée, mais aussi ce que l'on peut aujourd'hui penser de ce débat. Cependant, pour bien comprendre ces discussions, il faut connaître le mode d'acquisition des connaissances en matière de réduction médicamenteuse du risque cardiovasculaire.

De nouveaux médicaments pour un nombre croissant de patients : la banalisation

Durant ces trente dernières années, l'industrie pharmaceutique est parvenue à mettre au point de nouveaux médicaments antihypertenseurs capables de faire la preuve statistique de leur efficacité. Après les diurétiques vinrent d'autres familles d'antihypertenseurs — les bêtabloquants, les inhibiteurs calciques et les inhibiteurs de l'enzyme de conversion — à quoi s'ajoutèrent les médicaments hypocholestérolémiants comme les fibrates et les statines[9]. Efficaces et complémentaires, enfin testés dans le cadre d'essais cliniques statistiquement mûrs (randomisation, large échelle, placebo, comme nous l'avons expliqué dans le chapitre précédent), ces nouveaux médicaments permirent de démontrer l'intérêt du traitement de l'hypertension artérielle et des dyslipidémies. Avec eux, une médecine préventive cardiovasculaire fondée sur des preuves pouvait se mettre en place. En 1988, le prix Nobel de médecine couronna la lutte contre le risque cardiovasculaire en récompensant Sir James Black, pour avoir « saisi les grandes possibilités pharmacologiques qu'offraient les médicaments dits agents de blocage des récepteurs et développé, en 1964, le premier médicament bêtabloquant, le propranolol[9] ». On observa au fil des études que la seule réduction des chiffres tensionnels était insuffisante et qu'il fallait aussi s'intéresser au mode de vie des patients (tabagisme et nutrition) ainsi qu'à leur taux de cholestérol. Cette construction du savoir se fit en l'espace d'environ vingt à trente ans durant lesquels chaque résultat venait apporter sa pierre à l'édifice. Dans ce cheminement, la traditionnelle expérience clinique des médecins de terrain ne suffisait plus, et il fallut faire appel à des médecins rompus aux statistiques. Concevoir, réaliser et interpréter les essais cliniques devint un métier à part entière. Les médicaments actifs pouvaient se combiner favorablement entre eux et avec leur efficacité une nouvelle médecine émergeait, accordant une place croissante à l'informatique. Progressivement on parvint à démontrer la réalité des avantages du traitement pour des hypertensions de moins en moins sévères d'une part, et chez des sujets de plus en plus âgés de l'autre. Ces nouvelles données thérapeutiques bouleversèrent notre notion de la « normale », tant concernant le niveau de pression artérielle que celui du taux de cholestérol, comme nous le verrons au chapitre suivant.

Faut-il ici dresser un état des lieux des bénéfices actuels du traitement du risque cardiovasculaire ? Pour répondre en détail à cette question, il faudrait établir un immense tableau qui synthétiserait la longue liste des preuves fournies par les essais cliniques. Il existe plus de 300 essais thérapeutiques importants totalisant une expérience reposant sur plusieurs centaines de milliers de patients ! Intelligible pour les spécialistes, ce bilan se trouve dans des livres de cardiologie ou des banques de données accessibles sur l'Internet.

Aujourd'hui ces bénéfices sont évalués suivant plusieurs critères. Certaines études s'attachent à mettre en valeur l'intérêt du traitement en fonction des pathologies, par exemple sur le nombre d'accidents vasculaires cérébraux, d'infarctus du myocarde, d'insuffisance rénale, etc. D'autres se focalisent sur les caractéristiques des patients traités (âge, existence d'antécédents de maladies cardiaques ou rénales, de diabète, femme enceinte, etc.). D'autres encore comparent chez des patients similaires les effets respectifs de traitements nouveaux, employés seuls ou associés. Les combinaisons sont désormais innombrables tant les médicaments actifs sont nombreux, plusieurs dizaines d'antihypertenseurs, d'hypolipémiants, auxquels on peut ajouter l'aspirine, les antiagrégants, des médicaments contre les arythmies cardiaques, etc.).

De façon simplifiée indiquons que les acquis récents qui ont changé la vie quotidienne de millions de personnes dans le monde industrialisé peuvent se résumer en trois aphorismes :

1) Oui, il faut baisser la pression artérielle, notamment chez les personnes âgées !

2) Oui, la baisse de la cholestérolémie est un moyen de prévention efficace !

3) Non, les médicaments permettant ces normalisations ne sont pas dangereux !

Même les vieillards ?...

La justification de « normaliser » la tension des personnes âgées a été bien documentée au début des années 1990 par la publication de deux études dont les résultats vinrent à l'encontre de préjugés aussi anciens que solides[22,23]. Ces études ont inclus des personnes âgées de 70 à 84 ans pour l'une d'elles, de 60 ans et plus (moyenne 72 ans) pour l'autre. Toutes les deux employèrent une méthodologie statistique rigoureuse. Elles portaient sur une assez large population (1 627 sujets dans l'une, 4 736 dans l'autre) et comparaient le traitement actif à un placebo. À cette date, il était encore éthiquement acceptable de ne pas traiter les sujets âgés du groupe témoin, puisque aucune preuve de l'utilité du traitement n'existait alors chez les sujets âgés. Après deux ans de suivi dans l'une et quatre ans dans l'autre, les résultats tombèrent sans ambiguïté : la mortalité, le nombre d'accidents vasculaires cérébraux et d'événements cardiovasculaires s'avèrent significativement réduit par le traitement actif sur la pression artérielle[22,23]. Démonstration était ainsi faite que l'hypertension du vieillard doit être traitée. Mais en dépit de leur clarté statistique, ce constat n'a pas été immédiatement mis en pratique par beaucoup de médecins. À leur défense, ils avaient au moins trois raisons d'être perplexes. Premièrement, ils avaient maintes fois entendu de la part de leurs aînés qu'« il était dangereux de baisser la tension des vieillards ». À grand renfort d'explications physiologiques, bien des professeurs de la Faculté leur avaient, depuis presque cinquante ans, doctement expliqué que la perfusion du cœur et du rein avait besoin d'une pression suffisante pour contrecarrer l'étroitesse des vaisseaux sclérosés par l'âge. Deuxièmement, compte tenu du fait que les personnes âgées sont plus sensibles aux accidents thérapeutiques que les sujets jeunes, chaque médecin a en mémoire des exemples vécus où, effectivement, la baisse thérapeutique de la tension du vieillard a pu occasionner des accidents iatrogènes. On comprend dans ce contexte qu'il ne leur était pas facile d'accepter un constat statistique abstrait (issu d'une étude clinique dont ils lisent les résultats), alors même qu'ils avaient tous concrètement vu des accidents médicamenteux par excès de traitement chez le vieillard. Enfin, troisième raison, ce résultat d'essais cliniques contribuait à malmener la conception, quasi séculaire, que la pression artérielle est « normalement élevée chez le vieillard ». La justification d'un traitement de l'hypertension des sujets âgés est une petite révolution, dont les statistiques récentes montrent d'ailleurs qu'elle n'est pas encore totalement prise en compte, et nous y reviendrons en fin d'ouvrage[24]. Sans en dire plus ici, passons maintenant au commentaire de notre deuxième aphorisme : oui, la baisse de cholestérol est un moyen de prévention efficace.

Cholestérol : la fin d'une querelle ?

Le cholestérol passe aux yeux du public pour un agent dangereux capable de boucher sournoisement nos artères. Sa réputation est aujourd'hui si mauvaise que la seule expression « avoir du cholestérol » paraît être un vice de gros mangeur ! En fait, la mauvaise réputation du cholestérol ne tient pas à sa nature — c'est un élément indispensable du bon métabolisme de notre corps — , mais à ses excès.

Les risques liés aux excès de cholestérol ont été reconnus plus tardivement que ceux liés à l'hypertension artérielle. On oublie qu'avant d'être considéré comme un agent néfaste, le cholestérol a été une molécule volontiers adulée parce qu'elle est indispensable à la synthèse d'hormones et de la vitamine D. Au début du XXᵉ siècle, le cholestérol a même été considéré comme un médicament et quelques publicités médicales vantaient les mérites des produits à base de cholestérol ! Ainsi, une publicité parut en 1910 dans *Le Nord médical* qui présentait l'intérêt du Lipochol® en « pilules à base de cholestérine pure, substitutif scientifique des huiles de foie de morue » (voir illustration 24). Cependant, passé cette vague éphémère, l'idée d'une culpabilité du cholestérol dans la genèse des maladies artérielles s'est progressivement fait jour.

Trois ordres de soupçons se succédèrent. Depuis longtemps, les autopsies avaient permis de noter que les artères coronaires des hommes décédés d'infarctus présentaient des lésions d'athérome. Au moyen d'un microscope et de réactifs chimiques, un regard plus approfondi révéla que ces plaques d'athérome étaient riches en cholestérol. Ensuite, des expériences sur l'animal furent menées. En alimentant des lapins avec un régime riche en graisses, il fut possible de provoquer des dépôts artériels lipidiques. Enfin le regard épidémiologique, telle la fameuse enquête de Framingham dont nous avons parlé dans un chapitre précédent, pointa du doigt l'hypercholestérolémie comme responsable des accidents coronaires. À ces trois approches, anatomoclinique, expérimentale et épidémiologique, s'ajouta ce constat clinique : les patients ayant une hypercholestérolémie très élevée, dans le cadre particulier d'une maladie génétique rare, la xanthomatose hypercholestérolémique familiale, présentaient des manifestations vasculaires dramatiques. Ainsi, au début des années 1970, les preuves à charge s'accumulaient, soit un demi-siècle après les certitudes des compagnies d'assurances vie concernant les dangers de l'hypertension artérielle.

Mais la baisse de la cholestérolémie pouvait-elle réduire le risque d'infarctus du myocarde ? Seuls les essais cliniques pouvaient répondre à cette question. Cependant, une réponse unanime fut plus difficile à trouver qu'avec le traitement de l'hypertension artérielle car les résultats de nombreux essais apportaient des résultats contradictoires. Pendant plus de dix ans, les statistiques concernant le cholestérol ont divergé, et il était difficile d'y voir clair. L'heure était aux hésitations et parfois même aux polémiques. Indiquons rapidement ici quelques étapes.

À la fin des années 1970, un premier rapport émanant de l'Organisation mondiale de la santé (WHO Cooperative Trial) montrait que l'action d'un médicament abaissant le cholestérol pouvait faire diminuer le nombre d'infarctus du myocarde, mais doutait de l'innocuité du traitement [25]. En 1984 parurent les résultats d'une autre étude appelée LRC (Lipid Research Clinics-Coronary Primary Prevention Trial, LRC-CPPT) [26]. Cette dernière suggérait également que la baisse du cholestérol par la simple prescription d'un médicament à des hommes apparemment en bonne santé (présentant un taux de cholestérol restant élevé en dépit d'un régime alimentaire) était efficace. L'hypocholestérolémiant utilisé, la cholestyramine, était dans le cadre de cette étude capable de réduire la fréquence de survenue des infarctus du myocarde (mortels ou non). Les arguments de ce travail étaient séduisants. La méthodologie de la démonstration était solide (double aveugle contre placebo, nombre important de patients) et les effets bénéfiques de l'administration de cholestyramine étaient repérables après deux ans de prescription. Mais à ce stade des connaissances, fallait-il crier victoire et proposer d'ores et déjà aux millions d'hommes d'âge moyen d'avaler ce médicament ? Certes pas, car cet heureux effet sur les infarctus ne devait pas masquer une autre réalité troublante : les hommes prenant l'hypolipémiant étaient moins victimes d'infarctus, mais ils mouraient presque autant que ceux recevant le placebo ! Autant dire que le médicament n'avait donc rien d'un élixir de jeunesse. À bien considérer les détails de l'étude, le médicament n'était pas capable de réduire le nombre d'accidents vasculaires cérébraux, et le médicament actif semblait responsable d'une augmentation des morts violentes ! Par ailleurs, une autre étude de l'OMS avait noté que dans le groupe traité on comptait une augmentation de la mortalité due aux conséquences de lithiases biliaires et de cancers de la région hépatobiliaire :

c'était pour le moins troublant. Certes, pour la première fois, on pouvait scientifiquement dire que la baisse du cholestérol permettait d'éviter des infarctus du myocarde, mais il était encore urgent d'attendre avant de considérer les médicaments hypocholestérolémiants comme une panacée. Une étude suivante n'écarta pas tous les doutes. En 1987, dans le cadre d'un essai appelé « Helsinki Heart Study », un autre médicament abaissant le cholestérol (le gemfibrozil, commercialisé en France sous le nom de Lipur®) s'avéra lui aussi efficace pour diminuer le nombre d'infarctus du myocarde chez des hommes ayant un taux de cholestérol élevé, mais restait sans effet sur la mortalité globale (et sur le nombre de cancers) [27].

Au fil du temps, la plupart des essais cliniques fournissaient des indices déterminants pour charger le dossier d'accusation du cholestérol. Cependant, les essais thérapeutiques ne permettaient pas encore de prôner une attitude thérapeutique indiscutable. La guerre fit rage entre les interventionnistes et les sceptiques du cholestérol. Le nombre de publications et de congrès connut une véritable explosion car le feu était attisé par des enjeux économiques considérables. L'industrie agroalimentaire ne manqua pas, elle non plus, le coche. L'huile de tournesol, les margarines allégées et l'huile d'olive se donnèrent des allures de médicaments, et la presse médicale leur ouvrit ses colonnes. Toutefois, à la fin des années 1980, bien des médecins hésitaient encore. La mortalité globale restait inchangée et les experts n'étaient pas unanimes. Fallait-il banaliser sans retenue les prescriptions des hypocholestérolémiants ? À partir de quel âge fallait-il le faire ? À partir de quel taux de cholestérolémie ? Le bénéfice du médicament était-il le même en prévention primaire (avant l'apparition d'un infarctus) ou bien après la survenue d'un premier accident cardiaque (prévention secondaire) ? Hommes et femmes, qui sont inégaux devant le risque cardiovasculaire, devaient-ils bénéficier des mêmes posologies ? Les résultats d'une étude menée dans un pays où le régime alimentaire est riche en graisse animale étaient-ils extrapolables dans un autre ? Ne fallait-il pas distinguer le problème du cholestérol chez les fumeurs et les non-fumeurs ? Voilà qui faisait beaucoup de questions pour se lancer dans une prescription très large de ces médicaments.

Récemment, le débat a évolué avec les essais cliniques utilisant des statines, une nouvelle famille d'hypolipémiants. Leurs résultats ont apaisé les débats par leur clarté. Citons ici, sans les détailler, l'étude dite « 4 S [28] » et l'essai Woscop [29]. Fortes de ces données nouvelles, les publicités médicales qui vantent aujourd'hui les mérites des statines affichent une satisfaction sans fard : sur fond d'une photographie de montagne elles revendiquent en gros caractères posséder « une montagne de preuves ». De fait, il est par exemple prouvé que la baisse de la cholestérolémie en prévention secondaire (c'est-à-dire chez le patient ayant présenté une maladie coronarienne symptomatique) permet une réduction du taux de survenue d'infarctus du myocarde et de la mortalité même si sa cholestérolémie est normale [30].

À ce stade de notre propos, nous ne souhaitons pas aller plus avant dans les détails concernant les médicaments du risque cardiovasculaire (nous n'avons, par exemple, pas parlé de l'aspirine). Nous invitons le lecteur à prendre d'abord dans les chapitres suivants la mesure des bouleversements médicaux, sociaux ou épistémologiques qu'engendrent les « progrès » de la lutte contre le risque cardiovasculaire. Nous reprendrons ensuite l'examen des études les plus récentes.

CHAPITRE IX

Les nouvelles frontières du normal et du pathologique : évolution des concepts

> « Le sublime du genre a été imaginé par un physiologiste qui, ayant pris de l'urine dans un urinoir de la gare d'un chemin de fer où passaient des gens de toutes les nations, crut pouvoir donner ainsi l'analyse de l'urine moyenne européenne. »
>
> Claude BERNARD,
> *Introduction à la médecine expérimentale* [1].

En médecine, comment déterminer si les valeurs de notre corps sont « normales » ou pas ? À partir de quels chiffres peut-on parler d'hypertension ou de normotension ? Quelles valeurs de glycémie définissent un diabète ? Les lois biologiques qui gouvernent nos corps ne sont-elles pas universelles ? À première vue, on pourrait croire que ces questions sont simples et que les experts leur apportent des réponses unanimes et définitives. Il n'en est rien car il existe des confusions possibles entre la notion de normale, de fréquence statistique, de niveau de risque ou d'efficacité des traitements. Depuis une centaine d'années, tous ces concepts évoluent particulièrement vite depuis que la médecine dispose de médicaments capables de bouleverser les valeurs de la pression artérielle, de la cholestérolémie ou de la glycémie. Schématiquement, on jugeait hier une santé « normale » à travers une appréciation qualitative individuelle reposant avant tout sur la perception et le vécu qu'a chaque malade de son propre corps. Désormais, les experts déterminent statistiquement sur des groupes d'individus recevant des médicaments ce que devraient être notre pression artérielle, le taux de glycémie ou de cholestérol de nos corps non plus « normaux », mais « normalisés ».

Au décours de la consultation, le médecin communique à son patient la valeur de la pression artérielle qu'il vient juste de mesurer par deux chiffres : « Vous avez quinze/neuf et demi », dit-il. Presque inévitablement il s'entend répliquer : « Est-ce normal ? » En posant cette question, si légitime et si simple en apparence, le patient ignore que sa pression artérielle ne se limite pas au cadre étroit d'un maximum et d'un mininum attrapés au vol, le temps d'une seule mesure. Paramètre physique en perpétuel changement, la pression artérielle est naturellement instable : elle varie sans cesse, seconde après seconde, selon la position, l'émotivité, l'activité du sujet, mais aussi en fonction de l'âge ou d'éventuelles maladies associées. Les chiffres de pression artérielle que le médecin utilise en pratique courante ne sont, en fait, qu'une mauvaise photographie, un simple cliché instantané d'une pression qui précède un mouvement vital complexe et prolongé. En posant la question de sa normalité, le patient voudrait que sur ces deux chiffres imparfaits repose un jugement médical : celui de la santé ou de la maladie (être hypertendu ou non), et celui d'une prise de décision médicale (donner un traitement ou pas). Cette attente est si profonde que la mesure de la pression artérielle appartient au rituel de la plupart des consultations médicales. Gare au médecin dont on dit : « Il ne m'a même pas pris ma tension ! » Bien souvent, les patients imaginent que quelques chiffres sont le reflet de leur état de santé. Pourtant, il faut apprendre à faire la différence entre la mesure de la pression artérielle et la signification médicale de son niveau. Le simple exemple de la taille permet de mieux comprendre : dire qu'un enfant de 11 ans mesure 95 centimètres est une chose, affirmer qu'il est anormalement petit pour son âge en est une autre. Alors quinze/neuf et demi de pression artérielle, est-ce normal ? Tout est affaire de point de vue car, contrairement aux apparences, l'interprétation des chiffres de pression artérielle ne découle pas des simples lois de la physiologie, mais de concepts médicaux qui eux-mêmes obéissent plus volontiers à la subjectivité médicale qu'aux mathématiques. Même en matière de pression artérielle — paramètre biologique que l'on pourrait croire universel — la définition d'une « norme » est subjective. Nous allons voir que le physiologiste, l'assureur, le biologiste, le clinicien, le politique ou le patient, ont chacun leur conception. En fait, il n'existe pas « une » pression artérielle normale, mais « des » choix plus ou moins arbitraires de normalité. Cette pluralité est source de confusions et même parfois de divergences entre les experts.

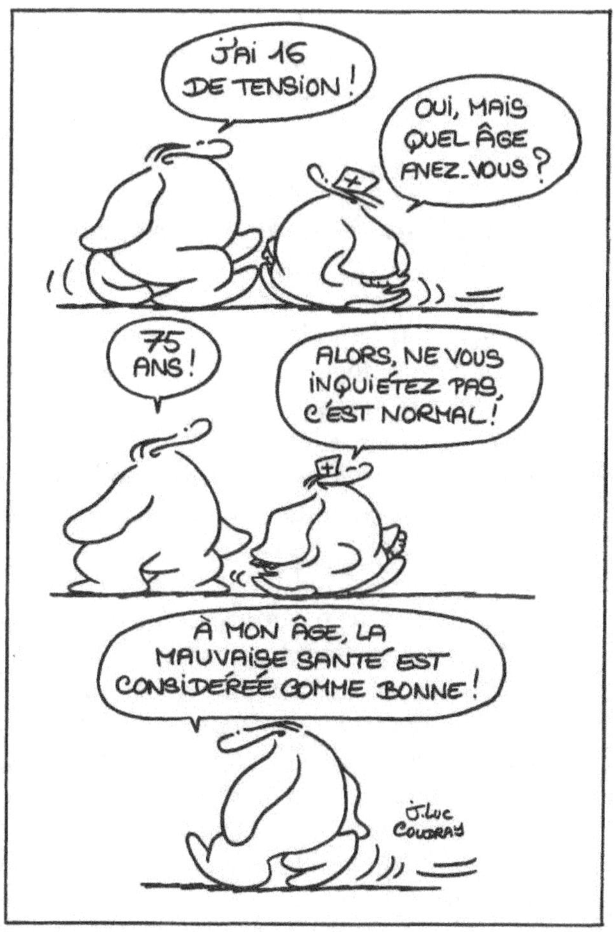

On ne peut pas réfléchir sur la normalité en médecine sans se référer à Georges Canguilhem (1904-1995). Dans sa thèse de doctorat en médecine écrite en 1943, quelques années après la fin de ses études philosophiques, Canguilhem fait comprendre comment la problématique du normal et du pathologique en médecine et en biologie pose des interrogations essentielles[2] : le normal n'est-il qu'une déviation du pathologique ? L'anomalie est-elle synonyme de pathologie ? La santé — ou la maladie — se définissent-elles par rapport à des normes ? Le normal en biologie est-il un événement exceptionnel, ou bien, au contraire, peut-on l'assimiler à une fréquence statistique, comme la notion de moyenne ?

Sans goûter particulièrement la philosophie des sciences, le médecin est confronté aux pressantes réalités cliniques de ses malades, et doit répondre. De façon pragmatique, il mesure certains paramètres du corps (pression artérielle, cholestérolémie, glycémie, etc.), jauge les écarts à la norme des organes malades (le cœur, le rein, le diamètre des artères...), et enfin décide — ou non — de « normaliser » par la thérapeutique, ici un souffle que le patient ressent comme « trop » court, là un corps que le regard social juge « trop » lourd, ou ailleurs une pression artérielle « trop » forte. Dans bien des cas, guérir paraît revenir à la norme, ou plus exactement vers « sa » norme. À première vue, à l'heure d'une médecine si influencée par les sciences, on pourrait croire que le passage du normal au pathologique, de la santé à la maladie, suit exclusivement des règles biologiques ou statistiques qui classent les paramètres de notre corps en « hyper », en « normo » ou bien en « hypo ». En fait, Canguilhem a bien montré combien le médecin, loin de suivre quelque « loi » de la nature, en vient à définir ses propres idéaux biologiques.

Il ne nous appartient pas ici de reprendre l'ensemble d'une réflexion sur le normal et le pathologique ; mieux vaut relire Canguilhem [2]. Mais, lorsqu'il a publié son travail (1943), les essais cliniques jugeant des modifications de la pression artérielle, de cholestérolémie ou de glycémie n'existaient pas. Aujourd'hui, on peut se demander comment l'actuel contrôle du risque cardiovasculaire, tel qu'il s'effectue chaque jour dans les cabinets médicaux, modifie nos conceptions du normal et le regard qualitatif du médecin. Ce n'est pas l'appareil à tension qui définit le normal, mais celui qui en interprète les résultats. Nous allons voir que l'action des médicaments modernes (sur la pression artérielle, le cholestérol ou la glycémie par exemple) influe elle-même sur la définition des maladies (hypertension, dyslipidémie ou diabète). Ce qui, de façon plus générale, revient à considérer la nouvelle influence de l'intervention thérapeutique récente sur notre conception de la normalité. En toile de fond, ce déplacement de frontière entre le normal et le pathologique pose la question d'un jugement quantitatif sur le normal.

Dans son étude, Canguilhem a bien expliqué qu'en matière de symptômes et de handicap chaque malade avait son propre sens qualitatif du normal. Mais ce constat, qui reste vrai pour les malades présentant des symptômes, devient inadapté pour les millions de sujets qui ne se plaignent de rien, mais chez qui la médecine relève des chiffres « anormaux ». Aujourd'hui, dans le cadre de la prévention cardiovasculaire, le patient n'est plus lui-même le juge de son propre corps : sa normalité est désormais fixée par des experts qui se fondent sur une pratique médicale elle-même fondée sur l'étude de groupes de sujets. Ce changement est parfois déroutant pour les patients, comme pour les médecins, et il peut exister un écart important entre les recommandations des experts et la réalité clinique de tous les jours.

La distribution de la pression artérielle : la moyenne définit-elle la normalité ?

Après avoir reconnu le caractère physiologiquement variable de la pression artérielle, les cliniciens ont tenté de définir la pression normale de l'homme. Dès la fin du XIXe siècle, de nombreux auteurs s'y sont efforcés. On considéra d'abord que la pression artérielle normale de l'homme est équivalente à la moyenne des pressions artérielles relevées chez un grand nombre d'individus. Cette démarche confondait normalité et fréquence statistique. Ce point de vue était logique et l'idée de confondre norme et moyenne avait déjà été développée par Adolphe Quetelet, qui avait défini ce qu'il appela « l'homme moyen ». C'était selon lui un « homme fictif », fabriqué par les statistiques « réunissant les individus en prenant la moyenne de leurs constances particulières »[3]. Après tout, ce que Quetelet avait fait avec la taille et le poids pouvait bien être fait avec la pression artérielle... Mais tout le monde n'était pas d'accord avec ce point de vue. Ainsi Claude Bernard était hostile à ce concept de moyenne et pour souligner son désaccord il releva cette caricature : « Le sublime du genre a été imaginé par un physiologiste qui, ayant pris de l'urine dans un urinoir de la gare d'un chemin de fer où passaient des gens de toutes les nations, crut pouvoir donner ainsi l'analyse de l'urine moyenne européenne[1]. »

Au début du XXe siècle, pour le calcul de la pression artérielle moyenne, on disposait des échantillons des assurés sur la vie, qui avaient l'avantage d'être beaucoup plus nombreux que les patients suivis dans les hôpitaux. Mais ces individus socialement bien particuliers ne reflétaient sans doute pas les caractéristiques de la population générale, si bien que l'on pouvait légitimement douter que la pression artérielle normale puisse se déduire des statistiques des compagnies d'assurances sur la vie. Il fallut donc aussi étudier d'autres groupes d'individus.

En quête d'une moyenne, deux auteurs nord-américains mesurèrent la pression artérielle d'un grand nombre de sujets et calculèrent que la pression artérielle normale ne doit pas dépasser 140/90[4]. Hélas, leur étude effectuée en 1930 s'inscrivait dans des conditions très particulières, puisque les mesures tensionnelles avaient été effectuées dans une prison, chez les détenus et leurs gardiens ! Ce contexte pouvait-il valablement servir de guide pour définir la tension normale ? On pouvait en douter.

Afin de calculer plus scientifiquement la pression normale, le mieux était sans doute de choisir un très grand nombre de sujets pris au hasard, méthode objective selon les lois du calcul des probabilités. En 1939 une vaste étude inclut plus de 11 000 sujets sélectionnés au hasard dans la population de Chicago et de ses environs[5]. Cette fois, il s'agissait d'un grand échantillon considéré comme représentatif de la population générale, et non d'une sélection de sujets. La moyenne arithmétique de la pression artérielle fut calculée à 121/74 mmHg chez les hommes, et à 117/71 mmHg chez les femmes. Mais, là encore, ces chiffres permettaient-ils de définir la normalité ? Non, pensèrent les auteurs qui jugèrent inapproprié de définir les normes de la pression artérielle en incluant dans l'analyse tous les sujets étudiés, à savoir les normotendus comme les hypertendus. Assimiler la normalité à une moyenne ne leur posait pas de problème à condition toutefois — selon eux — d'épurer l'échantillon, c'est-à-dire d'éliminer les « anormaux », les hypertendus. La subjectivité entrait ainsi de plain-pied dans cette recherche pourtant pleine de bonnes intentions d'objectivité. Aussi, au cours d'une deuxième évaluation statistique, ces auteurs décidèrent d'exclure toutes les personnes jugées hypertendues suivant les critères du moment, c'est-à-dire ayant une pression artérielle dépassant 140/90 mmHg (critère retenu suivant l'étude 18). De nouveaux chiffres furent calculés : la pression artérielle moyenne devenait 116,3/72,1 mmHg chez les hommes et 111,6/68,5 mmHg chez les femmes. Forts de ces résultats, les auteurs situèrent la normale au-dessous de 125/80 mmHg. Voilà une normale non seulement bien basse mais, qui plus est, à bien lire les résultats détaillés, gommait les effets de l'âge sur la pression artérielle (qui augmente physiologiquement, ou naturellement, comme l'on voudra, au fil des ans, comme cela fut noté dès le début du XXe siècle). Décidément, norme et moyenne, ou bien norme et fréquence statistique avaient bien du mal à se confondre ! Qu'en est-il aujourd'hui ?

Actuellement on admet que la distribution de la pression artérielle dans la population générale est unimodale et suit une courbe en cloche (distribution gaussienne, fig. 1). Dans un esprit de simplification, on admet qu'il n'y a pas de rupture entre la distribution des normotendus et des hypertendus, et qu'au centre de la courbe se situe la moyenne. Et puisque la pression artérielle varie en fonction de l'âge, la distribution de la pression artérielle peut se décrire par une série de courbes dont la moyenne se déplace vers la droite (dans le sens de l'élévation) au fur et à mesure que l'on étudie des tranches d'âge de plus en plus élevées (fig. 2). Il en est de même pour le sexe : la « normale » de la femme est plus basse que celle de l'homme au même âge. Un autre point de vue, qui n'est actuellement plus retenu, consiste à considérer qu'il pourrait exister une rupture de la distribution de la pression artérielle. On observerait alors une distribution dite « bimodale » : un premier pic correspondrait aux normotendus, et un deuxième aux hypertendus (fig. 3).

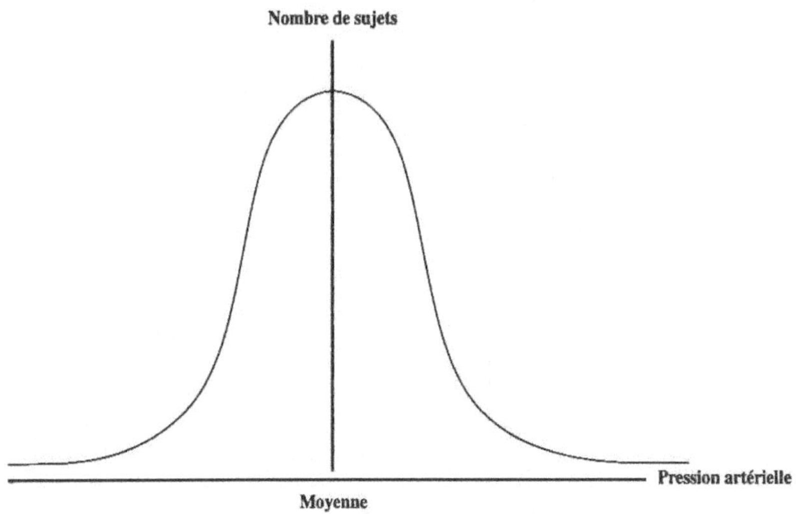

Figure 1 : Courbe en cloche (distribution gaussienne).
La distribution des valeurs de pression artérielle dans la population générale est dite « unimodale ». Elle est centrée harmonieusement autour d'une moyenne.

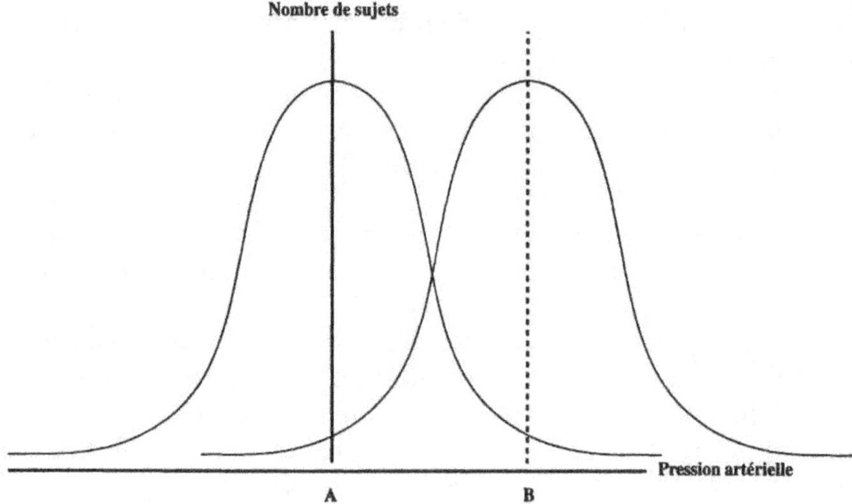

Figure 2 : Distribution de la pression artérielle d'une population de 60 à 70 ans (courbe A) et distribution dans une population de 40 à 50 ans (courbe B). La pression artérielle des sujets plus âgés est plus haute (déplacement de la courbe vers la droite).

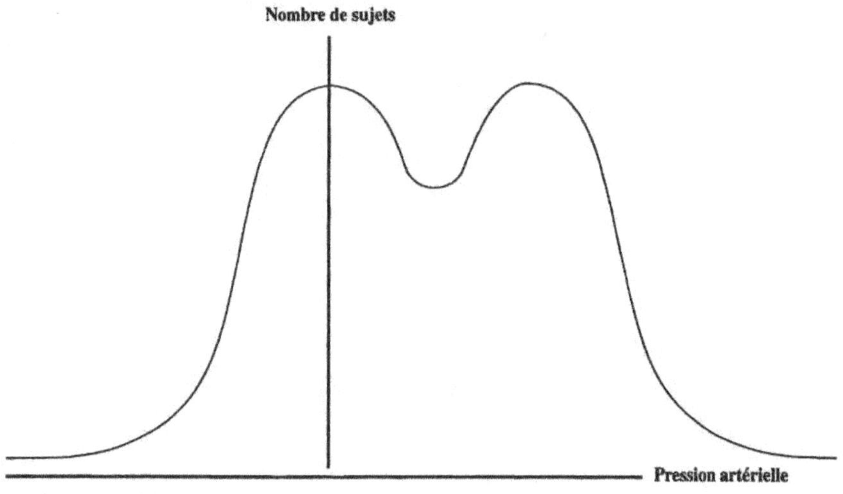

Figure 3 : Distribution bimodale de la pression artérielle. Dans ce modèle qui ne correspond pas à la réalité, on considère que la population des hypertendus est distincte des normotendus.

Le partage entre normal et pathologique est un choix

En médecine, le problème de la norme va au-delà du concept statistique car derrière lui se cachent les intentions du médecin d'une part et le vécu du patient de l'autre. Ainsi, lors d'un dépassement de borne, le praticien entend intervenir et désigne le consultant comme « malade » ou bien « à risque ». Dans cette logique, la frontière du normal et du pathologique sépare deux camps : d'un côté celui du médecin qui discrimine l'état de santé du sujet examiné en fonction des données de sa culture scientifique ; de l'autre celui de l'individu qui ne décide plus seul de son statut de malade. Elle procède d'un choix dont Canguilhem a montré qu'il était avant tout qualitatif car « le concept de normal n'est pas un concept d'existence, susceptible en soi de mesure objective[2] ».

Selon Canguilhem, le concept de maladie ou de santé repose avant tout sur le vécu qu'a l'individu de son état. Est « normal » celui qui ne ressent pas de symptomatologie incompatible avec ses besoins physiques. En d'autres termes, la santé est avant tout un état défini par un seuil de tolérance aux restrictions ou aux souffrances du corps. Est en bonne santé celui qui vit « dans le silence des organes », selon la belle expression du chirurgien René Leriche (1879-1955). Mais cette conception n'est-elle pas bousculée actuellement ? Les apports de la médecine expérimentale, avec leur lot de mesures et de décryptage des processus physiopathologiques, ont changé cette donnée. Désormais, on peut présenter des chiffres anormaux sans pour autant ressentir de symptomatologie. Avec la médecine moderne, un patient ayant une glycosurie ou une albuminurie, alors qu'il ne se plaint de rien, perd son état de santé, et devient non pas infirme, mais porteur d'un paramètre biologique « anormal ». Un sujet sans symptôme, un malade qui s'ignore, celui-là même qui allait faire la fortune du Docteur Knock et qu'historiquement les médecins des compagnies d'assurances ont brillamment su reconnaître, comme nous l'avons vu au début de ce livre.

En affirmant que la maladie procède non pas d'un état différent mais d'une simple distorsion de la physiologie, Claude Bernard a donné à l'homme normal la possibilité de devenir peu à peu malade par la simple traversée d'une frontière litigieuse. « La santé et la maladie ne sont pas deux modes différents essentiellement, comme ont pu le croire les anciens médecins, et le croient encore certains médecins », disait Claude Bernard en poursuivant : « Dans la réalité, il n'y a que des différences de degré : l'exagération, la disproportion, la dysharmonie des phénomènes normaux constituent l'état maladif [1]. »

La continuité entre l'état normal et l'état pathologique s'est établie au milieu du XIXe siècle avec la médecine expérimentale. Elle allait entraîner dans son sillage une nouvelle définition de la maladie, désormais séparée de la santé par une frontière instable et donc difficile à repérer. L'exemple de l'hypertension artérielle est probant à cet égard car cette situation à risque nécessite de discriminer l'état normal de l'état pathologique suivant des préoccupations très concrètes : l'exclusion du bénéfice de l'assurance d'une part et le choix des traitements de l'autre. Loin des débats philosophiques, les médecins des assurances sur la vie durent (au début du XXe siècle) choisir un seuil de pression artérielle au-delà duquel le prix à payer pour rembourser les ayants droit des assurés devenait supérieur aux bénéfices des primes. Suivant une préoccupation financière, ils choisirent un niveau de normalité fondé sur des courbes de survie. Plus tard, lorsque des médicaments hypotenseurs efficaces furent disponibles, les médecins définirent le niveau de pression artérielle justifiant une prescription. Aujourd'hui, la recherche clinique va plus loin encore en s'efforçant de préciser le niveau de pression artérielle optimal qu'il convient d'obtenir sous traitement. Au terme de ces étapes, s'échelonnant sur un siècle, l'appréciation individuelle du patient et du médecin s'est effacée derrière l'interprétation des experts. Le jugement quantitatif de la « santé normale » semble désormais l'emporter sur l'appréciation qualitative (du moins dans la prévention cardiovasculaire). Voyons ce cheminement de pensée.

Dépassement de « normalité » et risque : le seuil d'exclusion de l'assureur

Comme nous l'avons montré précédemment, les médecins des compagnies d'assurances sur la vie furent les premiers à scientifiquement démontrer que l'augmentation de la pression artérielle s'accompagnait d'une augmentation de la mortalité. La reconnaissance de ce risque, alors pratiquement inconnu, résultait d'une préoccupation très concrète : la sélection des candidats à l'assurance. Dans le but logique d'une bonne gestion financière, les compagnies cherchaient à assurer sur la vie uniquement les sujets sans « vice » ni « tare », selon les expressions du moment. Pour ce faire, elles excluaient les candidats risquant de mourir prématurément. En pratique, les médecins examinateurs durent définir le niveau de pression artérielle au-delà duquel la frontière séparant la santé de la maladie paraissait franchie. Pour ce faire, les compagnies nord-américaines mesurèrent la pression artérielle de centaines, puis de milliers d'assurés suivis attentivement pendant des années jusqu'à leur mort. Les compagnies purent ainsi définir un seuil d'exclusion. Ainsi la Northwestern Mutual Life Insurance Company (États-Unis) adopta en 1920 la règle suivante : « Éliminer *a priori* tout sujet dont la tension est, de façon permanente, supérieure de plus de 15 mmHg à la tension moyenne de son âge » (la moyenne étant calculée à partir de leurs propres statistiques) [6].

Ainsi, le point de vue des assureurs dessina une ligne de partage entre le normal et le pathologique : cette frontière se repérait en fonction d'une pression « moyenne » à laquelle s'ajoutait un écart de 15 mmHg. Pour la première fois dans l'histoire de la médecine, un état de santé (jaugé sous l'angle du risque) fut défini exclusivement par des valeurs physiques, elles-mêmes corrélées à des tables statistiques de longévité.

« Une ligne de partage fallacieuse »

Le seuil d'exclusion — frontière dans le plein sens du terme — tracé par les compagnies d'assurances fut défini à une époque où les traitements capables de faire baisser la pression artérielle des hypertendus étaient totalement inefficaces. Mais au fur et à mesure de la prise de conscience des dangers de l'hypertension artérielle et de l'apparition de nouvelles possibilités thérapeutiques, la question du normal et du pathologique devenait cruciale : elle renvoyait non seulement à la possibilité d'un diagnostic (être hypertendu ou pas), mais aussi à la définition du niveau de pression artérielle à partir duquel les cliniciens devaient intervenir. La lecture des traités médicaux montre combien de nombreuses valeurs furent proposées. Où donc fixer la limite entre le normal et le pathologique ? Bien des auteurs soulignaient la difficulté de cette question. En 1935, le cardiologue français Émile Donzelot parlait de « valeur schématique » : « On peut admettre que l'hypertension commence

pour la maxima à 160 millimètres, pour la moyenne à 100 millimètres, pour la minima à 70 millimètres. Ces chiffres n'ont du
reste, nous insistons sur ce point, qu'une simple valeur schématique[7]. » En 1939, un traité américain affirmait que « la pression
artérielle normale de la population totale est inconnue[8] ». Plus
récemment, Sir George Pickering (1904-1980), un des fondateurs
de l'« hypertensiologie » moderne, évoquait la « fallacieuse ligne de
partage » entre normotension et hypertension[9]. Reprenant les
différentes propositions de la littérature, il remarquait qu'« à
l'évidence toutes ne peuvent être correctes ». Poussant plus loin son
raisonnement, il conclut même qu'« aucune ne peut l'être ».
D'ailleurs, indiqua-t-il, il a pendant vingt-cinq ans « mis au défi
toutes les équipes médicales » de lui proposer une ligne de partage.
Sans succès.

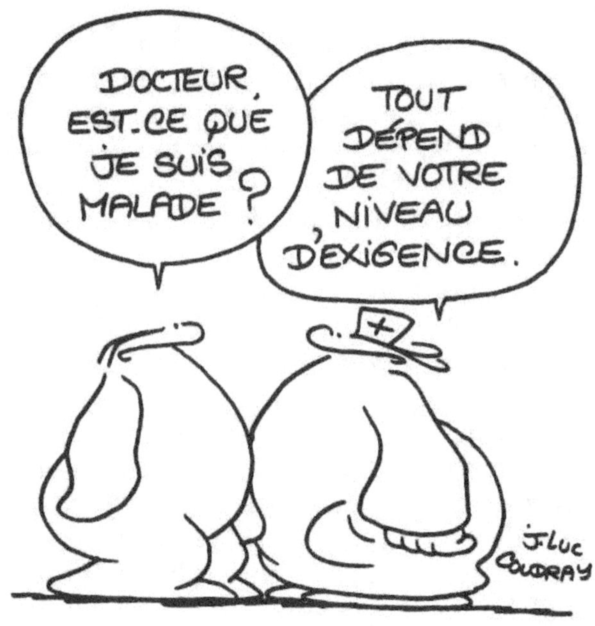

Une étude publiée en 1954 fixait la ligne de démarcation entre
normal et pathologique arbitrairement à 150/100 mmHg[10].
D'autres proposaient la valeur de 140/90 mmHg qui était largement
acceptée[11]. Introuvable donc, la pression artérielle « normale »
n'en posait pas moins un problème de santé publique. Affection
semblant très fréquente, l'hypertension artérielle devait-elle être
une préoccupation des autorités ? À la veille de la Seconde Guerre

mondiale, celles-ci n'osaient toujours pas se prononcer. Un article de 1939 soulignait que « la plupart des autorités préfèrent s'abstenir dans la définition du niveau normal de pression artérielle, et ceux qui le font montrent leur incertitude en fixant la limite inférieure de l'hypertension bien loin de la limite supérieure de la pression normale, laissant ainsi une sorte de *no man's range*[5] ».

Il fallut attendre 1959 pour que l'Organisation mondiale de la santé recommande de considérer comme « normotendus » les sujets ayant une pression artérielle inférieure à 140/90 mmHg, et comme « hypertendues » les personnes ayant une pression artérielle supérieure à 160/95 mmHg[12]. Entre 140/90 mmHg et 160/95 mmHg, l'hypertension artérielle était déclarée « limite », terme dont on peut se demander s'il n'est pas une survivance de nos résistances à la « normalisation ».

En prenant ces critères normatifs, une étude statistique effectuée aux États-Unis entre 1960 et 1962 montrait que, selon les normes de l'OMS, environ 20 % des sujets âgés de 18 à 79 ans étaient hypertendus[13]. Ce même rapport confirmait l'augmentation de la pression artérielle avec l'âge et montrait également des valeurs tensionnelles plus basses chez la femme avant la ménopause que chez l'homme à âge comparable alors que, dans les classes d'âge supérieures, le contraire était observé. Chaque classe d'âge, chaque sexe, chaque race devait-il avoir ses propres normes ? À moins que la pression artérielle « normale » soit un concept universel...

Pour l'heure, l'Organisation mondiale de la santé joue un rôle d'arbitre et continue de réunir régulièrement des experts provenant de très nombreux pays (y compris des continents africain et asiatique) pour proposer une « définition » pragmatique de l'hypertension artérielle : hypertension limite, légère, sévère et normotension. Aujourd'hui elle parle de « grade » de sévérité.

L'essai thérapeutique : une nouvelle jauge pour définir le normal

Au lendemain de la Seconde Guerre mondiale, l'enquête de Framingham montra scientifiquement, et définitivement, que le risque cardiovasculaire est directement proportionnel au niveau tensionnel. En d'autres termes, il existe une relation continue entre la pression artérielle (tant systolique que diastolique) et certaines maladies qu'elle favorise : l'infarctus du myocarde, les hémorragies cérébrales, les insuffisances cardiaque et rénale. Ce que les compagnies d'assurances sur la vie avaient reconnu apparaissait désormais comme une évidence : l'hypertension artérielle devenait un problème de santé publique de premier plan. Il fallait donc la dépister et envisager de la normaliser. Dans les années 1960, l'avènement des médicaments modernes a rendu possible le contrôle de l'hypertension jusque-là tenu en échec faute d'outils thérapeutiques à la fois efficaces et bien supportés. En conséquence, le concept de pression artérielle normale évolua vers la notion de seuil de traitement. Pour les médecins il fallait non seulement déterminer le niveau de pression artérielle devant être traité — qui départage normotension et hypertension —, mais aussi préciser jusqu'à quelle valeur « normaliser » les chiffres de tension ; autrement dit quelle est la pression artérielle optimale de l'individu traité ? Rien ne permet d'affirmer que la pression « optimale », celle qui permet de conserver le meilleur état de santé possible, soit égale à la pression moyenne des individus sains. Vers quelle pression « cible » nous amèneront les progrès thérapeutiques ?

Comme nous l'avons précisé dans notre chapitre sur l'évolution des traitements, les grands essais d'interventions dans le domaine de l'hypertension artérielle ont démontré l'effet bénéfique des médicaments sur la morbidité et la mortalité cardiovasculaires. Les nombreuses études réalisées au fil des années montrèrent qu'une baisse de 5 à 6 mmHg de la pression artérielle diastolique permet de réduire de 42 % l'incidence des accidents cérébrovasculaires et de 14 % celle des infarctus du myocarde [14]. Un des premiers essais cliniques (1967) montra un effet protecteur du traitement chez les sujets ayant une pression diastolique supérieure ou égale à 115 mmHg [15]. Par la suite, des patients présentant des pressions plus basses furent inclus. En 1982, l'effet favorable du traitement antihypertenseur fut finalement reconnu chez des sujets dont la pression diastolique est égale ou supérieure à 90 mmHg [16]. La succession des essais cliniques permit ainsi d'avancer pas à pas. Elle débouchait sur une baisse progressive des seuils de traitement. Et ce qui est vrai pour l'hypertension artérielle l'est tout autant pour l'hypercholestérolémie et le diabète. Ces changements ont une conséquence importante : baisser les normes de pression artérielle revient à augmenter très sensiblement le nombre d'hypertendus. Déplacer une norme — un seuil de traitement en l'occurrence — revient à changer les repères de la figure 4 vers la gauche. On voit alors que la « surface sous la courbe » (c'est-à-dire le nombre de sujets) augmente.

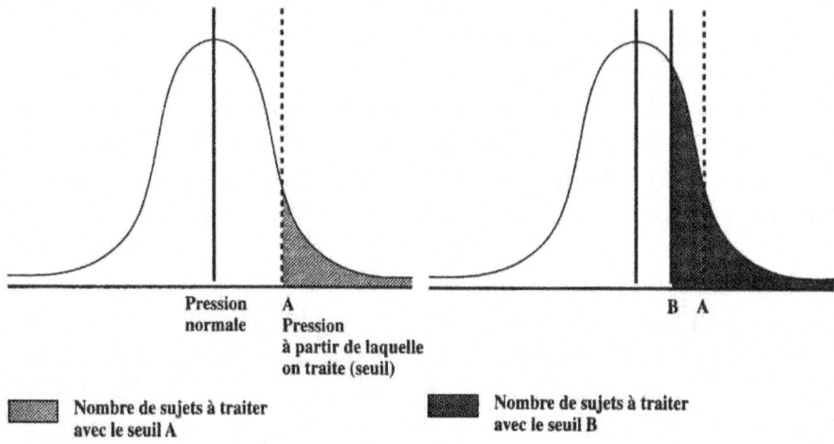

Figure 4 : Influence du choix du seuil de traitement sur le nombre de sujets à traiter. En baissant le seuil, on augmente le nombre de sujets à traiter

Faut-il souligner ici l'importance cruciale en termes de santé publique du choix des normes ? Plus les normes retenues par les autorités de santé (l'OMS par exemple) seront basses (c'est-à-dire exigeantes), plus les coûts de traitement seront élevés. En conséquence, la norme des pays riches à population majoritairement âgée sera-t-elle identique à celle d'un pays pauvre à population jeune et dont les priorités de santé publique ne sont pas nécessairement la lutte contre le risque cardiovasculaire ? Nous reviendrons sur cette question à la fin de notre ouvrage en détaillant notamment les dernières normes de 1999.

Et si la moyenne « naturelle » était moins souhaitable que la norme « artificielle » ?

Depuis la publication de la thèse de Canguilhem, la médecine a rapidement évolué et, avec elle, la notion de santé. En 1943, les théories médicales accordaient encore un certain crédit à l'idée d'une nature bienfaitrice, capable elle-même de produire des régulations physiologiques salutaires. Dans cet esprit, le physiologiste américain Ernest Starling (1866-1927) parlait de la « sagesse du corps [17] ». Ainsi, selon les propos rapportés par Canguilhem, la montée de pression artérielle constatée chez les malades porteurs d'une insuffisance rénale n'était peut-être qu'une réaction d'adaptation « utile » pour assurer la permanence d'une bonne filtration du rein : dans ce cas, cette hypertension compensatrice prenait le statut d'« une nouvelle normalité » et non plus d'une « anormalité »[2]. Cependant, depuis cette interprétation, nos conceptions médicales ont évolué et les résultats des essais thérapeutiques ont rendu cette discussion caduque : aujourd'hui, il est démontré que l'élévation tensionnelle observée chez les insuffisants rénaux est néfaste pour le rein. On a désormais prouvé que la normalisation (c'est-à-dire une baisse de tension obtenue par les médicaments) permet au rein de conserver sa fonction « normale » plus longtemps. En d'autres termes, l'état de santé optimal penche vers l'intervention du médicament plutôt que vers la réaction « naturelle » de l'organisme. La nature ne fait pas toujours bien les choses et, loin d'avoir recréé une nouvelle normalité comme le proposait Canguilhem, on peut considérer qu'elle a, dans cet exemple, aggravé son « anormalité ». Alors, où situer la normalité ? Vers le statut biologique spontané (« naturel ») mais délétère, ou bien vers la pression artérielle « normalisée » (« artificielle ») qui diminue les accidents cardiovasculaires ou rénaux, conséquences de l'hypertension ?

Prenons un autre exemple que nous avons commencé à évoquer au chapitre précédent. Récemment, il a été possible de démontrer que les résultats bénéfiques de la baisse de pression artérielle pouvaient être également obtenus chez les sujets âgés. Pourtant, il y a quelques années encore, on considérait l'élévation tensionnelle des sujets âgés comme « normale » , parce que très fréquente. En vertu du préjugé d'une nature bienfaitrice, on pensait que cette hypertension artérielle devait être respectée (opinion encore tenace chez certains médecins et plus encore chez certains patients). Or il n'en est rien : même à 70 ans ou 75 ans mieux vaut avoir une pression basse que haute [18,19]. De ce constat découle une situation étonnante : la baisse thérapeutique (normalisation) de la pression artérielle des sujets âgés est médicalement justifiée et cette attitude interventionniste concerne plus de la moitié des sujets âgés : en d'autres termes la pression artérielle « normale » d'aujourd'hui (le seuil de traitement) s'est encore déplacée vers la gauche, jusqu'à dépasser la moyenne statistique ! (fig. 5).

Ainsi, l'état actuel des connaissances plaide pour que plus de la moitié des sujets âgés des pays occidentaux reçoivent un traitement antihypertenseur : compte tenu de cette fréquence, peut-on

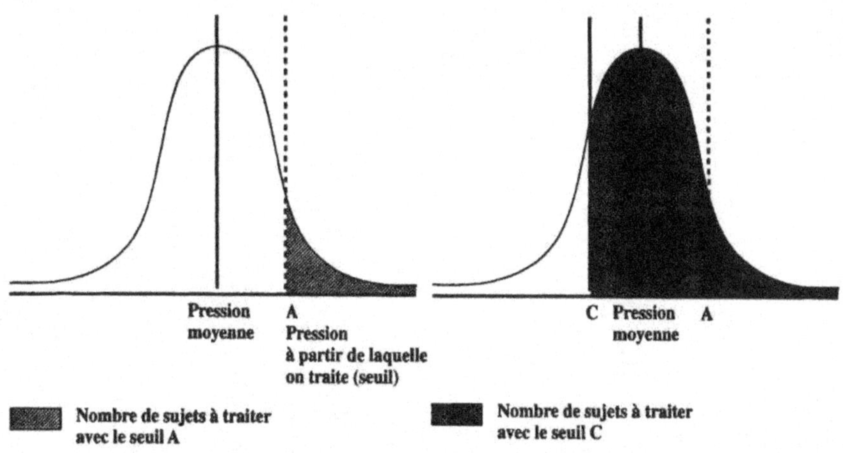

*Figure 5 : Influence du choix du seuil de traitement sur le nombre de sujets
à traiter. En baissant le seuil, on augmente le nombre de sujets à traiter.
Aujourd'hui le seuil de traitement de l'hypertension artérielle du sujet âgé
a dépassé vers la gauche la moyenne statistique.*

continuer à camper sur les mêmes conceptions du normal ? Bénéficier d'un traitement antihypertenseur, mais aussi d'un hypocholestérolémiant, n'est-ce pas aujourd'hui la nouvelle normalité de nos pays fortement médicalisés, plutôt que l'absence de traitement ? Par extension, on peut donc dire qu'il devient normal d'être considéré comme hypertendu ! Inversement, notre société pourrait un jour considérer comme « anormal » le fait de ne pas bénéficier de traitement, synonyme de perte de chance pour prévenir les maladies cardiovasculaires. Dans cet esprit on juge d'ores et déjà anormal qu'un enfant ne soit pas vacciné contre la poliomyélite.

À propos du concept d'hypertension artérielle, George Pickering fit cette réflexion : « Je dois insister sur l'importance des concepts en médecine. Ceux-ci déterminent toute notre attitude pour la prise en charge de la maladie et donc, dans une large mesure, le destin de nos patients[20]. »

CHAPITRE X

L'hypertension artérielle légère : le triomphe du Dr Knock

« Tout de même ils ont été ensemble consulter le médecin du dispensaire. "C'est de la pression artérielle" qu'il leur a dit. Ça l'avait frappé ce mot-là. Mais au fond cette obsession lui arrivait bien à point. Il s'était fait tant de bile pendant tellement d'années pour la maison et les échéances du fils, qu'il y avait comme une place brusquement libre dans la trame d'angoisses qui lui tenait toute la viande depuis quarante années aux échéances et dans la même constante craintive ferveur. À présent que le médecin lui en avait parlé de sa pression artérielle, il écoutait sa tension battre contre son oreiller, dans le fond de son oreille. Il se relevait même pour se tâter le pouls et il restait là, bien immobile, près de son lit, dans la nuit, longtemps, pour sentir son corps s'ébranler à petits coups mous, chaque fois que son cœur battait. C'était sa mort, qu'il se disait, tout ça, il avait toujours eu peur de la vie, à présent, il rattachait sa peur à quelque chose, à la mort, à sa tension, comme il avait rattaché pendant quarante ans au risque de ne pas finir de payer sa maison. »

Louis-Ferdinand CÉLINE,
Voyage au bout de la nuit, 1952 [1].

Le Dr Knock, né en 1924 sous la plume de Jules Romains, fit de la prévention le fer de lance de sa réussite professionnelle[2]. S'installant dans un petit village tranquille du canton de Saint-Maurice en prenant la succession d'un confrère peu actif, Knock « voulait avant tout que les gens se soignent ». Pour ce faire, il fit savoir à la population que, « dans un esprit philanthropique », il entendait « enrayer le progrès inquiétant des maladies de toutes sortes ». De fait, il parvint à ébranler la cervelle des habitants du village et de ses environs où il fit « triompher la médecine ». Persuadé que « les gens bien portants sont des malades qui s'ignorent », c'est armé d'un laryngoscope, d'un stéthoscope et aussi d'un tensiomètre, que le Docteur Knock réussit à « combattre et débusquer » la maladie. Avec l'aide du tambour du village, de l'instituteur et du pharmacien, il sut « instruire les pauvres gens sur les périls de chaque seconde qui assiègent leur organisme ». Ce travail mené avec zèle permit à Knock de se constituer une belle clientèle. Cette dernière n'hésitait plus à porter la main à sa bourse pour préserver sa santé qui, grâce aux utiles interventions hygiéniques, n'avait plus de prix. Lorsque le Docteur Parpalaid, ce timide confrère qui avait précédé Knock, lui demanda si avec sa « méthode » « l'intérêt du malade n'était pas un peu subordonné à l'intérêt du médecin », Knock répliqua sans sourciller : « Vous oubliez qu'il y a un intérêt supérieur à ces deux-là : celui de la médecine. »

Vers une « santé exubérante »

Le théâtre de Jules Romains, comme celui de Molière, a-t-il raison de railler les médecins et leur médecine ? On sait que toute caricature trouve son inspiration dans la réalité. Force est de reconnaître que certains aspects de la santé dite « publique » peuvent apporter de l'eau au moulin de Diafoirus et de Knock. L'écart est parfois mince entre le discours de l'original Docteur Knock et celui de la médecine officielle si l'on en juge par l'éloquente déclaration du Dr Phillips, président de l'American Medical Association qui, en 1926, écrivait : « Trop de nos concitoyens traversent la vie en s'accommodant d'une santé tout juste bonne. Tandis qu'ils accomplissent leurs tâches quotidiennes, ces hommes tout juste en forme ne connaîtront jamais l'exultation et le bonheur de la parfaite santé. Le rôle du médecin de demain est de donner et d'assurer une santé exubérante[3]. » Le dépistage et le

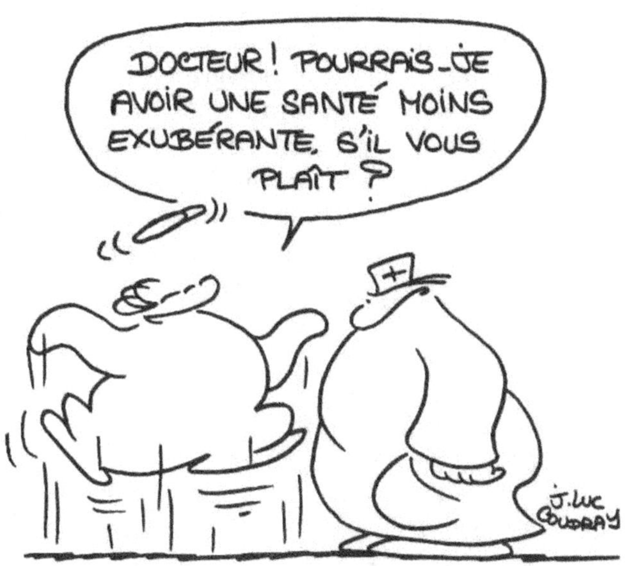

traitement de l'hypertension artérielle légère et des hypercholesté-rolémies n'échappe pas à certaines critiques. Même si les très nombreux efforts que les médecins déploient pour dépister, puis normaliser, les excès de pression artérielle ou de cholestérol partent *a priori* d'une bonne intention, le contrôle des facteurs de risques vasculaires peut parfois s'avérer, sinon néfaste, du moins inopportun. En médecine, les bonnes intentions médicales ne sont pas synonymes de bonnes pratiques. Le praticien n'est pas à l'abri des erreurs d'appréciation sur le niveau de pression artérielle de son patient ou sur le choix des moyens thérapeutiques. De même, n'ayant pas de prise sur le vécu de son patient lorsqu'il entend dépister et modifier un facteur de risque, le médecin peut voir son souhait d'améliorer la santé dériver en sens inverse. Il ne doit pas ignorer que chaque individu reste imprévisible.

« L'art est long, l'occasion fugitive, l'expérience trompeuse, le jugement difficile », disait Hippocrate. Aujourd'hui, alors même que l'exercice médical gagne en complexité, cet aphorisme reste plus vrai que jamais. Fausses pistes ou erreurs n'ont pas manqué d'émailler l'histoire du risque cardiovasculaire. Au XIXᵉ siècle, le chirurgien lyonnais Joseph Faivre n'a sans doute pas eu raison de mesurer la pression artérielle de trois malades pendant leur opéra-tion d'amputation chirurgicale des membres (voir chapitre III). Entre 1920 et 1940, les essais de radiothérapie sur des glandes surrénales furent plus dangereux qu'efficaces ; dans les années

1970 encore trop de sympathectomies étaient pratiquées, comme nous l'avons expliqué en décrivant les grandes lignes de l'histoire des traitements de l'hypertension artérielle [4]. Aujourd'hui, les médicaments antihypertenseurs peuvent être la source d'effets indésirables, comme tous les produits actifs d'ailleurs. Toutefois, précisons qu'en médecine, l'erreur est une réalité aux multiples facettes qui ne saurait être exactement prise comme synonyme de faute. Il est même des cas où l'erreur peut s'avérer riche d'enseignements.

L'étiquetage, ou comment « amener des individus indéterminés à l'existence médicale »

Affection exclusivement définie par des chiffres et non par un tableau sémiologique, l'hypertension artérielle réclame une identification et un classement préalables à toute démarche de soins. Avant d'être traités, les patients doivent être reconnus comme hypertendus, ou non hypertendus, si bien que la mesure de la pression artérielle place le médecin en détenteur de normes et décideur du statut de santé. Avant d'être thérapeute, le praticien doit être taxinomiste. Suivant la hauteur de l'élévation du mercure dans le tensiomètre, et en fonction des dernières normes de pression artérielle fixées par les experts, 30 à 40 % de la population peut apprendre qu'elle est hypertendue. Plus même, si l'on considère le groupe des sujets âgés. L'enjeu est considérable : aux États Unis, on estime qu'au moins 50 millions de personnes sont hypertendues ou prennent des médicaments antihypertenseurs [5] ! Avouons qu'au regard de ce chiffre vertigineux, les ambitions de Knock paraissent bien artisanales : « Vous me donnez un canton peuplé de quelques milliers d'individus neutres, indéterminés. Mon rôle, c'est de les déterminer, de les amener à l'existence médicale. Je les mets au lit, et je regarde ce qui va pouvoir en sortir : un tuberculeux, un névropathe, un artérioscléreux. » Pour reconnaître les « artérioscléreux » (terme ancien et populaire correspondant aujourd'hui aux patients à risque cardiovasculaire) parmi les individus neutres, Knock parle de « déterminer les individus ». Cette démarche de qualification est appelée « étiquetage » (*labelling* en anglais). Elle constitue une étape importante de la médecine contemporaine, tout particulièrement en matière d'hypertension artérielle ou d'hypercholestérolémie. Dans ces cas, point besoin de « mettre au lit tout le canton », comme le faisait Knock, il suffit d'utiliser un tensiomètre et de prescrire des analyses de sang, ce qui peut être très facilement réalisé chez des millions d'individus. Le dépistage de masse, ici de l'hypertension artérielle, ailleurs du cholestérol ou du diabète, constitue désormais la première activité des médecins généralistes.

Mais le seul fait d'annoncer à un individu qu'il est hypertendu ne pourrait-il pas induire des effets insoupçonnés, voire contraires à l'intention « bienfaitrice » de la démarche médicale ? S'entendre dire qu'on appartient à un groupe à risque ne soulèverait-il pas des inquiétudes dont le poids dépasserait les bénéfices — escomptés — de la prévention ? Quelques observations légitiment ces doutes et l'on peut se demander dans certains cas s'il ne vaudrait pas mieux, pour vivre heureux, vivre avec une hypertension cachée.

Dans les années 1970, lorsque la lutte contre l'hypertension artérielle prit officiellement les allures d'une croisade, les médecins se lancèrent dans une politique de dépistage à grande échelle : aidés par des campagnes d'information pour le grand public, ils eurent pour mission d'identifier les hypertendus parmi la population générale. Le tensiomètre devint omniprésent à chaque consultation quel qu'en fût le motif initial. Cette démarche d'« étiquetage » fut si rondement menée que l'hypertension devint, dans les années 1980, le premier motif de consultation médicale dans les cabinets médicaux nord-américains[6]. Mais ce dépistage de grande envergure convenait-il à tous ? Au fur et à mesure que les autorités de santé, fortes de leurs armées d'experts, divulguaient des normes de pression artérielle applicables à des millions d'individus, plusieurs auteurs doutèrent du bien-fondé des dépistages de masse.

Les premières interrogations surgirent dans les années 1950, lorsqu'on remarqua que des patients se plaignaient d'autant plus de maux de tête, qu'ils se savaient hypertendus[7]. Ce problème n'échappa pas à George Pickering qui parlait d'« étiquetage délétère » *(grim labelling)* pour critiquer les jugements approximatifs des médecins qui « persistaient » à classer leurs patients en hypertendus et normotendus, alors que la frontière entre la santé et la maladie paraissait introuvable[8].

En 1973, une enquête américaine nota une nouvelle fois que des patients récemment prévenus (alertés, devrait-on dire...) de leur hypertension artérielle se plaignaient plus volontiers que les sujets normotendus ou ignorant leurs chiffres de tension[9]. Ce même rapport semblait même montrer que les employés nouvellement avertis de leur hypertension manquaient plus souvent à l'appel que leurs collègues non hypertendus ou ignorant leur hypertension ! Voilà qui était troublant. Et comme une autre étude allait dans le même sens, des médecins canadiens comparèrent chez 245 ouvriers d'une aciérie qui en comptait au total 5 400, le taux d'absentéisme avant et après la découverte (et donc l'étiquetage) d'une hypertension dépistée sur leur lieu de travail. Fait curieux, les employés avaient manqué plus souvent à l'appel dans les deux ans suivant le dépistage de leur hypertension que dans l'année précédant la nouvelle fatidique... [10].

D'après ces données, il apparut que le dépistage des sujets hypertendus n'était peut-être pas sans conséquence. Mais pourquoi ? Les traitements étaient-ils mauvais et sources d'effets secondaires gênants ? Leur hypertension nouvellement dépistée s'était-elle aggravée et devenait-elle désormais invalidante ? L'étude détaillée de la situation de ces ouvriers ne permettait pas de trouver d'explication définitive : ni la date d'instauration des médicaments, ni la nature du traitement, ni même le degré d'hypertension artérielle n'apparurent comme des éléments discriminants entre les absentéistes et les non-absentéistes. Par contre, ce fut chez les individus prenant « mal » leur traitement, appelés « mauvais observants », que l'absentéisme fut le plus élevé. Chez ces ouvriers, l'annonce de leur hypertension semblait altérer une certaine sensation de « bien-être ». L'étiquetage de l'hypertension leur procurait la sensation d'être malades (*sick role hypothesis*, selon les termes des auteurs). Le Docteur Knock pouvait triompher : parmi les employés bien portants, il y avait effectivement des hypertendus qui s'ignoraient ! Tout se passait comme si le dépistage de l'hypertension permettait de sortir ces ouvriers « de leur insouciance et les amener vers une existence médicale », selon le vocabulaire de Knock. Désormais, ils « ne devaient pas dormir dans une sécurité trompeuse dont les réveille trop tard le coup de foudre de la maladie ».

Cette étude confirmait que l'étiquette de l'hypertension pouvait être difficile à porter, mais fallait-il en conclure à la nocivité de la médecine ? Oui, pensèrent certains contestataires (dont nous reverrons plus en détail les arguments dans un chapitre suivant). Toutefois, ces statistiques apparemment pessimistes devaient être lues en totalité : elles montraient que l'augmentation de l'absentéisme ne concernait pas tous les hypertendus nouvellement découverts. La pointeuse de l'usine attestait que ceux qui prenaient bien leur traitement (dits « bons observants », parce que prenant au moins 80 % de leurs comprimés) étaient restés assidus au travail. Ainsi, la détérioration du sentiment d'être en bonne santé ne concernait pas l'ensemble des nouveaux hypertendus. Alors ?

L'abandon du dépistage dans les grands magasins

Après une première période d'activisme, on comprit combien la logique de dépistage de l'hypertension artérielle devait également se préoccuper du devenir des patients nouvellement étiquetés hypertendus. Les acteurs de la lutte contre l'hypertension artérielle furent invités à plus de modestie, le combat contre l'hypertension artérielle n'étant pas aussi facile à mener qu'on l'escomptait initialement. Pour faire triompher la médecine cardiovasculaire, toutes les méthodes de dépistage de masse n'étaient peut-être pas bonnes. Mieux valait, sans doute, dépister les sujets dans le cadre de soins primaires et n'étiqueter que ceux qui étaient susceptibles de bien suivre leurs traitements. En conséquence, le dépistage de l'hypertension artérielle dans les grands magasins, tel qu'il se faisait alors, fut abandonné. En 1987, les experts canadiens publiaient un document expliquant qu'il valait mieux renoncer au « shopping plaza hypertension screen program », c'est-à-dire un dépistage de l'hypertension effectué sur les places commerciales [11]. Les ménagères, dont plusieurs avaient été traquées par le tensiomètre jusque dans les grandes surfaces, allaient pouvoir faire enfin leurs courses tranquillement sans qu'un Docteur Knock ne prenne leur tension entre leur achat de lessive et de surgelés !

En raison de l'ampleur extraordinaire que prenait la lutte contre l'hypertension artérielle dans la seconde moitié des années 1970, il devint crucial d'en savoir plus sur les effets de l'étiquetage. Les compagnies d'assurances sur la vie, qui avaient déjà financé l'étude sur l'absentéisme dans l'aciérie canadienne, avaient tout intérêt à mieux cerner l'impact social du dépistage de masse. Une nouvelle étude de grande qualité leur donna les moyens scientifiques et matériels d'y répondre. La Massachusetts Mutual Life Insurance Company initia un programme de lutte contre l'hypertension artérielle portant sur ses employés [12]. Allait-on une nouvelle fois observer une augmentation de l'absentéisme des hypertendus nouvellement étiquetés ? Et si oui, saurait-on en préciser les raisons ? L'enjeu était de taille car les renseignements pouvaient être extrapolés à tous les clients de la compagnie d'assurances. Contrairement à l'étude canadienne, le programme de dépistage concerna cette fois l'ensemble des employés, soit 2 495 personnes, et non plus un sous-groupe. On ne lésina pas sur les moyens pour motiver les employés : chacun d'eux reçut avec son bulletin de salaire une lettre expliquant cette campagne qui s'engageait à respecter la confidentialité et assurait la prise en charge des frais médicaux. Des affiches, des articles de journaux et même une brochure (financée par un laboratoire pharmaceutique) intitulée « Le tueur silencieux » *(Silent killer)* furent distribués.

Deux ans après, 23 % des employés furent identifiés comme hypertendus. Douze pour cent de ceux qui présentaient une pression artérielle comprise entre 150/90 et 160/95 furent considérés comme « limite » *(borderline)*. Comme dans l'étude canadienne, on remarqua que les employés qui méconnaissaient leur hypertension augmentaient leur taux d'absentéisme après s'être entendu déclarer hypertendus. L'effet négatif de l'étiquetage se trouvait ainsi confirmé. Mais, heureusement, il fut aussi relativisé. Les statistiques de la compagnie d'assurances ayant inclus également les sujets non hypertendus permettaient d'établir une comparaison générale : si le taux d'absentéisme des hypertendus avait bel et bien augmenté (de 16 % entre 1977 et 1979), il ne fallait pas en conclure trop hâtivement à la responsabilité de l'hypertension car le taux d'absentéisme des normotendus avait progressé plus fortement encore (de 27 %) ! En considérant l'ensemble des employés de la compagnie, on put constater que l'introduction du programme de dépistage de l'hypertension n'avait pas augmenté le taux global d'absentéisme dans l'entreprise. Mieux, dans le sous-groupe des hypertendus qui firent la preuve d'une bonne adhésion au programme d'éducation et de soins, on observa même une baisse de l'absentéisme... Quoique réels, les effets négatifs de l'étiquetage ne remettaient pas en cause l'intérêt général de la lutte contre l'hypertension artérielle. Mais, par contre, ils incitaient à affiner les pratiques et à gagner en nuance. Lorsque Knock remit à l'instituteur une brochure médicale sur l'hygiène, ce dernier lui répondit : « C'est que... je suis très impressionnable... Si je me plonge là-dedans, je n'en dormirai plus. » De même, donner à un hypertendu une plaquette intitulée « Le tueur silencieux » n'est pas un acte médical anodin. On a montré qu'annoncer par erreur à des individus qu'ils sont hypertendus, alors même que les contrôles postérieurs attestent de la normalité de leur pression artérielle, peut accroître, chez quelques-uns, une symptomatologie dépressive ou des plaintes fonctionnelles [13].

La réalité des effets négatifs de l'étiquetage de l'hypertension artérielle incite à limiter au maximum les erreurs. Ces déductions relèvent du bon sens et ne sont bien sûr ni nouvelles ni spécifiques du risque cardiovasculaire. Annoncer une séropositivité au VIH ou un diagnostic de cancer paraît plus traumatisant que l'annonce d'une hypertension artérielle. Les praticiens n'ont pas attendu de telles études pour peser leurs mots lors du colloque singulier médecin-malade. Par contre, ils ont pu négliger l'impact anxiogène des campagnes de dépistage destinées, non pas à des individus choisis en consultation, mais à l'ensemble d'une population sélectionnée au hasard dans les supermarchés. Faire peur pour soigner n'est pas de la bonne médecine.

« L'effet blouse blanche » : quand l'ombre du médecin crée une « pseudo-hypertension »

Suivant les enjeux de la consultation, la présence du médecin induit réconfort ou inquiétude. Un simple froncement de sourcils, un air grave et voici le patient qui s'inquiète de la mauvaise nouvelle qu'il croit voir se dessiner sur les lèvres de son médecin. Un large sourire, une boutade, et voilà le malade qui s'apaise. Détenteur d'informations sur l'état de santé, et portant les attributs sociaux de la connaissance — la blouse blanche —, le médecin peut impressionner son malade. Le corps de celui-ci, ainsi examiné, marque sa sensibilité par quelques réactions fugaces : le rythme cardiaque s'accélère, la respiration est un peu plus courte, les mains sont moites. Le constat de cette émotivité n'est pas neuf. Bien au contraire, il est vieux comme la médecine et depuis l'Antiquité les praticiens savent qu'avant de tâter le pouls, « il faut attendre que le malade se soit remis de l'émotion que peut lui causer la présence du médecin, et observer qu'il ne parle point durant cette observation », comme le conseillait déjà un médecin il y a plus de 200 ans [14].

Les premières fois que l'on mesura la pression artérielle chez l'homme, on sut immédiatement reconnaître les influences de l'émotion. Il y a un siècle, tout était dit : « Quand on a mis le patient dans la position que l'on croit la meilleure (dans les cas ordinaires, le malade est assis sur son lit), le repos absolu et la plus grande quiétude sont indispensables, parce que toute émotion, bien que minime, est une cause de perturbation appréciable dans la hauteur de la pression artérielle », écrivit Riva-Rocci, l'inventeur du tensiomètre avec brassard gonflable [15]. Des recommandations pertinentes concernant la mesure furent indiquées très précocement. En 1912, on préconisait déjà d'attendre cinq minutes avant de mesurer la pression artérielle, afin d'éviter des erreurs dues à l'hypertension initiale. « L'appréhension, l'attente, une impressionnabilité excessive sont capables de provoquer une ascension momentanée de la tension. Aussi faut-il avoir grand soin de rassurer le malade avant de prendre la tension artérielle et surtout de faire plusieurs mensurations successives. » Aussi, « est-ce une règle de ne pas continuer l'interrogatoire du malade pendant la mensuration et d'attendre avec patience le chiffre de tension systolique résiduelle »[4]. D'autres auteurs poussaient plus loin leur mise en garde, tel ce médecin américain qui, en 1916, considérait que « c'est seulement en répétant les mensurations chaque minute ou toutes les deux minutes pendant une demi-heure, plusieurs jours successivement et en prenant soin dans l'interprétation d'éliminer toutes les causes connues d'hypertension accidentelle, que l'on peut être assuré d'avoir une base exacte de mensuration [16] ». En 1940, un médecin américain remarqua combien la pression artérielle mesurée au cabinet du médecin pouvait être différente de celle relevée au domicile du patient [17]. Aujourd'hui, grâce à des enregistrements continus, on confirme scientifiquement ce que le bon sens clinique avait très facilement découvert il y a cent ans. On sait de façon précise que la pression artérielle s'élève à l'arrivée du médecin. La hausse est maximale une à quatre minutes après l'arrivée de celui-ci, pour s'effacer habituellement après une trentaine de minutes. Cette réactivité tensionnelle est moins marquée lorsque la pression artérielle est mesurée par une infirmière. Ce phénomène est décrit sous le judicieux qualificatif d'« effet blouse blanche » *(white coat hypertension)*. Cela rend bien compte du phénomène : le médecin, en tant que détenteur de la connaissance (la blouse) produit un effet émotionnel sur son patient, en l'occurrence une élévation de pression artérielle. L'intensité de la relation médecin-malade semble se jauger en millimètres de mercure ! Beaucoup de patients réagissent ainsi et l'on estime qu'en moyenne la tension d'un tiers d'entre eux s'élève en début de consultation (20 à 50 % des consultants suivant le niveau tensionnel choisi dans la définition de « l'hypertension blouse blanche »)[18]. À vrai dire l'interprétation de cette hausse n'est pas univoque. Si l'émotivité semble être l'explication la plus évidente, et d'ailleurs la plus anciennement citée, force est de reconnaître que des études faisant appel à des évaluations précises de l'anxiété ne retrouvent pas toujours de lien direct entre « hypertension artérielle blouse blanche », rythme cardiaque et

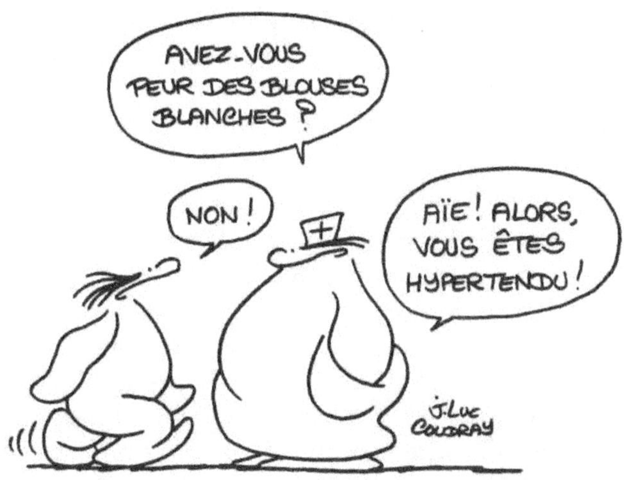

modifications des tests d'anxiété (questionnaires évaluant la personnalité). On cite le cas de cet aviateur de l'armée de l'air israélienne dont la pression artérielle s'avérait plus élevée en présence du médecin et plus basse lorsqu'il était aux commandes de son F-16 [18] ! Comme quoi, l'uniforme de cet officier ne le mettait pas à l'abri d'une élévation tensionnelle en présence d'une blouse blanche...

Les tentatives d'explication de « l'effet blouse blanche » ont fait — et font encore — couler beaucoup d'encre. Laissons cette discussion aux spécialistes, d'autant qu'il ne s'agit pas du seul point mal éclairci de ce curieux phénomène. Une autre question agite les esprits : « l'effet blouse blanche » correspond-il à un état pathologique, ou ne s'agit-il que d'une simple bizarrerie bénigne de notre tension artérielle ? Sur ce sujet, les avis sont partagés et les experts s'opposent à grand renfort de dosages sanguins, d'enregistrements de pression sanguine et de statistiques. Pour l'heure, aucune étude ne départage clairement pessimistes et optimistes. En pratique, les parties sont renvoyées dos à dos avec pour simple recommandation une attitude de bon sens : si vous ne savez pas, reprenez la tension du patient dans six mois... Cette discussion sur l'importance de « l'effet blouse blanche » est-elle cruciale ? Certains spécialistes de la mesure tensionnelle y consacrent beaucoup d'énergie et de temps. Nous sommes tentés de penser que, même si « l'effet blouse blanche » est corrélé à un risque vasculaire accru par rapport à la « normotension », cette augmentation ne saurait être que modeste. Savoir si « l'effet blouse blanche » « chatouille, ou bien gratouille », pour reprendre l'expression de Knock, ne paraît pas un enjeu capital. L'avenir de la médecine cardiovasculaire ne dépend pas de cette question qui pourrait nous égarer dans le *no man's range* de la norme.

Toutefois, la réalité de « l'effet blouse blanche » tend un piège qui ne doit pas être négligé. La hausse tensionnelle liée à la présence du médecin risque d'être confondue avec une authentique hypertension artérielle permanente, et par là même, entraîner des traitements injustifiés. On parle alors de « pseudo-hypertension », problème sur lequel nous reviendrons dans un chapitre suivant lorsque nous évoquerons les doutes des contestataires de la prévention cardiovasculaire. Hélas, quoique les recommandations incitant à renouveler les mesures et à attendre avant de se lancer dans un traitement soient anciennes, elles ne semblent pas toujours respectées. Médecins, mais aussi patients eux-mêmes, sont souvent trop pressés. Beaucoup de consultations sont effectuées trop rapidement, bien des médecins expliquent mal la nécessité de répéter les mesures, trop de patients anxieux et mal informés désirent coûte que coûte être immédiatement « fixés sur leur sort », ce qui n'est pas possible pour les hypertensions légères. « L'effet blouse blanche » est un leurre diagnostique pouvant faire le bonheur des disciples du Docteur Knock qui souhaitent accroître leur clientèle souffrant de pseudo-hypertension !

Mesures et démesures de la pression artérielle

L'« effet blouse blanche » et la pseudo-hypertension pourraient conduire le médecin à placer son patient dans une situation à risque qui n'existe pas. Autant dire qu'il faut tourner sept fois le manomètre dans sa main avant de déclarer une élévation de pression artérielle ! Pourtant la mesure de la pression artérielle est, en dépit des apparences, délicate à effectuer. Mais elle constitue une étape obligée de la prise en charge des hypertendus.

Les écueils de la mesure sont multiples, tant au niveau de la méthode et du choix de l'appareil que des circonstances de la mesure. Certes, le geste en lui-même paraît relativement simple : enfiler un brassard autour du bras, gonfler celui-ci jusqu'à interrompre le flux sanguin, puis le dégonfler tout en écoutant les bruits de la circulation sanguine. Médecins, infirmières, étudiants ou patients eux-mêmes peuvent facilement le faire. Cependant, la pression artérielle est un paramètre physiologique en perpétuelle évolution et son incessant mouvement est en contradiction avec le besoin de simplicité du médecin qui, dans l'intervalle réduit de la consultation, se voit dans l'obligation délicate de statuer sur la normalité de son patient. Est-il ou n'est-il pas hypertendu ? Telle est la question ! Nous avons vu au chapitre précédent que la réponse est difficile du point de vue des normes, mais elle l'est autant du point de vue des méthodes et des circonstances de mesure. Non seulement chaque type d'appareil fournit ses propres chiffres, mais en plus bien des facteurs extérieurs viennent en perturber l'utilisation ! La position, l'émotion, la souplesse des vaisseaux, la taille du bras peuvent faire varier les résultats. Depuis un siècle, ingénieurs, cliniciens et experts tentent de résoudre le casse-tête de la mesure de la tension artérielle. De nombreux traités, des rapports et d'innombrables articles scientifiques sont uniquement consacrés à ce sujet. Ils amoncellent les données et l'on est tenté de penser que leur abondance s'oppose à leur clarté ! Trop de mesures induit la démesure.

Pour simplifier la pratique courante, les recommandations officielles, dont celles de l'Organisation mondiale de la santé, ont privilégié à juste titre la simplicité : aujourd'hui, la mesure auscultatoire avec un sphygmomanomètre à mercure reste la méthode de référence. Ce choix traduit sans doute moins un immobilisme des pratiques médicales que notre incapacité à remplacer cet appareil pourtant imparfait. Si cette ancienne méthode n'a pas encore été détrônée par les nouvelles technologies, c'est parce que l'appareil sur lequel elle repose est simple, techniquement fiable et robuste. Enfin il est bon marché (il ne coûte que 300 à 600 francs, soit 45 à 90 euros). Autant de conditions indispensables pour des soins portés à plusieurs millions d'individus. Fait curieux et peu connu, le sphygmomanomètre à mercure n'équipe pas encore tous les cabinets médicaux, trop de médecins se contentant du classique « sphygmotensiophone » qui devrait être réservé aux visites à domicile ! Alors que presque toutes les études thérapeutiques sont fondées sur la méthode auscultatoire, le sphygmomanomètre vit peut-être ses dernières années [19]. Non pas que les ingénieurs soient actuellement en mesure de nous fournir un appareil de remplacement *ad hoc*, mais parce que les écologistes s'apprêtent à obtenir le bannissement du mercure ! Ainsi le contrôle des risques écologiques liés à l'environnement modifiera nos techniques d'évaluation du risque cardiovasculaire. Décidément demain nous vivrons bien dangereusement : tandis que le Docteur Knock s'inquiétera pour nous de l'élévation du mercure sous l'impulsion de nos artères, l'écologiste nous expliquera les dangers toxiques de ce métal liquide aux reflets argentés qui, par ailleurs, peut aussi nous renseigner sur notre température comme l'a si joliment dit Marcel Proust : « On alla chercher un thermomètre. Dans presque toute sa hauteur le tube était vide de mercure. À peine si l'on distinguait, tapie au fond de sa petite cuve, la salamandre d'argent. Elle semblait morte. On plaça le chalumeau de verre dans la bouche de ma grand-mère. Nous n'eûmes pas besoin de l'y laisser longtemps ; la petite sorcière n'avait pas été longue à tirer son horoscope. Nous la trouvâmes immobile, perchée à mi-hauteur de sa tour et n'en bougeant plus, nous montrant avec exactitude le chiffre que nous lui avions demandé et que toutes les réflexions qu'eût pu faire sur soi-même l'âme de ma grand-mère eussent été bien incapables de lui fournir : 38°3 [20]. »

Les recommandations de l'OMS pour la prise en charge *(management)* de l'hypertension légère fixent le niveau de pression artérielle à partir duquel une surveillance ou un traitement paraissent justifiés [21]. Pour la France, des recommandations officielles ont été élaborées en 1997 et d'autres sont actuellement en cours d'écriture [22]. Elles préconisent au médecin, en dehors des situations urgentes, de renouveler ses mesures pendant trois à six mois avant d'arrêter sa décision. Afin d'éviter les diagnostics hâtifs, le clinicien doit se prononcer sur une moyenne de mesure. Autant dire qu'il est invité à prendre un certain recul avant de statuer sur son patient. Dans les cas de pression artérielle légèrement élevée, il est urgent d'attendre avant d'étiqueter un patient. Hélas, cette pondération ne semble pas toujours respectée et il n'est pas impensable que, dans les pays fortement médicalisés, le nombre de patients considérés par excès comme hypertendus soit plus important que les sujets non dépistés. Ce constat alimente les contestations, comme nous le verrons dans le chapitre suivant.

Des méthodes subordonnées à l'intérêt du médecin ?

Aujourd'hui, les avancées technologiques favorisent la multiplication des méthodes de mesure de la pression artérielle. Puisque l'électronique et les puces informatiques perfectionnent toutes sortes d'appareils, depuis les cafetières à mise en route programmée jusqu'aux voitures reliées à des satellites de navigation, il est logique que le bon vieux tensiomètre à mercure de nos grands-pères, pourtant toujours d'actualité, répétons-le, soit concurrencé par une foule de techniques. Sans parler des méthodes qui relèvent encore du domaine de la recherche, il est désormais possible — et même facile — d'enregistrer sur 24 heures la pression artérielle, d'évaluer l'évolutivité de la pression artérielle au cours d'un effort ou de prendre soi-même sa tension. Chacune de ces méthodes, la mesure ambulatoire de la pression artérielle (MAPA, encore appelée holter tensionnel), l'épreuve d'effort ou l'automesure dont nous reparlerons en fin d'ouvrage, apporte ses propres renseignements, si bien qu'elles peuvent être successivement proposées au même patient. Mais si le recours à ces différentes techniques complémentaires apporte des utiles, leurs prescriptions peuvent aussi induire un certain désordre. Ces mesures sophistiquées ne sont pas justifiées pour l'ensemble des hypertendus, et la foule de chiffres qu'elles apportent n'est pas toujours interprétée à bon escient. Connotées à l'image du progrès, ces méthodes modernes peuvent alimenter les dérives de la consultation médicale lorsque les honoraires du prescripteur sont confortés par l'utilisation de la technique. Avec la mesure ambulatoire de la pression artérielle, « l'intérêt du malade est un peu subordonné à l'intérêt du médecin », pour reprendre la formule de Knock. Mais si l'on postule que l'homme de l'art appartient aux honnêtes gens, ne doutons pas que l'usage croissant de ces techniques ne peut s'expliquer que par « l'intérêt supérieur de la médecine »... Ce ne sont pas les patients remboursés par la Sécurité sociale qui se plaindront de ce « progrès », car ces techniques sont parfaitement indolores (sauf pour les finances de la Sécurité sociale si elles sont mal employées...). Mieux, elles s'avèrent valorisantes pour le médecin. Toutefois, il est probable que dans un avenir proche, les autorités de santé seront amenées à réglementer leurs prescriptions au titre de la maîtrise comptable des activités de soins.

Ainsi, la lutte contre l'hypertension artérielle épouse parfaitement le grand projet médical du Docteur Knock. Il en est bien sûr exactement de même pour l'hypercholestérolémie, riche elle aussi en « malades qui s'ignorent ». La vision de Jules Romain fut si juste qu'aujourd'hui encore les revues médicales aiment à reprendre en gros titre de couverture sa formulation et parler des « hypertendus qui s'ignorent [23] ». Mais, au-delà des effets littéraires, il va bien falloir soupeser l'intérêt ou, au contraire, les dommages de cette volonté de faire triompher la médecine. Les chapitres suivants fourniront des éléments de réponse. Les uns analyseront les protestations des contestataires, d'autres iront jusqu'à étudier ce que Knock lui-même n'aurait peut-être pas osé promettre à ses clients : des médicaments pour allonger la vie !

Questions de propagande : premières apparitions publiques de l'hypertension artérielle

> « Il s'intéressait d'une façon particulière à l'article Santé publique, dans les journaux ; il connaissait le chiffre normal des morts en temps ordinaire, suivant les saisons, la marche et les caprices des épidémies, leurs symptômes, leur durée probable, la manière de les prévenir, de les arrêter, de les soigner. Il possédait une bibliothèque médicale de tous les ouvrages relatifs aux traitements mis à la portée du public par les médecins vulgarisateurs et pratiques. Il avait cru à Raspail, à l'homéopathie, à la médecine dosimétrique, à la métallothérapie, à l'électricité, au massage, à tous les systèmes qu'on suppose infaillibles, pendant six mois, contre tous les maux. Aujourd'hui, il était un peu revenu de sa confiance, et il pensait avec sagesse que le meilleur moyen d'éviter les maladies consiste à les fuir. »
>
> Guy DE MAUPASSANT, *Voyage de santé.*

Pour conduire son monde vers une meilleure existence médicale, Knock a donc fait beaucoup de bruit. Comme lui, les journaux et les médecins ont fait œuvre de propagande, notamment sur la question du risque cardiovasculaire. Tous se sont efforcés de convaincre, persuader, et sortir les malades de leur ignorance.

Pour le plus grand bien des hypertendus ou bien, au contraire, pour leur inquiétude ? Vaut-il mieux être un malade qui s'ignore, ou bien un inquiet en bonne santé ? On va voir que la communication en matière de santé a son lot d'avantages et d'inconvénients. Cette ambivalence est ancienne, mais aujourd'hui elle s'exacerbe au rythme de la médicalisation grandissante de nos sociétés. Ce chapitre observe les premières manifestations publiques du risque cardiovasculaire au moment où ces nouvelles préoccupations quittaient le giron des assureurs et des épidémiologistes pour parvenir aux oreilles de tout un chacun.

Pour amener les habitants à se faire soigner, Knock fit appel au tambour du village car il avait parfaitement compris que la médecine et l'hygiène réclament explications, pédagogie et propagande. De fait, la promotion de la santé suppose une logistique dépassant le cadre étroit du colloque singulier médecin-malade. Si, pour pratiquer son art, le clinicien utilise un stéthoscope et un tensiomètre, la médecine dite de « santé publique » fait appel à la communication. À la télévision, dans les magazines, dans les salles d'attente, à travers la publicité et maintenant sur Internet, l'homme de la rue trouve des informations surabondantes pour se forger sa propre opinion sur les maladies ou « sa » santé. Avec cette propagande, le point de vue du profane vient compléter — et parfois déformer — le discours médical entendu lors de la consultation, car entre médias et médecins, les patients entendent des sons de cloches différents, dissonants ou harmonieux suivant les cas. Contrairement à ce que l'on entend souvent, l'interaction entre la communication et la pratique médicale n'est pas nouvelle, même si depuis la Seconde Guerre mondiale, la propagande de santé suscite un intérêt croissant. Actuellement, de plus en plus de médias, mais également les journaux médicaux et les médecins eux-mêmes, conçoivent une information destinée à convaincre tout un chacun d'avoir une bonne hygiène et notamment de se plier aux règles de la médecine cardiovasculaire qui entendent mettre au pas les « mauvaises graisses » et les tensions « trop hautes ». Mais avant d'examiner l'ampleur de cette propagande, mieux vaut se souvenir des actions d'hier qui en constituent le terreau. Comme on va le voir, l'acharnement des médecins à nous convaincre des bienfaits de l'hygiène par de la communication est enraciné dans un passé relativement ancien. Dès les XVIIᵉ et XVIIIᵉ siècles, certains médecins s'engagèrent dans une médecine médiatique.

Un livre de santé comme « une pièce de ménage dans la maison de chaque paysan »

Au XVIIIe siècle, afin de promouvoir la vaccination contre la variole, inciter les mères à ne pas recourir à l'allaitement artificiel — les biberons sales étant cause de mortalité infantile par maladies infectieuses —, ou plus généralement pour favoriser la médicalisation du peuple, les hygiénistes faisaient déjà preuve de persuasion. Ils s'adressèrent tout d'abord aux élites, elles-mêmes chargées de relayer la bonne parole médicale dans tous les foyers. Citons ici un seul exemple. Simon André Tissot (1728-1797), médecin suisse membre de la Société royale de Londres, publia un *Avis au peuple sur sa santé* qui fait date en la matière. Ce livre, indiquait son auteur, n'était « point fait pour les médecins », il était destiné à « devenir une pièce de ménage dans la maison de chaque paysan ». Édité pour la première fois en 1761, cet ouvrage connut un succès tel qu'une deuxième édition parut un an plus tard. L'importante succession d'éditions françaises et étrangères (sans compter les contrefaçons) témoigne de l'ancienneté de l'appétence des non-médecins pour la vulgarisation médicale. Tissot en fut le premier étonné, comme il l'expliqua dans la préface de la troisième édition française : « Je n'avais destiné ce livre qu'à un petit nombre de personnes, et je fus très surpris en apprenant, quelque cinq ou six mois après sa publication, qu'il était l'un des livres de sciences qui eut trouvé le plus de lecteurs dans tous les ordres [1]. » Dénonçant les méfaits des almanachs qui publiaient « des contes ridicules, des aventures extraordinaires, des pernicieux conseils d'astrologie qui ne servent qu'à entretenir l'ignorance, la crédulité, la superstition, et les préjugés les plus faux sur la santé, les maladies et les remèdes », Tissot voulait que son ouvrage fût un rempart contre les préjugés. Ainsi, la compétition entre « bonne » et « mauvaise » vulgarisation médicale existait-elle déjà. En France, les 77 rééditions de l'*Almanach de santé*, entre 1845 et 1935, du contesté François-Vincent Raspail (1794-1878) alimentèrent ce débat [2]. Bouvard et Pécuchet, les deux héros du roman de Gustave Flaubert, firent les frais de cette vulgarisation médicale en éprouvant eux-mêmes tous les maux qu'ils découvraient à la lecture de ce livre [3]. Avec autant de subtilité que d'humour, Flaubert nous décrit combien ils en eurent la « tête ébranlée ».

Au début du XXe siècle, l'irruption des techniques dans la pratique médicale accrut le besoin d'information des patients. Devant tant de nouveaux appareils et de découvertes récentes, ils éprouvèrent le besoin d'une vulgarisation destinée non pas à se priver du médecin, mais au contraire à mieux le comprendre. En France, cette intention fut bien illustrée par la création du célèbre *Larousse médical*, toujours régulièrement publié depuis 1912. Rédigé par des médecins hospitaliers, ce « livre de vulgarisation scientifique », selon l'expression de l'éditeur, affichait une intention claire : « *Le Larousse médical* n'est pas destiné à remplacer les médecins. [...] Notre but est de faire du lecteur un aide du médecin, de lui permettre de se rendre compte exactement de ses prescriptions et de le mettre à même de le renseigner sur des signes transitoires survenus dans l'intervalle de ses visites. Les formules thérapeutiques ne doivent être exécutées par les pharmaciens que sur ordonnance d'un praticien [4]. »

La « propagande d'hygiène » : une approche collective de la maladie

L'essor d'une médecine collective, initialement bâtie autour des campagnes de vaccination contre la variole, des luttes contre la tuberculose, la syphilis ou le cancer, multiplia les occasions d'inculquer aux populations les principes salutaires de l'hygiène. C'est ainsi qu'au début du XXe siècle, la propagande médicale prit une nouvelle ampleur. De nombreuses affiches, cartes postales, articles de presse, suivis vers 1920 de « causeries radiodiffusées » et de films, dispensaient une information médicale soigneusement orchestrée. Par le biais de ces médias, chacun fut invité à cesser de cracher par terre, à arrêter de boire ou à ne plus fréquenter les maisons closes. Il fallait se laver les mains, se méfier des baisers, acheter les timbres antituberculeux et se faire vacciner.

Sans être directement au chevet du malade, l'hygiéniste s'adressait au « corps social ». Son combat contre les maladies le transporta sur de nouveaux champs de bataille : logement, alcoolisme, réglementation du travail ou assistance pécuniaire aux malades. L'intervention médicale ne pouvait pas se limiter à la consultation du médecin praticien. Pour mieux se faire entendre, des médecins se regroupèrent en associations. Des initiatives philanthropiques, aussi nombreuses que variées, virent le jour avant même que l'État ne songe à créer un ministère de la Santé. En 1868 déjà, la Société française contre l'abus du tabac avait été créée ; en 1873 la Ligue contre l'alcoolisme fut fondée, puis, en 1892, la Ligue aquitaine contre la tuberculose (qui devient française dix ans plus tard). Ces actions relevaient d'une démarche militante et une minorité du corps médical y participait.

Le corps enseignant fut mobilisé et l'hygiène fut enseignée dans les écoles de la République. Il fallait vulgariser le message hygiénique en multipliant les actions de communication. L'exemple de la lutte contre la tuberculose est édifiant à cet égard. En 1901, le Comité de préservation de la tuberculose lançait un appel aux instituteurs qui répondirent favorablement à cette sollicitation. En 1917 naissait la « journée des tuberculeux ». Avec la Mission Rockefeller, constituée en 1913, tout le savoir-faire nord-américain en matière de propagande se mit en branle. Elle innova en publiant des affiches, des fiches d'hygiène distribuées aux familles, des bannières éducatives pour les écoles. Elle rechercha l'appui de la presse et fournit aux journaux de nombreux articles. Elle réalisa des films, conçut une exposition itinérante en louant des wagons de chemin de fer, multiplia les conférences dans les villes de province, créa un corps de « visiteuses d'hygiène » portant jusque dans les foyers défavorisés les principes de la santé publique.

En 1933, en France, la Commission générale de propagande de l'Office national d'hygiène sociale avait acquis un grand savoir-faire concernant la « propagande d'hygiène » considérée comme un « élément essentiel, indispensable aussi bien pour l'éducation populaire que pour susciter l'émulation, l'intervention des bonnes volontés et des dévouements [5] ». Cet office constituait « un modèle d'organisation. Largement doté de matériel nécessaire (films, voitures automobiles spécialement outillées...) il apporte partout leur collaboration, dans le cadre national, départemental et communal, suscite chaque année des journées et des semaines de propagande consacrées, à côté du lancement annuel du timbre antituberculeux, aux diverses branches de l'hygiène : semaines de l'enfance, du cancer, de la santé, campagnes en faveur de l'eau, de la lutte contre la diphtérie, etc. ». En 1931, 61 départements avaient été visités, plus de 2 000 conférences effectuées, plus de 1 200 films prêtés et près de 7 millions de documents distribués [5]. Ainsi, dès le lendemain de la Première Guerre mondiale la relation singulière du médecin et de son malade n'était plus le seul espace d'information. Après l'école, visites d'hygiène, films, documents imprimés et conférences venaient au-devant des patients, eux-mêmes pouvant ensuite être invités à consulter leur médecin de famille (s'ils en avaient un), de l'usine ou du dispensaire. Le cancer et les maladies infectieuses tenaient le haut de l'affiche tandis que les maladies cardiovasculaires n'intéressaient alors personne, ou presque.

Le cœur absent, le tabac oublié

Ni la communication sur l'hypertension artérielle, ni les anomalies du cholestérol ne peuvent revendiquer un passé médiatique aussi riche que celui d'autres fléaux sociaux. Et pour cause : comme nous l'avons expliqué au début de cet ouvrage, l'identification des facteurs de risque cardiovasculaire ne s'est affirmée qu'au milieu du XXᵉ siècle. C'est alors que les maladies cardiovasculaires ont commencé à préoccuper les pouvoirs publics. Toutefois dans ce silence, il est une question embarrassante : une propagande dénonçant les dangers du tabagisme aurait-elle pu apparaître plus précocement ? Sachant que la première association française de lutte contre les méfaits du tabac vit le jour en 1869, la question mérite d'être posée à la lumière de la lente reconnaissance de ce facteur de risque. Quoique d'initiative ancienne, les premières tentatives de lutte contre le tabagisme n'ont jamais pris beaucoup d'ampleur : non seulement les preuves épidémiologiques manquaient, mais les États n'ont jamais eu le courage de lutter contre une formidable source de revenus fiscaux. En dehors des études épidémiologiques parues dans les années 1950 dans la littérature médicale spécialisée, les informations concernant les dangers du tabagisme étaient pauvres. En 1956, des médecins interrogés par la revue *Science et Vie* ne condamnaient pas encore fermement le tabac, même si leurs doutes commençaient à se faire jour : « La question du tabac est discutée depuis longtemps ; ses partisans et ses adversaires restent sur leurs positions. Les cliniciens cependant admettent, en général, l'influence nocive du tabac », indiquaient-ils [6]. En 1968, le *Larousse médical* était plus explicite en citant notamment les effets néfastes du tabac sur « l'artériosclérose, la claudication intermittente et les douleurs angineuses ». En Grande-Bretagne, le premier rapport officiel pour l'information du public ne fut publié qu'en 1962 [7]. Les actions de propagande cautionnées par les États ne débutèrent pas avant les années 1970.

Premières vulgarisations de l'hypertension artérielle : « imprudence et duperie »

Avant cette date, le public pouvait recevoir des informations sur le risque cardiovasculaire dispersées dans des livres et des articles de journaux. D'initiative privée, plusieurs publications de qualité inégale présentèrent au grand public l'hypertension artérielle, qui s'apprêtait à quitter le giron de la médecine pour se hisser au rang de fléau public.

Il est difficile de recenser de façon exhaustive les premières tentatives de vulgarisation de la pression artérielle et, à notre connaissance, il n'existe aucune étude sur ce sujet. Nous présentons ici quelques éléments disparates. En 1939, le public français pouvait trouver en librairie un livre apportant ses clartés sur la tension artérielle[8]. Écrit par un certain Dr Legrand, (clinicien dont nous avons aujourd'hui perdu la trace), cet ouvrage signale que des expériences de dépistage de l'hypertension avaient déjà eu lieu en France dans les grands magasins. Favorisées par un esprit mercantile, elles furent jugées inappropriées par l'auteur. « La vulgarisation d'une méthode médicale, d'un instrument, comporte presque toujours des excès qu'il faut corriger. À son tour la tension artérielle est parvenue à la situation de grande vedette. On en parle partout, à la ville et à la campagne, dans les salons et dans les maisons ouvrières, le plus souvent à tort et à travers. Bien pis. Voilà que se sont installés, au cours des derniers mois, dans les expositions, les magasins et les carrefours, des empiriques qui offrent aux passants de "leur prendre leur tension". » Knock était-il déjà dans nos murs ? C'est ce que pensait l'auteur qui entendait montrer que « cette innovation comporte une imprudence et une duperie. Il devient donc indispensable de projeter, sur un fréquent sujet d'inquiétude ou de conversation, quelques clartés ». Écrit en termes simples, ce livre destiné au grand public se voulait didactique. Il s'attachait à rectifier quelques idées fausses et présentait les connaissances médicales du moment : importance de la « sclérose des vaisseaux », description du tensiomètre (le sphygmotensiophone de Vaquez-Laubry en l'occurrence), rôle du rein dans la genèse de l'hypertension, exposé des symptômes d'un mal « au début presque toujours sournois ». De façon pertinente, l'auteur indiquait qu'« il est parfois difficile de définir objectivement les limites de la santé. La diversité individuelle rend souvent malaisé d'affirmer qu'une anomalie s'installe ». Concernant l'intérêt des mesures chiffrées, l'auteur estimait qu'il « serait souhaitable qu'aux alentours de la trentaine et quand la santé est parfaite, on inscrivît, en un document mis à l'abri des injures du temps, quelques renseignements numériques, la tension artérielle, le poids, la température. Ces renseignements trouveraient évidemment place dans le "carnet individuel de santé, qu'il faudra bien un jour acclimater dans les mœurs" ». Cette phrase apparaît prémonitoire quand on considère les actuelles difficultés qu'éprouve le ministère de la Santé à mettre en place le carnet de santé ! L'auteur regrettait en outre l'insuffisance de la médecine préventive de l'adulte. Selon lui, les occasions de mesurer la pression artérielle étaient encore trop rares : « On a fait beaucoup pour développer l'hygiène préventive des maladies extérieures, des maladies microbiennes. Tuberculose, syphilis, affections contagieuses de toutes sortes sont pourchassées par les lois et par l'initiative privée. On montre une sollicitude grandissante à l'égard des berceaux. On commence — bien timidement — à surveiller l'enfance sur les bancs scolaires. Et puis, lorsque la machine a été lancée sur les rails de la vie, on s'y intéresse de moins en moins. On s'efforce encore, par des attentions générales, d'écarter de sa route les dommages extérieurs ; on ne se penche presque jamais sur son mécanisme interne, sur les rouages profonds. Seuls le service militaire, certaines expertises sont des occasions, qui ne se renouvellent guère, de faire un inventaire. C'est d'autant plus regrettable que cette machine est — dans une bonne mesure — soumise aux lois physiques accessibles à l'examen, aux efforts de sauvegarde. L'étude de la tension artérielle en est une démonstration typique. »

Mais ne confondons pas prévention bien faite et commerce. En conclusion de son livre, l'auteur rappelait les problèmes posés par la vulgarisation médicale de la tension artérielle, qui débutait à l'initiative d'intérêts privés : « La vulgarisation a répandu dans le public bien des notions médicales, à l'aide des merveilleux moyens de diffusion qui multiplient ses possibilités. Mais la propagande commerciale en a souvent, à son profit, déformé les aspects. Ce sont les sollicitations par la TSF à l'égard des drogues et des méthodes de traitements. C'est l'invite, dans les carrefours, à faire mesurer sa pression artérielle. La santé ne gagnera pas grand-chose à ces pratiques. » Sa remarque se comprend d'autant mieux si l'on se souvient des exemples de publicités pour des antihypertenseurs comme l'Artérosan® (voir chapitre VIII).

La pédagogie pour « échapper au charlatanisme »

Considérons maintenant un autre exemple de vulgarisation provenant de l'autre côté de l'Atlantique. En 1943, le professeur Irvine Page, directeur de l'Indianapolis City Hospital et spécialiste éminent de l'hypertension artérielle, publia : *Un Manuel pour les patients ayant une hypertension artérielle*[9]. Ce livre de 80 pages était « écrit pour le profane et non pas pour le médecin ». Son propos introductif reste parfaitement d'actualité en ce qui concerne « l'effet blouse blanche » et le phénomène d'étiquetage dont nous avons parlé au chapitre précédent. « La personne qui soudainement s'entend dire qu'elle a une forte tension artérielle est effrayée et déroutée. Les médecins qui découvrent sur eux-mêmes cette maladie sont tout autant perturbés et plus effrayés encore. » Selon Page, cette difficulté pouvait être contournée par la communication : « Avec ce livre, j'ai essayé de donner au patient les explications susceptibles de lui épargner consternation et crainte, comme de lui faire échapper au charlatanisme qui va le harceler de toute part. »

Mais comment s'adresser au patient au moyen d'un livre, sans l'éloigner du cabinet médical ? À ce sujet, la position de Page était claire : « Bien entendu aucun livre ne remplacera la chaleur humaine, la sollicitude et les conseils du praticien. Pour cette raison, et pour beaucoup d'autres encore, il est vital que le patient voie son médecin régulièrement. Mais dans les moments où la consultation est impossible, ce livre peut fournir une aide. Un livre peut résumer plus de données qu'un médecin peut espérer en transmettre et peut soulever des questions ouvrant une discussion. » C'est dans cet esprit conciliateur avec l'exercice traditionnel de la médecine que Page offrit au patient les clés d'une bonne prise en charge de l'hypertension : « Après une première consultation le médecin vous demandera de revenir un jour prochain, où votre tension sera peut-être plus basse. » Page détaillait les possibilités d'examens complémentaires, qui en 1943 comprenaient un électrocardiogramme, un fond d'œil, une radiographie des reins, une analyse de sang et d'urines. De plus, il donnait des explications sur la physiologie et le vocabulaire de l'hypertension, et expliquait que le patient ne ressent aucun symptôme en cas d'hypertension légère. De notre point de vue actuel, ce guide apparaît toujours comme un document de qualité : si toutes les considérations techniques ou thérapeutiques seraient bien sûr à réécrire, son esprit et son plan pourraient être conservés à l'identique. En 1943, des ouvrages bien faits de vulgarisation sur l'hypertension artérielle existaient donc déjà.

« *L'ennemi public numéro un* » : *l'hypertension artérielle dans les journaux*

Comme on l'a dit au début de ce chapitre, la médecine est depuis longtemps un sujet de prédilection pour les journaux. Dès la fin du XIXᵉ siècle, l'invention des rayons X (par Wilhelm Röntgen en 1895) et leur application à la cancérologie justifièrent des articles pleins de foi en l'avenir de la médecine. En 1922, la découverte de l'insuline fit la une des quotidiens. Lors de la Seconde Guerre mondiale, l'avènement de la pénicilline fut salué triomphalement. Signe d'une médiatisation débutante, le *New York Daily Mirror* consacra en 1952 sa première page à la découverte de l'hexamethonium, nouvel antihypertenseur. Sous le titre « Des médicaments traitent l'hypertension artérielle », ce quotidien qualifiait l'hypertension d'« ennemi public numéro un [10] ».

En France, la presse de vulgarisation scientifique abandonna progressivement sa relative indifférence pour le risque cardiovasculaire à peu près à cette époque. En 1956, le magazine *Science et Vie* titrait en couverture : « Notre risque numéro un : le cœur [6] ». En introduction, il apprenait à ses lecteurs que « le cœur est devenu, au XXᵉ siècle, notre risque numéro un. En fait, mis à part le cancer, le grand obstacle à un prolongement considérable de notre moyenne de vie est la relative faiblesse de ce moteur extraordinaire de la machine humaine. [...] Le rhumatisme cardiaque, l'hypertension artérielle et les maladies coronaires sont les plus fréquents ». Le grand battage médiatique autour du risque cardiovasculaire commençait, reflétant la préoccupation croissante des épidémiologistes.

À travers cette lorgnette médiatique, l'hypertension artérielle avait l'image d'une maladie choisissant ses victimes dans les classes sociales riches et stressées par la vie moderne. À la question « les maladies de cœur frappent-elles davantage certaines professions ? », un cardiologue interrogé par *Science et Vie* répondait : « C'est discuté. Il semble que les professions dans lesquelles les individus sont soumis à de grandes responsabilités, par exemple les médecins, les hommes d'affaires, les financiers, les industriels...

paient le plus lourd tribut[6]. » Ce préjugé (qui existait également pour l'asthme, faussement réputé maladie d'intellectuels) était sans fondement statistique réel. Bien au contraire, tout concorde aujourd'hui à montrer que les individus et les populations moins favorisés paient le plus lourd tribut aux maladies cardiovasculaires. Dénonçant le « surmenage comme un ennemi », un autre médecin critiquait « la vie trépidante des grandes villes qui est indiscutablement une cause de l'augmentation de certains accidents cardiaques[6] ».

Vulgarisation et désinformation

Déjà en 1914, le quotidien français *Le Matin* avait publié en première page un article sur « l'artériosclérose » soi-disant « vaincue par les courants de haute fréquence », traitement illusoire que nous avons présenté dans un chapitre précédent. De même, les « effets » de la sérothérapie, de l'électricité et du radium inspiraient la plume des journalistes. Mais souvent leur enthousiasme allait trop loin, comme le dénonça dès 1916 une thèse de médecine présentant les « erreurs et les dangers de la grande presse en matière médicale[11] ». Dans un ouvrage édité en 1957, un médecin proposait à ses lecteurs de « défendre leur tension[12] ». Son auteur, un certain René Lacroix, insistait sur une interprétation psychique de l'élévation de la pression artérielle qu'il qualifiait de « maladie de la civilisation ». Il proposa même le terme de « tensionite » pour décrire le mal dont étaient victimes les anxieux aux prises avec les difficultés « vasoconstrictives de la vie moderne ». Après avoir prodigué des explications souvent erronées et approximatives aux malades, l'ouvrage proposait ses conseils thérapeutiques : « S'abstenir de Casino, de voyages circulaires enrichissants pour l'esprit, certes, mais épuisants ; peu d'excursions, couper brutalement et téléphone et correspondance, sauf avec les êtres chers ; longues siestes, un régime léger désintoxiquant ; se coucher de bonne heure, un léger somnifère. Ne pas partir en vacances en groupes. Éviter les personnes ou les parents toxiques ! » Entre autres conseils, l'auteur n'hésitait pas à affirmer que « c'est folie dangereuse de vouloir faire baisser une tension à 20 ou 22 chez un vieillard ». Un avis qui, à la lumière de nos connaissances actuelles, est dangereux. Les vérités d'hier sont souvent les erreurs d'aujourd'hui.

Cependant, les préjugés ont la vie dure : encore au début des années 1980, alors que le traitement de l'hypertension avait fait la preuve de son efficacité, une monographie intitulée *Prévenir ou traiter l'hypertension artérielle* continuait à tenir des propos en marge du discours admis[13]. Ce livre, aussi antimédical qu'il était « prohoméopathique », n'hésitait pas à dénoncer les effets secondaires des médicaments et vantait l'intérêt des ventouses scarifiées qu'on employait cent ans auparavant ! La médecine douce s'attaquait ainsi à la chimie sans toutefois nier de front les intérêts des médicaments modernes (diurétiques et bêtabloquants notamment) pour les hypertensions avérées. L'auteur recommandait aux malades de s'abstenir « dès que possible » des médicaments allopathiques, notamment après cinquante ans, contrairement aux recommandations actuelles. Selon ce livre, les médicaments antihypertenseurs transforment le patient en « un sous-homme, et, au plan médical, une sorte de cobaye. Un ayant droit aux soins, état qui n'a rien à voir avec la santé ».

Quand l'information écrite se glisse dans la consultation

Il y a une trentaine d'années, il est apparu plus cohérent pour les médecins de délivrer eux-mêmes les messages de propagande. Ils envisagèrent de distribuer, dans leur salle d'attente ou pendant leur consultation, des documents imprimés dont ils pouvaient contrôler la qualité. C'est au début des années 1960, aux États-Unis, qu'a eu lieu ce que nous pensons être la première utilisation d'un document écrit donné lors d'une consultation de sevrage tabagique à des patients ayant présenté un infarctus du myocarde[14]. Pour mieux les convaincre d'arrêter de fumer, les médecins délivrèrent un livret spécial destiné à, selon leur expression, « renforcer le conseil verbal ». Ces cliniciens se déclarèrent rapidement satisfaits des résultats obtenus car la proportion de patients abandonnant le tabac s'était significativement accrue avec l'utilisation de l'information écrite. L'étude avait commencé sept ans plus tôt et le tournant leur parut significatif. Ce travail mesurait ainsi, sur le terrain et à l'échelon individuel, l'impact d'une propagande sur le comportement des fumeurs. Il était encourageant de constater que le poids de l'influence publicitaire — car jamais l'industrie du tabac ne relâcha sa pression promotionnelle — pouvait être contrecarré par la communication. Mais ce qui avait été testé contre le tabagisme pouvait-il valablement faire école et s'étendre à l'ensemble du risque cardiovasculaire ?

Est-il vrai qu'un hypertendu averti en vaut deux ?

L'intérêt de la remise d'un document, avéré pour le tabagisme qui est un comportement soumis aux influences contraires de la publicité et de l'éducation, l'est-il pour l'hypertension qui est un état pathologique ? Est-il vrai qu'un hypertendu averti par la distribution d'une plaquette sur les subtilités de son système cardiovasculaire en vaut deux ? Faut-il donner, pour ne pas dire imposer, à chaque patient non plus de simples conseils médicaux mais de véritables cours de médecine ? Un médecin proposant une information sur le risque vasculaire répond-il aux attentes de son patient, ou bien risque-t-il de se transformer en Docteur Knock susceptible d'accroître l'anxiété de tous les malades qui s'ignorent ? Le livret sur « Le tueur silencieux » qu'avaient reçu les employés de la compagnie d'assurances du Massachusetts (voir le chapitre précédent) était-il bénéfique ou pas ? Plusieurs études se sont penchées sur ces questions, ce qui montre que la recherche clinique est capable de s'interroger sur ses pratiques. En voici une parmi les toutes premières.

À la fin des années 1970, en Irlande, 100 hypertendus suivis dans une clinique de l'hypertension furent répartis en deux groupes par tirage au sort [15]. Lors d'une consultation habituelle, les premiers se virent remettre — sans commentaire particulier — un livret d'information sur l'hypertension. Les autres pas. Dans les deux groupes, les conditions de soins étaient par ailleurs identiques. Ce document expliquait l'intérêt du traitement (même en l'absence de symptômes), présentait l'importance des facteurs de risque cardiovasculaire et donnait des détails sur les différents médicaments de l'hypertension. Trois mois plus tard, l'ensemble des patients fut invité à répondre à un questionnaire. De façon encourageante, les hypertendus ayant bénéficié de la brochure se souvenaient mieux de leurs chiffres tensionnels et pouvaient citer le nom de leurs médicaments. Fallait-il en déduire que ce type d'information est une panacée ? Sans doute pas. Mieux valait ne pas pécher par optimisme et garder contact avec la réalité car il s'avéra que les patients bien informés ne se différenciaient pas des autres en termes de comportement alimentaire et de niveau de tension artérielle. Dans cette étude, ni le tensiomètre ni la balance ne furent capables de distinguer un patient averti d'un hypertendu ordinaire... Ce type de constatation a été retrouvé dans d'autres études. En d'autres termes, si la remise de document écrit paraît capable d'améliorer la connaissance qu'a un patient de sa situation médicale, elle ne saurait modifier miraculeusement et en l'espace de trois mois seulement son comportement alimentaire ou sa façon de prendre ses médicaments. Ce n'est pas parce qu'un hypertendu est informé du fait qu'il ne doit pas grossir, qu'il va se mettre à maigrir ! C'est d'ailleurs vrai dans bien d'autres domaines : ce n'est pas parce que l'on est bien informé des risques des rapports sexuels non protégés, que les préservatifs sont toujours utilisés ! Les conseils médicaux sont une chose, les comportements individuels une autre.

Il est très difficile de mesurer l'impact des campagnes d'information sur la santé. Une expérience française récente, menée sur cinq ans à l'échelle de trois villes, vient de montrer qu'aucune modification majeure des facteurs de risque cardiovasculaire n'a pu être enregistrée dans une population à faible risque et non sélectionnée [16]. L'impact « thérapeutique » d'une documentation écrite remise pendant une consultation ou d'une propagande menée à l'échelle des habitants d'une ville est souvent surestimé par les médecins qui espèrent, grâce à ces médias, agir rapidement et de façon statistiquement significative sur des paramètres quantifiables comme le niveau de cholestérol, le poids ou la pression artérielle. Très peu d'études ont pu démontrer que cela était possible [17].

Pourtant, la propagande, à condition d'être bien faite, paraît utile et même nécessaire. Mais elle peut s'avérer source d'agitation inutile. En 1995, lors du congrès de l'American College of Cardiology, une étude avait suspecté une classe d'antihypertenseurs (les inhibiteurs calciques) de présenter un risque supérieur d'infarctus par rapport aux autres médicaments. Sans précautions, les médias s'étaient emparés de ce « scoop » et, du jour au lendemain, des millions de patients, aux États-Unis comme en France, prenant ce type de médicament ont été déstabilisés [18]. Quatre ans plus tard, ces craintes ne sont pas vérifiées et la nouvelle s'est dégonflée comme une baudruche.

En fin d'ouvrage nous verrons comment les questions de communication gardent toute leur actualité dans le cadre de l'éducation thérapeutique des patients. Mais avant cela, voyons comment elle a pu faire l'objet de critiques. Après tout, la volonté des médecins de normaliser la tension, le cholestérol ou la glycémie d'une grande partie des habitants des pays occidentaux ne pourrait-elle pas être contestée ? Cet activisme médical n'a-t-il pas ses revers ?

CHAPITRE XII

Contestations :
une prévention iatrogène ?

« On se plaint depuis deux mille ans que le langage de la médecine soit un jargon inintelligible au malade, que ses moyens de guérir soient tour à tour prônés et décriés par les pontifes du temple, en sorte qu'il n'est pas un traitement qui, après avoir eu le plus de vogue, ne soit tôt ou tard accusé d'avoir tué tous ceux qui sont morts après y avoir été soumis. Mais comme tout cela se dit et se fait impunément, que le médecin est irresponsable, que son diplôme lui confère le droit de tout oser sans en rendre raison à personne, que la légalité de la formule met à couvert l'imprudence et l'inopportunité de la prescription, les survivants n'ont le droit de venger les morts qu'avec l'arme du ridicule : on ne peut traduire le médecin qu'au tribunal de Molière ; et là celui qui rit du meilleur cœur, c'est le médecin. Et il a raison ; le plus ridicule en ce point, ce n'est pas lui, ce sont les autres. »

François-Vincent RASPAIL [1].

En moins d'un siècle, la prévention du risque cardiovasculaire s'est installée dans tous les cabinets médicaux et tous les foyers. À partir des années 1970, rares sont ceux qui ont échappé à la propagande médicale moderne : c'est désormais par centaines de millions que les individus de toutes nationalités se soucient de leur cholestérol ou de leur pression artérielle. Cette médicalisation s'est faite moins bruyamment que l'apparition de la pénicilline dont l'annonce de la découverte avait fait le tour du monde en quelques mois seulement. À l'inverse, c'est dans la discrétion, voire la banalité, que la prévention du risque cardiovasculaire s'est insinuée dans notre vie quotidienne. Cette prévention serait-elle au-dessus de tout soupçon ? Personne n'a donc contredit Knock dans son entreprise de faire triompher la médecine ? N'y a-t-il aucun grain de sable susceptible d'enrayer la belle mécanique de la normalisation des corps accusés d'être trop tendus, trop lourds, trop sucrés et trop riches en graisses ?

Dans son célèbre *Avis au peuple sur sa santé*, écrit il y a deux siècles, Simon Tissot recommandait à tous ceux qui avaient survécu à un épisode d'apoplexie « de se priver de tout ce qui est succulent [...] « d'éviter les chambres trop chaudes, se coucher de bonne heure, se lever matin, n'être jamais plus de huit heures au lit [2] ». Voilà un conseil qui incitait à la rébellion de tout individu dont la maladie n'avait pas tout à fait tué le goût de vivre ! Pourtant, aujourd'hui, la médecine continue de multiplier les interdictions. Le contrôle du risque vasculaire a ses commandements : du sel tu ne mangeras point ; les graisses tu éviteras ; le tabac tu cesseras ; tes médicaments tu prendras. Mais devons-nous obéir aux prêtres en blouse blanche ? Quelques contestataires en ont douté.

Si la médecine est pavée de bonnes intentions, force est de reconnaître que certains patients ont parfois de bonnes raisons de se méfier de la foi inébranlable des docteurs Knock. Il est des remèdes pires que le mal, et la lutte contre le risque cardiovasculaire est une affaire trop importante pour ne pas s'attarder sur ses difficultés, sinon quelquefois ses erreurs. À ce titre, les interrogations, voire les contestations qu'ont émises certains auteurs vis-à-vis d'une médecine préventive jugée trop envahissante doivent être entendues et méditées. Ne détiendraient-elles pas une part de vérité ? La normalisation des corps apporte-t-elle vraiment santé et longévité ? L'entreprise hygiénique des cliniciens unis à l'industrie pharmaceutique nous offre-t-elle le meilleur des mondes ?

« Une propagande irresponsable »
pour une « dangereuse illusion »

On a vu précédemment comment, au milieu des années 1970, la réduction du risque vasculaire grâce au contrôle de l'hypertension artérielle parut au-dessus de tout soupçon, lorsque les médicaments modernes avaient démontré leur capacité à réduire le nombre d'hémorragies cérébrales et, dans une moindre mesure, d'affections cardiaques. Dès lors, chaque médecin partit en croisade contre les nouveaux ennemis biologiques qu'étaient l'hypertension artérielle et les excès de cholestérol auxquels on opposa force régimes et médicaments. En réaction à cet enthousiasme relayé par des campagnes de dépistage de masse puissamment encouragées par l'industrie pharmaceutique, quelques voix émirent des protestations. Dans des articles ou des études parfois bien argumentés, une poignée de francs-tireurs dénoncèrent les ambitions de cette médecine qui voulait guérir à tout prix et par n'importe quel moyen. Allant plus loin dans leurs critiques, les plus contestataires reprochèrent aux médecins d'attenter aux libertés individuelles en multipliant des ordres hygiéniques jugés trop coercitifs, sinon dangereux. À trop vouloir contrôler les facteurs de risque biologique et les modes de vie, les praticiens seraient devenus des « tyrans de la norme » qui négligeraient le « visage humain » de la médecine, selon l'expression de Petr Skrabanek, médecin irlandais, professeur au département de santé publique du Trinity College de Dublin et chroniqueur de la prestigieuse revue médicale anglaise *The Lancet* [3].

Parmi les contestataires les plus radicaux de l'évolution de la médecine, Ivan Illich, universitaire américain, publia en 1975 un livre farouchement antimédical dont les médias se firent largement l'écho [4]. Intitulé *Némésis médicale, l'expropriation de la santé*, ce dur réquisitoire proclamait sans ambage que « l'entreprise médicale menace la santé ». Son auteur y dénonçait les dérives d'une médecine non seulement frappée d'inefficacité, mais également coupable d'empêcher l'homme de « s'adapter à son environnement ou de faire face justement à la douleur ». Selon Illich, trop de médecine ruine l'individu, enrichit l'industrie pharmaceutique et « exproprie le vouloir-vivre de l'homme par un service d'entretien qui se charge de le maintenir en état de marche au bénéfice du système industriel ». Entre autres, il dénonça avec des mots très durs les actions de prévention de l'hypertension artérielle, qu'il n'hésitait pas à qualifier d'« irresponsables ». Écoutons-le : « Le traitement médicamenteux de l'hypertension artérielle est efficace dans les quelques cas où il s'agit d'un facteur morbide pernicieux et il peut faire beaucoup de mal quand on l'applique dans d'autres conditions. La grande propagande internationale faite au début de 1975 en faveur de la régulation artérielle de populations entières moyennant l'intervention médicale semble irresponsable. Quels sont les effets du traitement ? Actuellement, il n'est possible de répondre que sur la morbidité à court terme de l'hypertension sévère bien traitée. Il n'y a pas de données disponibles suffisantes sur la mortalité ou la morbidité à long terme, ni sur les effets du traitement dans l'hypertension modérée, discrète ou labile. Il n'y a aucun critère, avant l'apparition des complications, qui permette d'apprécier le pronostic et par conséquent de sélectionner les sujets susceptibles de tirer bénéfice du traitement. Certains effets secondaires fâcheux sont connus à propos de certaines drogues, mais les inconvénients à long terme de ces traitements sont très mal appréciés et, comme toujours, difficiles à prévoir. Ils ne sont sûrement pas négligeables et doivent être mis en balance avec le bénéfice escompté du traitement. Comme celui-ci semble se réduire d'autant plus que les valeurs tensionnelles sont moins élevées, il n'est pas moins déraisonnable d'estimer qu'à partir d'un certain niveau tensionnel le bilan qui prendrait en compte les avantages et les inconvénients des médicaments pourrait être nul, puis négatif. Le silence sur la probabilité de ce danger que maintiennent les grands ateliers de plomberie humaine est une nouvelle manifestation publique de l'incapacité de la profession médicale à procéder à une profonde autocritique, ce qui ne peut entraîner que des conséquences sinistres pour la société. »

Écrites il y a maintenant 25 ans, ces lignes n'étaient pas inexactes en elles-mêmes compte tenu des données disponibles à l'époque. Cependant, leur formulation abrupte suscita des réactions franchement hostiles de la part du corps médical accusé tout au long du livre de « nuire à la santé ». Sans nommément citer le problème de l'étiquetage de l'hypertension artérielle (voir chapitre précédent), Illich indiquait : « Aux États-Unis, on propose de régulariser la pression artérielle de 20 millions d'habitants en leur faisant consommer 500 dollars de pilules par an et par personne. Par le seul fait de prendre la tension de tout le monde, les hypertendus se transforment en nouveaux groupes de malades. En France, le négoce de la médicalisation de la pression artérielle procède de façon plus distinguée, mais certainement pas avec moins de dépenses publicitaires. »

Après les contestations d'Illich, d'autres empêcheurs de tourner en rond se firent entendre. Petr Skrabanek présenta l'hypertension artérielle comme la « non-maladie aujourd'hui la plus destructrice et la plus répandue ». Selon lui, l'étude du Medical Research Council publiée en 1985, et dont nous avons parlé en présentant l'histoire des essais cliniques sur l'hypertension [5], permettait de conclure que « le rapport entre les avantages et les inconvénients du traitement d'une hypertension artérielle légère à modérée est, dans l'état actuel de notre ignorance, défavorable ; la probabilité des effets indésirables l'emporte sur celle d'effets favorables ». En citant un éditorial du *Lancet* [6], Skrabanek reprochait à cette revue prestigieuse d'appeler à « un effort vigoureux pour dépister les hypertendus » tout en négligeant les effets négatifs de l'étiquetage. Les différents facteurs de risque de cardiopathie ischémique étaient la cible de son ironie. Il citait pêle-mêle « l'hypertension, le diabète, les excès de cholestérol », mais aussi « le fait de ronfler, de ne pas absorber d'huile de foie de morue, d'être toujours à l'heure à ses rendez-vous, d'avoir l'anglais pour langue maternelle, de vivre en Écosse et de ne pas faire la sieste », autant de facteurs de risque cardiovasculaire effectivement mentionnés dans certaines études épidémiologiques ! Ainsi juxtaposés, ces facteurs de risque permettaient de dresser le singulier portrait d'un individu qui, grâce au suivi scrupuleux des principes de l'hygiène, s'entendait promettre une espérance de vie aussi longue que possible.

Dans un article publié en 1988 dans une revue américaine de biologie, un autre universitaire ami de Skrabanek, James McCormik, critiqua lui aussi la notion de risque multifactoriel des maladies cardiovasculaires. Il la qualifiait de « dangereuse illusion [7] ». Ce concept, dont nous avons retracé la genèse au chapitre sur l'épidémiologie, ne serait qu'un « euphémisme utile pour cacher notre ignorance ». Tous les événements médicaux, même un accident de la route résultant d'un excès de vitesse, de l'alcool et d'une chaussée mouillée, procèdent d'une causalité multifactorielle, argumentait McCormik. Alors, sur quels arguments tangibles fonder les stratégies de prévention ? Pour McCormik, « modifier les facteurs de risque a peu d'effets favorables et pourrait même être néfaste ». Enfonçant le clou et multipliant les doutes, il notait que la baisse du cholestérol semblait favoriser les cancers, comme le suggérait un article de 1987 (nous reviendrons plus loin sur la réalité de cette crainte)[8]. Enfin, l'auteur rappelait que les bénéfices du traitement des hypertensions légères n'étaient pas solidement établis.

En 1989, Skrabanek et McCormik reprirent ces idées dans un ouvrage dénonçant les « *idées folles et fausses en médecine*[9] ». Entre autres, le traitement de l'hypertension artérielle faisait là encore l'objet de critiques dénonçant l'inefficacité des traitements dans l'hypertension légère, l'existence de nombreux effets secondaires, les effets néfastes de l'étiquetage et les erreurs diagnostiques. Autant d'inconvénients qui, selon eux, remettaient en cause le bien-fondé, ou plutôt les modalités actuelles de la lutte contre les maladies cardiovasculaires.

Dans son livre *La Fin de la médecine à visage humain*, Petr Skrabanek critiquait la guerre que mène notre société contre ses poisons (parmi lesquels le tabac et le cholestérol) au nom de « l'idéologie d'une santé nationale[3] ». L'auteur soulignait que les messages hygiénistes pouvaient être à l'origine de comportements obsessionnels ou excessifs, tant de la part des patients que du corps médical. Il dénonçait par exemple la mode du jogging (qui a été effectivement présenté comme un moyen de lutte contre l'athéro-sclérose), ou les intolérances antitabagiques qui se sont parfois immiscées jusque dans les procédures de divorce lorsqu'un conjoint a cru bon de traîner devant les tribunaux son épouse qui lui imposait les méfaits du tabagisme passif.

Il n'y a pas de fumée sans feu. Les critiques d'Illich, de Skrabanek ou de McCormik avaient, sinon leur part de vérité, du moins leur justification dans les années 1980. Mais nous reviendrons plus loin sur ce que l'on peut penser de leurs critiques concernant les bénéfices et les dangers du traitement de l'hypertension ou de l'hypercholestérolémie, à la lumière des dernières publications scientifiques car, vingt ans plus tard, les données du problème ont changé. Pour apporter de l'eau au moulin des contestataires, nous pouvons décrire ici les difficultés auxquelles se heurte le médecin souhaitant réduire le risque cardiovasculaire de ses patients. Au moins trois d'entre elles sont fréquemment exposées dans la litté-rature médicale et font toujours l'objet de débats et de contro-verses : il s'agit de l'effet d'étiquetage, de la « pseudohypertension » et des effets indésirables des médicaments.

Avant de donner quelques détails, remarquons que tout l'art médical est confronté aux problèmes de l'anxiété des malades, des erreurs de diagnostic ou des effets toxiques des médicaments. En termes littéraires, mais également subtiles, Marcel Proust évoqua les méfaits possibles de la parole médicale. Dans *La Recherche du temps perdu*, le Docteur Cottard fut appelé au chevet de la grand-mère du narrateur qui s'inquiétait d'avoir « un peu d'albumine ». « Vous ne devriez pas le savoir. Nous avons tous eu, au cours d'une indisposition, notre petite crise d'albumine que notre médecin s'est empressé de rendre durable en nous la signalant. Pour une affection que les médecins guérissent avec des médicaments (on assure du moins que c'est arrivé quelquefois), ils en produisent dix chez des sujets bien portants, en leur inoculant cet agent pathogène, plus virulent mille fois que tous les microbes, l'idée qu'on est malade [10]. » Hier l'albumine, aujourd'hui l'hypertension mais aussi un peu de cholestérol ou l'élévation d'un marqueur du cancer de la prostate révélés par le médecin peuvent être sources d'inquiétude. Le problème est ancien, mais force est de reconnaître qu'il est aujourd'hui de plus en plus courant. La presse médicale le reconnaît elle-même en publiant quelquefois l'avis de contestataires qui se demandent si la médecine moderne ne fait pas « la promotion du stress et de l'anxiété [11] ». L'hypertension artérielle peut créer l'angoisse des patients comme cela a été souvent signalé. Il y a plus d'une cinquantaine d'années, un médecin s'en préoccupait déjà : « Les malades s'inquiètent beaucoup de l'hypertension artérielle. Il y a trente ans, nul n'y songeait. L'invention des oscillomètres et des appareils auscultatoires a ouvert une nouvelle source d'angoisse. Quelle est ma tension ? interrogent les malheureux. Si elle est normale et ils connaissent les chiffres : 16, 10, les voici rassérénés et parfaitement heureux. À une tension de 20-11, le front se rembrunit. À des chiffres de 24-12, c'est la terreur soudaine et l'effondrement total [12]. »

La « pseudohypertension », ou le mensonge des chiffres

L'hypertension, cette singulière affection construite autour de normes arbitraires pour laquelle on n'ose employer le terme de « maladie », ne manque pas de surprendre : elle peut être dépistée — et traitée — alors qu'elle n'existe même pas ! Cette situation est suffisamment fréquente pour porter un nom : c'est ce que les experts appellent la « pseudohypertension ». S'agit-il là de la « non-maladie » telle que l'évoquait Skrabanek ? En partie sans doute. Voyons de quoi il s'agit.

Étymologiquement, *pseudo* veut dire « menteur » ; la pseudo-hypertension correspond à un diagnostic mensonger, c'est-à-dire porté à tort. Son existence est interprétée par les contestataires comme le fruit du formidable entêtement de la médecine moderne à trouver coûte que coûte des facteurs de risque chez des malades qui s'ignorent. De leur côté, les hypertensiologues considèrent qu'elle n'est que la rançon des difficultés techniques de mesure de la pression artérielle. Expliquons-nous. L'emploi de tensiomètres mal adaptés biaise l'appréciation du niveau réel de la pression artérielle. La trop grande rigidité des artères de certains patients faussent la mesure, les vaisseaux calcifiés ne se laissant pas comprimer facilement par le brassard gonflable. Ces difficultés favorisent la confusion entre hypertension artérielle et pseudohypertension. Cet amalgame n'est sans doute pas si rare et il est troublant de constater qu'il pourrait même être présent dans des essais cliniques de référence ! Ainsi dans l'*Australian Mild Hypertension Study* et la *British MRC Study of Mild Hypertension*, des auteurs ont eu la surprise de constater que jusqu'à 40 % des patients recevant le placebo sont devenus normotendus au bout de quelques mois [13] ! Cette normalisation de la pression artérielle devrait-elle être mise sur le compte d'un éventuel effet hypotenseur du placebo, ou bien expliquée par une erreur du diagnostic initial ? Et si les sujets inclus dans cette étude n'étaient pas tous réellement hypertendus, mais présentaient plutôt une pseudohypertension ? La forte proportion de patients apparemment normalisés par l'emploi d'un médicament pharmacologiquement neutre (le placebo) laisse à penser que le doute est permis. Les Anglo-Saxons parlent d'erreurs d'étiquetage *(mislabelling)*.

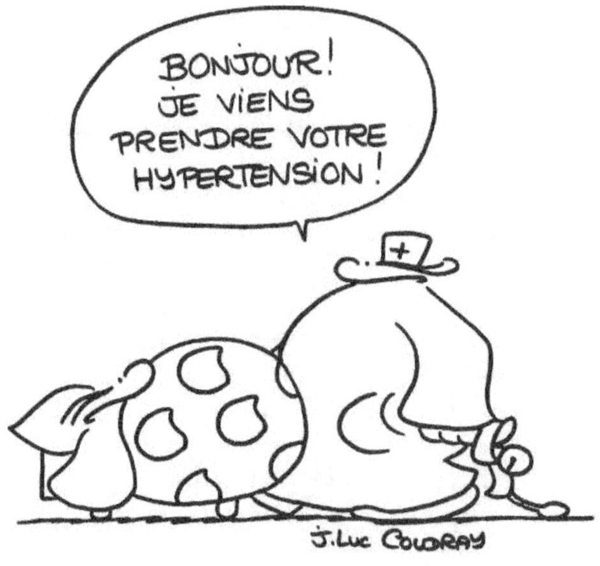

J. Luc Coudray

Mais la rigidité des artères n'est pas la seule cause des erreurs de mesure. Le diagnostic de pseudohypertension peut procéder d'une mauvaise technique : c'est par exemple le cas lorsque le médecin utilise un brassard gonflable trop étroit autour du bras d'un patient obèse ou lorsqu'il se sert d'un appareillage mal réglé. Dans ce cas, le brassard est inadapté à la grande circonférence du bras, et les valeurs mesurées sont surestimées. De même, l'usage d'appareils déréglés ou mal entretenus peut être source de mesures erronées. À ce titre, les médecins ont certainement des progrès à faire, car beaucoup d'entre eux paraissent mal équipés, si l'on en juge aux résultats d'une enquête récente. Pour apprécier les modalités du traitement de l'hypertension artérielle par les généralistes, la Sofres a effectué une enquête auprès de 235 médecins représentatifs des généralistes français [14]. Les résultats montrent que ces derniers pourraient mieux faire puisque les manomètres à mercure et les brassards adéquats sont sous-utilisés. 41 % des médecins interrogés n'utilisaient jamais de tensiomètre à mercure qui est pourtant l'appareil de référence, fiable, robuste et ne nécessitant qu'un très faible investissement. Que diraient ces médecins si leur boucher leur vendait depuis des années de la viande pesée sur une balance de mauvaise qualité ?

La pseudohypertension peut avoir des conséquences néfastes en conduisant à une prescription abusive de traitements antihypertenseurs ou en étiquetant comme hypertendus des sujets normaux. Une étude a pu démontrer qu'annoncer par erreur à des individus qu'ils sont hypertendus — alors même que les contrôles postérieurs attestent que leur pression artérielle est normale — peut renforcer une symptomatologie dépressive ou des plaintes fonctionnelles [15].

Heureusement, les médecins bien informés connaissent le piège de la pseudohypertension. Pour l'éviter, ils ont la possibilité de compléter leur classique mesure au cabinet médical (avec le tensiomètre à mercure) en faisant appel à des méthodes plus sophistiquées : prise de tension à domicile par automesure ou enregistrement sur 24 heures de la pression artérielle (MAPA) (encore appelé « holter tensionnel »). On remarquera que l'enregistrement sur 24 heures est consommateur de soins — donc de temps et d'argent — et place le médecin devant un paradoxe singulier : face à des chiffres peu élevés de pression artérielle — donc *a priori* peu inquiétants — le praticien accroît la médicalisation de son patient en lui prescrivant un examen capable de trancher entre un diagnostic de « pseudohypertension » ou celui d'une authentique hypertension légère. Un marteau pour enfoncer une punaise ? On verra dans un autre chapitre que la mesure de la tension artérielle par les patients eux-mêmes (automesure) est sans doute une bonne méthode pour échapper à cette surenchère. Une autre alternative serait d'arrêter des traitements que l'on estimerait injustifiés. Mais ce choix n'est pas si simple, comme le montrent plusieurs études. Certaines observent, en effet, qu'un arrêt du traitement ne se soldait pas par une remontée des chiffres de tension chez environ 30 % des sujets [16]. Mais d'autres notaient chez la plupart des patients une ascension des chiffres de la pression artérielle entre neuf mois et un an après l'arrêt [17].

Les effets secondaires des médicaments : le revers de la médaille ?

Tout médicament actif a pour revers un risque toxique appelé « iatrogène » (étymologiquement « dû au médecin » — *iatros* signifiant « médecin » en grec). Il est par exemple connu que la salvatrice pénicilline peut être parfois responsable de graves accidents allergiques. Les effets indésirables des médicaments sont plus ou moins fréquents suivant la nature du produit ou la dose utilisée. La cortisone ou les anticancéreux, par exemple, peuvent présenter des effets secondaires sérieux. Ces effets sont bien connus du grand public qui craint la cortisone « pour ne pas devenir comme Pompidou », et qui redoute la chimiothérapie effectivement cause de vomissements et de perte des cheveux. À l'inverse, d'autres produits sont réputés inoffensifs : c'est le cas de la vitamine C largement vendue sans ordonnance dans les pharmacies. Compte tenu de ces données, la prescription d'un médicament met en balance les bénéfices escomptés et les risques potentiels. C'est ce qu'on appelle « le rapport bénéfice/risque » d'un traitement. Pour le prescripteur, il convient d'abord de ne pas nuire (*primum non nocere*, enseignait Hippocrate), et tout traitement doit escompter des avantages supérieurs à ses inconvénients. En d'autres termes, le jeu en vaut-il la chandelle ? Pour une maladie grave, le médecin est logiquement autorisé à prendre des risques, et le patient bien informé à les accepter. Ainsi, les dangers et les lourds inconvénients des chimiothérapies contre le cancer paraissent le plus souvent acceptables. De même pour les hypertensions artérielles sévères, comme nous l'avons expliqué au chapitre sur l'histoire des traitements.

Les accidents liés aux médicaments sont devenus dans bien

des pays occidentaux un véritable problème de santé publique. En France, cette question est suffisamment préoccupante pour avoir justifié une intervention publique du ministère de la Santé. Le problème ne pouvait plus être contenu dans la sphère des publications spécialisées et méritait d'être exposé lors d'une conférence de presse : « 10,3 % des malades hospitalisés, soit 1,3 million de patients, présentaient lors d'une étude récente de mai à juillet 1997 au moins un effet indésirable dû à un médicament [...] dans 33 % des cas, ces incidents peuvent être qualifiés de graves [...] ils sont une cause importante de prolongation d'hospitalisation et une cause non négligeable d'hospitalisation directe et de mortalité [18]. »

Comme nous l'avons dit dans un chapitre précédent, les premiers médicaments efficaces sur la pression artérielle étaient si mal tolérés qu'ils ne pouvaient être commercialisés : au lendemain de la Seconde Guerre mondiale, leur rapport bénéfice/risque n'était pas acceptable. Heureusement, depuis les années 1960, les progrès pharmacologiques ont permis de développer des molécules à la fois efficaces mais aussi de mieux en mieux tolérées. Aujourd'hui, certains des antihypertenseurs les plus récemment commercialisés n'entraînent pas plus d'effets secondaires que le placebo. Cette bonne tolérance devient même un argument publicitaire [19]. Cependant, ils ne mettent pas à l'abri des erreurs de prescription comme des doses trop fortes ou des mélanges détonants dus aux interactions médicamenteuses, c'est-à-dire l'instauration d'effets pharmacologiques néfastes par influence de l'action d'un médicament sur un autre.

Aujourd'hui, la fréquence de la iatrogenèse médicamenteuse augmente. En vieillissant, les personnes âgées accumulent ennuis de santé et maladies ; donc les médicaments. La rançon de cette médicalisation accrue est claire et sans appel : toutes les statistiques attestent que la personne âgée est à haut risque iatrogène et qu'elle est la première victime des ordonnances trop longues. Ce danger potentiel n'est pas le seul fait des médications cardiovasculaires, toutes les classes médicamenteuses sont en cause car c'est l'association même des remèdes — ici contre la tension, là contre l'ostéoporose, ailleurs contre les douleurs — qui accroît le risque iatrogène. Les accidents dus aux médicaments sont sans doute sous-estimés par les essais cliniques consacrés au traitement de l'hypertension artérielle dans la mesure où ils ne reflètent pas la réalité médicale du « terrain ». Ainsi, les essais thérapeutiques excluent les patients déments qui se trompent en lisant leur ordonnance. De même, la vigilance des médecins est vraisemblablement meilleure dans le cadre des essais que dans la médecine courante.

Encouragés par les bons résultats du traitement de l'hypertension artérielle, les hypertensiologues font miroiter aux généralistes les bienfaits de leurs remèdes et continuent de promouvoir une intensification de la lutte contre le risque cardiovasculaire. Mais le ton victorieux qui prévaut devrait être plus souvent contrebalancé par une information sur les risques iatrogènes, qu'on ne saurait passer sous silence. N'imaginons pas cependant que les effets secondaires des médicaments découlent *ipso facto* d'une erreur de prise en charge médicale. Une étude des centres régionaux de pharmacovigilance a montré, sur la base d'un échantillon de plus de 3 000 patients hospitalisés, que si le poids des accidents iatrogènes est effectivement considérable — estimé en France à plus d'un million de journées d'hospitalisation par an ! —, il n'en constitue par pour autant une surprise : 91 % des accidents étaient « attendus », au sens où ils étaient mentionnés — et donc prévisibles — dans la fiche résumant les caractéristiques des médicaments responsables [20]. Prenons un seul exemple : pour prévenir la constitution de caillot sanguin (thrombose), l'aspirine ou les anticoagulants sont couramment prescrits, notamment aux patients qui ont présenté un infarctus du myocarde. Or, on sait qu'un pourcentage non négligeable de ces patients aura un accident iatrogène, notamment une hémorragie digestive. Mais en balance de ces écueils, combien de rechutes d'infarctus dues à la thrombose ont-elles été prévenues ? Si les essais cliniques répondent assez précisément à cette question — influençant ainsi de façon déterminante les choix du prescripteur —, le vécu du patient victime d'une hémorragie intestinale est tout autre : pour lui, la survenue de l'effet iatrogène est soit de 0 %, soit de 100 %. Et c'est bien là une des difficultés classiques de la prévention en médecine : une prévention efficace ne se voit pas à l'échelon individuel. Qui a conscience qu'il a échappé au tétanos ou au rachitisme au cours de son enfance alors que certaines mères de famille garderont en mémoire une mauvaise tolérance au vaccin ? Cet exemple est le même pour l'hypertension : comment un sujet hypertendu pourrait-il vivre avec émotion le fait de ne pas avoir subi une hémorragie cérébrale ? À l'inverse, pour le même patient, la iatrogenèse médicamenteuse sera autrement plus visible avec la survenue d'une allergie, d'un asthme ou d'un gonflement des chevilles occasionné par un traitement antihypertenseur. L'inconvénient de douleurs musculaires après la prise de traitement contre le cholestérol est un événement très concret tandis que le fait d'échapper à un infarctus ne l'est pas ! Ainsi, l'augmentation des accidents dus aux médicaments ne peut pas être *ipso facto* interprétée comme un recul de la médecine car, parallèlement, ces remèdes ont permis de sauver des vies. Même au prix d'une augmentation des accidents iatrogènes, il n'est pas impensable qu'une utilisation large (mais attentive et raisonnée) des médicaments soit *in fine* positive[21]. En d'autres termes, la contestation des politiques de prévention doit tenir compte de l'équilibre précaire entre les bénéfices et les risques. Mais nos sociétés devraient aller plus loin encore. Dénoncer le risque thérapeutique, améliorer l'information des médecins et des patients ne suffit pas. Comme le recommande un rapport sur les accidents thérapeutiques, la responsabilisation des acteurs de santé apparaît comme une solution centrale[22]. Pour mieux nous en convaincre, ce document cite cette phrase de Jean-Étienne Labbé, arrêtiste français de la fin du XIXe siècle : « La responsabilité est le plus parfait régulateur des activités humaines. » Mais s'agit-il seulement de la responsabilité du prescripteur ? Les professions de santé, ou, comme disent assez justement les Anglo-Saxons, les « pourvoyeurs de soins » *(health care providers)*, ne sauraient être seuls et, à notre avis, le malade qui s'ignore doit devenir — lui aussi — un individu responsable. Il devrait participer pleinement aux choix médicaux que la société lui propose, sous réserve, bien sûr, d'être mieux informé. Au XVIIIe siècle, Tissot mettait en garde ces patients qui prenaient des remèdes « préservatifs généraux, assez régulièrement dans certains temps, et presque toujours par habitude sans savoir si l'on a tort ou raison ». À ceux-là il expliquait qu'il est « ridicule, dangereux, criminel même de négliger les remèdes quand ils sont nécessaires, mais il l'est aussi d'en prendre sans nécessité[2] ». Son jugement reste juste, mais cette déclaration de bonne intention, toujours répétée dans les manuels de thérapeutique actuels, ne met pas à l'abri des risques thérapeutiques, qu'ils soient prévisibles ou imprévus. Un de nos patients architecte qui avait souffert d'un effet indésirable occasionné par un médicament que nous lui avions prescrit nous dit, non sans humour : « L'architecte cache ses erreurs sous le lierre ; le médecin sous la terre. » Sans doute, mais notre société entend désormais en parler au juge... Ce dernier pourra statuer au cas par cas sur la détermination des responsabilités, mais il ne se prononcera pas sur le bien-fondé — ou non — de l'idéologie de la prévention. Car au-delà des responsabilités, il y a aussi des choix culturels, et même existentiels, de nos conduites face aux risques. En tout état de cause, les patients devraient être informés le plus correctement possible sur les risques qu'ils encourent : ceux du tabac et du diabète, bien sûr, mais aussi ceux de leurs traitements. Une des réponses aux contestataires sera l'amélioration de la communication des scientifiques et des médecins envers le public.

CHAPITRE XIII

Des médicaments pour allonger la vie ?

> « Ce n'est donc pas seulement par suite d'une avidité plus grande à prolonger leur vie que l'on voit un si grand nombre de vieillards se jeter dans les bras de la médecine, et lui abandonner l'entière direction de ce qu'il leur reste de jours : c'est qu'ils sentent bien qu'à cet âge, où chaque heure vient séparer de l'organisme quelqu'une des parties qui n'en faisait naguère qu'un tout également actif et vivant, ce n'est qu'à l'aide de moyens artificiels et énergiques que cet organisme peut résister aux causes morbides qui le menacent incessamment. »
>
> Max DURAND-FARDEL [1].

Les médicaments du risque cardiovasculaire sont très largement consommés dans tous les pays occidentaux. Dans le cadre précis des essais cliniques, ils ont fait la preuve de leur efficacité. Mais de quels espoirs sont-ils véritablement porteurs ? Knock nous persuade de les avaler, mais les contestataires nous ont parlé des fausses promesses de la propagande, voire même des dangers des traitements de l'hypertension ou du cholestérol. Qui croire ? En confrontant, sans les confondre, le langage publicitaire, les chiffres de longévité humaine et les données des essais cliniques, ce chapitre se demande si la prévention cardiovasculaire peut raisonnablement se vanter de remporter des succès sur la maladie et la mort.

Les médicaments contre le risque cardiovasculaire peuvent-ils nous promettre une longue vie ? Si cette question était posée aux patients prenant régulièrement le traitement destiné à contrôler leur pression artérielle ou leur cholestérol, il y a fort à parier qu'ils répondraient majoritairement par l'affirmative. Oui, pensent la plupart des malades, avaler chaque matin quelques pilules contre l'hypertension ou le cholestérol est un acte utile pour faire reculer la mort. Mais cet espoir procède-t-il de la crédulité ou bien d'une appréciation exacte des pouvoirs de la pharmacologie moderne ?

De leur côté, les slogans publicitaires conçus par l'industrie pharmaceutique à destination des médecins (en France, la publicité des médicaments remboursés par l'assurance maladie ne peut pas s'adresser directement au public) ont tranché sans ambages ni hésitations. Écoutons-les : « La vie d'abord ! », proclame une publicité pour un médicament hypocholestérolémiant [2]. « L'avenir en tête », affiche un slogan vantant les mérites d'un extrait de *Ginkgo biloba* [3]. « Réduire la mortalité », promet un autre médicament hypolipémiant [4]. À croire les formulations publicitaires, les médicaments antihypertenseurs sont des « créateurs d'avenir [5] » ! Mais quelle foi accorder aux promesses du marketing qui parfois revendique « le pouvoir de réduire la mortalité totale chez le coronarien avéré [6] » ?

La recherche des moyens de prolonger la vie est une préoccupation ancienne. Ainsi le médecin écossais George Cheyne (1671-1743), dont les biographes affirment qu'il était hypochondriaque, publia en 1733 un *Essai sur la santé et sur les moyens de prolonger la vie*. Dans ce traité, l'auteur dénonçait les excès de boissons et de nourriture, tout en préconisant un régime adapté pour ce qu'il nommait « le boire et le manger ». Plus récemment, au début du XXᵉ siècle, les premiers pas de l'endocrinologie et des « greffes de revitalisation » s'accompagnèrent d'une utopie forcenée quant aux possibilités de rallonger la vie humaine [7]. Mais aujourd'hui en avons-nous vraiment fini avec ces illusions ? Peut-être pas, si l'on se réfère à une publicité actuelle pour une nouvelle « préparation à boire » baptisée Kréto-A®. Commercialisé par les Laboratoires Pierre Fabre en 1998, ce produit (qui n'est pas un médicament mais un complément alimentaire) est présenté dans de petits flacons contenant un « concentré d'extraits spécifiques de l'alimentation des Crétois ». Il reprend le flambeau des réclames lénifiantes du début de notre siècle en vendant l'image d'une longue espérance de vie grâce à la « protection » du système cardiovasculaire. Voici ce que l'on peut lire sur un dépliant publicitaire distribué en France en mai 1998 par les pharmaciens d'officines : « En Crète, l'espérance de vie est une des plus longues, notamment grâce à un taux de mortalité cardiovasculaire extrêmement bas. Le mode de vie et surtout les habitudes alimentaires des Crétois pourraient justifier en grande partie cette longévité [...]. Les Laboratoires Pierre Fabre Santé ont mis au point Kréto-A®, un complément alimentaire à base d'extraits spécifiques de l'alimentation des Crétois. » Et de sous-entendre que ce produit est susceptible de ramener notre risque cardiovasculaire au niveau de celui des Crétois (effectivement bas) : « En cure de 10 jours par mois, à renouveler, Kréto-A®, en complément d'une alimentation équilibrée, apporte des polyphénols et de la vitamine E, reconnus comme des agents protecteurs participant au bon fonctionnement des artères. Parlez-en à votre pharmacien. » En parlant de « cure » pour le « bon fonctionnement des artères », cette littérature épouse un vocabulaire plus proche des gazettes de l'entre-deux-guerres que de la littérature scientifique moderne. En fait, il convient de prendre ses distances avec de telles simplifications publicitaires. La revue *Prescrire*, destinée aux médecins et indépendante de l'industrie pharmaceutique, dans son numéro d'août 1998 a critiqué la publicité du Kréto-A® en suggérant qu'avec ce produit (rebaptisé « Krétin-S » par les chroniqueurs de *Prescrire* !) le laboratoire prenait « les médecins, les pharmaciens et les patients pour des imbéciles [8] ». Sans nous arrêter plus longtemps sur cet exemple caricatural, nous allons voir pourquoi il faut hésiter avant de considérer trop rapidement les antihypertenseurs ou les hypocholestérolémiants comme des élixirs de jouvence. Les arguments sont à la fois pharmacologiques, statistiques et sociologiques.

L'espérance de vie entre science et espoir :
« Nul ne connaît l'heure de sa mort »

Suivant les points de vue, l'espérance de vie procède d'un calcul ou d'un espoir. D'un côté, le démographe compte méticuleusement — et sans affect — le nombre moyen d'années que la société accorde aux hommes à une époque donnée. De l'autre, et dans une optique bien différente, chaque individu escompte que « son » espérance de vie sera la plus longue possible. Chacun voudrait que l'arithmétique de son destin lui soit favorable.

Le démographe s'appuie sur l'étude statistique des groupes et des populations. Pour lui, l'espérance de vie se définit comme la durée de vie moyenne dans une société donnée, établie statistiquement sur la base des taux de mortalité. Sa démarche est scientifique et l'espérance de vie qu'il calcule découle de faits objectifs. En revanche, toute différente est l'idée qu'un individu se fait de « son » espérance de vie. Pour lui, sa longévité n'est pas une donnée statistiquement établie. Elle est une aventure incertaine et subjective. « Nul ne connaît l'heure de sa mort », pouvait-on lire sur certaines horloges du XVIᵉ siècle qui reprenaient cette formule biblique. Une incertitude également présente dans la littérature moderne : « La mort est toujours en route, mais le fait qu'on ne sait pas quand elle arrivera nous sauve du fini de la vie, cette terrible précision que nous haïssons tellement », écrivait Paul Bowles [9].

De nombreux événements sont susceptibles de modifier l'espérance de vie : guerres, famines, épidémies, soins médicaux, prières aux saints guérisseurs, recours aux rebouteux, duels ou métiers dangereux, pèsent sur le cours de la vie humaine. Tous ces facteurs agissent ensemble sans qu'il soit possible de discerner leur influence propre. Ils constituent une liste hétéroclite de paramètres influençant la longévité qui, par sa diversité, recouvre un immense champ d'études aux prolongements tout à la fois historiques, sociologiques ou médicaux. Compte tenu de ces multiples ramifications, toute réflexion sur la longévité humaine peut être source d'erreurs d'interprétation et d'amalgames abusifs. En dépit de ces difficultés, ce chapitre entend confronter deux phénomènes bien établis depuis la Seconde Guerre mondiale : d'une part, celui de l'augmentation de la longévité humaine, et de l'autre, celui du pouvoir grandissant des médicaments.

Mais peut-on valablement rapprocher les statistiques de longévité humaine des chiffres d'efficacité des médicaments ? Peut-on estimer rigoureusement dans quelle mesure la médecine actuelle pourrait participer à l'allongement de l'espérance de vie ? Plus précisément encore, en quoi la prise en charge des pathologies cardiovasculaires (amélioration de l'hygiène alimentaire, lutte contre le tabagisme, traitements cardiovasculaires) pourrait jouer un rôle dans l'augmentation de la longévité des populations occidentales ? Avant de creuser plus avant ces questions, faisons d'emblée cette réserve : puisque la longévité humaine dépend de très nombreux facteurs, la prise en compte de la seule mortalité cardiovasculaire procède d'un calcul artificiel. Toutefois, en cette fin de XXᵉ siècle, quelques faits démographiques sont suffisamment établis pour que ce chapitre tente de répondre aux questions ci-dessus en commençant par l'étude de deux phénomènes que personne ne réfute : d'une part, la longévité humaine connaît depuis l'après-guerre une progression majeure, de l'autre, il est prouvé dans le cadre des essais cliniques que les médicaments cardiovasculaires sauvent des vies.

La longévité humaine connaît depuis l'après-guerre une progression majeure

Les démographes et les historiens sont formels. Jamais la longévité des hommes ne s'est autant modifiée que depuis une cinquantaine d'années. On vit actuellement dans les pays riches de plus en plus vieux. Au XVIIIe siècle, deux époux se mariant à l'âge de 25 ans n'avaient qu'une chance sur quatre de célébrer ensemble leur soixantième anniversaire. En 1980, ces mêmes mariés peuvent vieillir avec un esprit plus tranquille : quatre couples sur cinq ne seront pas séparés par la mort avant l'âge de soixante ans [10]. L'espérance de vie humaine a enregistré depuis le XVIIIe siècle des progrès constants et spectaculaires. En 1750, seuls 17 % de Français atteignaient l'âge de 60 ans. Aujourd'hui, ils sont 80 % à le faire (91 % pour les femmes). Observée sur deux siècles, cette évolution suit trois grandes étapes : une lente progression (1745-1825), suivie d'une relative stagnation (entre 1825 et 1905), qui s'achève enfin par une nouvelle croissance (fig. 1).

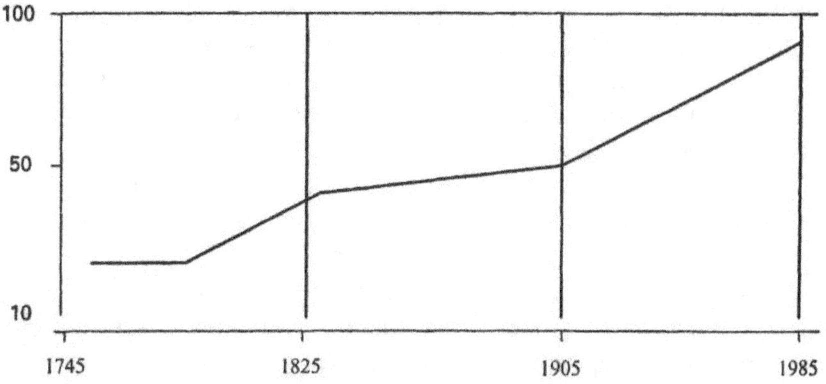

Figure 1 : Probabilité d'atteindre l'âge de 60 ans (de 1745 à 1985).
Schéma adapté de P. Bourdelais, *L'âge de la vieillesse,*
Paris, Odile Jacob, 1997, p. 220.

La bonne orientation des indicateurs démographiques (nombre d'enfants par famille, taux de mortalité infantile, âge moyen lors du décès, espérance de vie à la naissance, etc.) peut être expliquée par de nombreux facteurs. Parmi eux, une alimentation plus riche et plus variée, l'assainissement des eaux, l'introduction des règles d'hygiène (dans la vie quotidienne, comme dans les soins, par exemple le lavage des mains pour la prévention des infections), la découverte des vaccins, des antibiotiques et les progrès de la chirurgie ont favorablement influencé la longévité humaine. Cependant, il paraît impossible de distinguer la part qui reviendrait aux progrès de l'hygiène d'une part, et aux avancées médicales de l'autre. Aucune donnée épidémiologique concernant les XVIIIe et XIXe siècles ne permet de trancher le débat. En l'état actuel des connaissances, les historiens sont dans l'impossibilité de quantifier, en termes d'années de vie gagnées, le fruit des découvertes médicales prises en compte isolément.

Depuis le deuxième conflit mondial, l'affinement des sciences statistiques, des données épidémiologiques et l'évaluation quantifiée (informatisée, devrait-on également dire) des sciences médicales nous offrent des bases plus solides qu'hier pour spéculer sur l'influence que la médecine exerce sur l'espérance de vie dans nos sociétés occidentales. Depuis 1950, les courbes de mortalité accusent une chute vertigineuse, aussi bien aux États-Unis qu'en Europe ou au Japon. Ce mouvement à la baisse s'est même encore accentué depuis 1970. En France métropolitaine, la progression de l'espérance de vie à la naissance de 1980 à 1996 permet d'afficher un certain optimisme. Selon les chiffres de l'Insee, en l'espace de quinze ans, le gain est de presque 4 années ; c'est considérable ! (fig. 2). En France, un garçon né en 1994 peut espérer vivre 73,8 ans (74 ans pour la moyenne européenne), tandis qu'une fillette peut escompter faire encore mieux en allant jusqu'à 81,9 ans (80,5 ans pour l'Europe) [11].

Mais à quoi doit-on cet allongement de la vie humaine ? Les hypothèses sont nombreuses et les experts prudents. La réduction de la mortalité, telle qu'elle est observée depuis 1950, reste largement inexpliquée, indique un article de la prestigieuse revue *Science* qui montre que ce phénomène se retrouve aussi bien chez l'homme que chez les insectes, les levures ou les vers [12] !. Or, ni les insectes ni les vers ne se préoccupent de leur tension ou de leur taux de cholestérol...

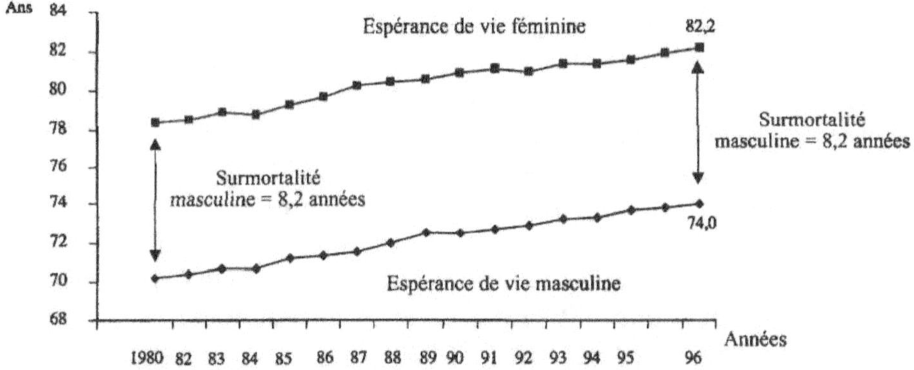

Figure 2 : *Évaluation de l'espérance de vie à la naissance de 1980 à 1996.*
Source : Insee, *Informations hospitalières*, 1998, 49 : 11.

Les médicaments antihypertenseurs peuvent faire reculer la mort

Depuis l'invention des traitements ayant démontré leur efficacité dans le cadre d'essais cliniques randomisés, il a été possible de constater une longévité plus importante dans le groupe bénéficiant du médicament actif. Par exemple, nous avons dans un chapitre précédent rappelé comment, à partir des années 1950, la chirurgie par sympathectomie fait reculer l'échéance de la mort des patients souffrant d'hypertension grave. De même, nous avons expliqué combien quelques vieux médicaments antihypertenseurs, aujourd'hui abandonnés, ont été, eux aussi, efficaces contre la mort. Si le grand public se souvient des premiers miracles de l'insuline (1922) et de la pénicilline (1943), il ne devrait pas oublier que des résultats remarquables furent aussi obtenus avec les premiers médicaments antihypertenseurs administrés à des patients souffrant d'hypertension artérielle maligne. Les malades avaient une insuffisance rénale, des maux de tête insupportables, des insomnies, des complications neurologiques (paralysie), et souffraient d'une insuffisance cardiaque responsable d'essoufflement et d'œdèmes. Leur vie était menacée à très court terme.

En 1951, l'hexamethonium (un médicament de la famille des ganglioplégiques) a commencé d'être utilisé en injections sous-cutanées chez des malades atteints d'hypertension maligne. Bien qu'à l'origine d'effets secondaires parfois sévères, ce nouveau traitement a eu un impact favorable sur la mortalité. Pendant

8 années, une étude a suivi 82 patients traités avec l'hexamethonium [13]. Le nombre de morts après un an de traitement n'était plus
que de 50 % alors qu'auparavant 90 % des patients souffrant
d'hypertension maligne mouraient dans l'année du diagnostic.
Deux graphiques publiés en 1959 dans le *British Medical Journal*
résumaient de façon éloquente ces résultats qui permirent
d'affirmer pour la première fois que, dans le cadre précis des
hypertensions très graves, un médicament était capable d'agir favorablement sur la mortalité. En conclusion de leur étude, les auteurs
indiquaient que « l'espérance de vie des patients traités était
augmentée d'un facteur de 6 à 8, en comparaison avec les patients
souffrant d'hypertension artérielle maligne comparable mais non
traitée ». Précisons encore que dans le cadre de cet essai, l'augmentation de la longévité des patients bénéficiant d'un traitement
apparut directement liée au niveau de pression artérielle (fig. 3).
La mortalité était inférieure lorsque la pression artérielle était bien
contrôlée, tandis qu'on mourait davantage lorsque la pression artérielle n'avait pas pu être suffisamment réduite, le traitement
s'avérant alors insuffisamment efficace.

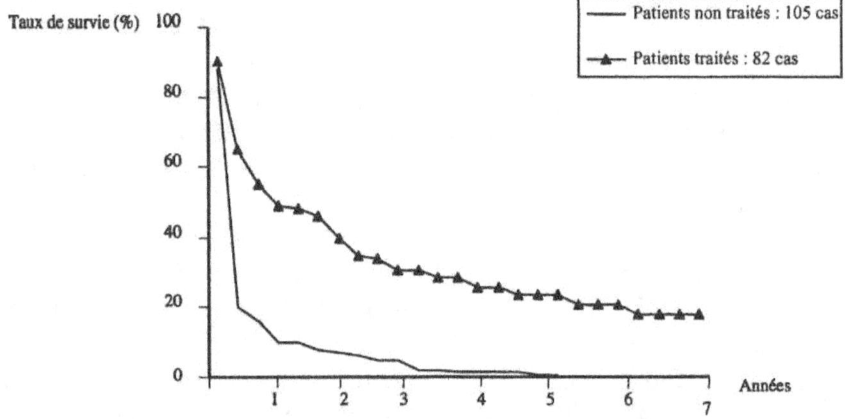

Figure 3 : Taux de survie et hypertension artérielle maligne (1959).
Comparaison entre patients traités et groupe contrôle.
Source : Harington M. *et al.*, « Results of treatment in malignant
hypertension », *BMJ*, 14 novembre 1959 ; 969-980.

Depuis les années 1960, de nouvelles preuves d'efficacité de
médicaments plus modernes (diurétiques et bêtabloquants notamment) ont été obtenues, dans le cadre d'études incluant un plus
grand nombre de malades et présentant un risque inférieur car

souffrant d'une hypertension artérielle moins forte. La célèbre étude dite « des vétérans », menée par le médecin nord-américain Edward Freis dont nous avons parlé précédemment, démontra de façon exemplaire l'impact bénéfique du traitement (diurétique et réserpine) sur la mortalité [14]. Cinq ans après le début de l'essai, qui incluait 143 hommes, on déplora 4 décès dans le groupe placebo et aucun dans le groupe traité ; 14 patients du groupe placebo présentèrent des accidents graves *(class A terminating events)* les excluant de l'étude et aucun dans le groupe traité. Le destin des malades fut tellement transformé qu'à compter de mai 1967, les chercheurs jugèrent qu'il n'était plus éthiquement acceptable de continuer des études cliniques avec placebo pour les patients fortement hypertendus, c'est-à-dire présentant une pression artérielle diastolique comprise entre 115 et 129 mmHg. Cette date est historique car elle revenait à affirmer scientifiquement que la privation de médicaments actifs à un groupe d'hypertendus se soldait par des pertes de vies humaines. La médecine cardiovasculaire venait de franchir un cap décisif. Grâce à l'atout fondamental d'une méthodologie rigoureuse (double aveugle contre placebo), l'étude « des vétérans » démontrait statistiquement que les antihypertenseurs avaient bel et bien un impact sur la longévité humaine. Mais ce qui venait d'être démontré pour des patients graves restait-il vrai pour les formes plus légères d'hypertension artérielle ? La même étude put également répondre à cette question en s'intéressant au sort des patients atteints d'une hypertension moins sévère (diastolique comprise entre 90 et 114 mmHg). En 1969, soit deux ans plus tard, il apparut que, pour ces malades aussi, un recul de la mortalité pouvait être statistiquement observé.

En l'espace d'une vingtaine d'années, les moyens mis en œuvre pour étudier l'impact de la baisse de la pression artérielle sur la morbidité et la mortalité ont pris des dimensions considérables. Citons l'exemple de l'essai thérapeutique conduit en Grande-Bretagne, de 1977 à 1982, par le Medical Research Council (MRC) qui a inclus 17 500 sujets pendant 5 ans, soit 87 500 années d'observation ! Aujourd'hui, la liste des expérimentations n'est bien sûr pas close et la tendance actuelle est de rechercher à partir de quel niveau de pression artérielle ou de cholestérolémie les médicaments, seuls ou associés, potentialisent mutuellement (ou non) leurs effets. L'investissement financier et humain déployé durant ces vingt dernières années est proprement faramineux.

À ce stade de notre propos, nous pouvons résumer la situation ainsi : beaucoup de médicaments du risque cardiovasculaire ont démontré leur capacité à infléchir favorablement la mortalité de patients inclus dans des essais cliniques. Par ailleurs, la longévité des populations occidentales a enregistré depuis l'après-guerre un bond spectaculaire. Mais peut-on lier ces deux phénomènes ? Rien n'est moins sûr, mais la question mérite d'être posée.

Un médicament peut-il être crédité d'une action sur la population générale ?

Plusieurs médicaments cardiovasculaires ont démontré leur capacité à réduire la mortalité du groupe des patients traités. Ainsi, au décours d'un infarctus du myocarde, les patients traités par un bêtabloquant meurent moins que ceux qui reçoivent un placebo. Mais le fait que des médicaments évalués dans le cadre étroit des essais cliniques peuvent réduire la mortalité suffit-il à porter au crédit des soins médicaux la baisse de la mortalité cardiovasculaire globale, telle qu'elle est documentée depuis ces trente dernières années ? Pour répondre à cette question, il faut bien comprendre que le cadre dans lequel se déroule l'essai clinique constitue un monde à part. Si l'essai clinique randomisé est un outil objectif et fiable, on ne saurait trop lui faire dire : extrapoler ses résultats à la population générale pourrait revenir à définir la couleur des yeux des Français en se fondant sur les habitants de l'île de Batz en Bretagne Nord, fussent-ils tirés au sort !

Les essais cliniques contrôlés, dont nous avons retracé la genèse auparavant, s'inscrivent dans des conditions qui diffèrent largement de la réalité quotidienne. Dans le cadre précis des expérimentations, les traitements sont testés sur des périodes de temps limitées, brèves eu égard à la longue évolution des affections chroniques qui peuvent s'exprimer toute la vie durant (comme l'hypertension, l'hypercholestérolémie ou le diabète). Les essais sont effectués sur des malades sélectionnés en fonction de paramètres très précis appelés « critères d'inclusion » qui ne sont pas représentatifs de la population générale. Ainsi, ni les sujets à très haut risque vasculaire, ni les grabataires, ni les déments, ni les personnes très âgées ne sont pris en compte dans les essais cliniques. De plus, l'obligation d'avoir un consentement éclairé et écrit des patients (en respect de la loi Huriet en France) peut également contribuer à la sélection de patients non représentatifs. Ajoutons que le système hospitalier, où se déroulent souvent les essais, n'offre pas les mêmes prestations que la pratique médicale dite de « ville ». L'attention des médecins dans le cadre des essais cliniques est très soutenue, la régularité des rendez-vous strictement contrôlée, les examens paracliniques systématiquement effectués (prise de la pression artérielle, analyses biologiques, radiographies, échographies, etc., financés par l'investigateur et non pas par le malade). Dans la vie ordinaire, donc en dehors de l'expérimentation clinique, les pratiques sont plus souples, moins homogènes. Là, bien des médecins estiment que leurs propres choix valent mieux que les recommandations officielles des sociétés savantes qui sont, par contre, respectées à la lettre dans le cadre des essais cliniques. Enfin, on arguera encore que la prise des médicaments par les malades est bien mieux surveillée lors des essais qu'en pratique courante. Ainsi, une étude américaine montre qu'après cinq ans d'observation, le traitement actif de l'hypertension en milieu spécialisé permit une réduction de 26 % de la mortalité, contre 13 % en médecine générale [15]. Fait intéressant, au terme de l'essai les patients sont retournés au système de soins traditionnel et la différence de mortalité des deux groupes s'est amoindrie [16].

Les essais cliniques ne sont pas le reflet de la vie courante !

Plusieurs résultats d'essais cliniques — dont certains inattendus — méritent d'être médités. Ils soulignent, chacun à sa manière, les limites des approches statistiques de la longévité et justifient la nécessaire prudence dont il faut faire preuve pour extrapoler les résultats des essais cliniques à la pratique médicale courante.

Au début des années 1980, une vaste étude baptisée MRFIT (ce qui, en anglais, se lit *mister fit*, soit littéralement « monsieur en forme ») s'est attachée à étudier l'évolution de la mortalité chez plus de 12 000 hommes à haut risque cardiovasculaire [17]. Aux yeux du cardiologue, ces individus avaient tous les défauts : ils étaient fumeurs, présentaient une hypercholestérolémie, souffraient d'hypertension (pression artérielle diastolique > 90 mmHg) et, pour comble, étaient de sexe masculin, l'espérance de vie des hommes étant inférieure à celle des femmes. Autant dire qu'ils avaient toutes les chances de présenter assez vite un événement cardiovasculaire. « Enrôlés » (c'est le terme militaire consacré par les statisticiens) dans cet essai, ces 12 866 sujets ont été répartis par tirage au sort en deux groupes. Le premier reçut des soins médicaux usuels, l'autre bénéficia d'une prise en charge particulière qui associait des conseils d'arrêt du tabagisme, des consignes diététiques et un traitement médicamenteux standardisé de leur hypertension (commençant par un diurétique). Or, que se passat-il sept années plus tard ? Rien de bien probant au grand dam des investigateurs : les taux de mortalité (par infarctus et toutes causes confondues) s'avérèrent identiques dans les deux groupes ! Un programme médical « intensif » ne faisait donc pas mieux que les soins « traditionnels » ? Circonspects, les experts décidèrent de poursuivre pendant 4 années supplémentaires l'observation des sujets revenus, cette fois, à leur vie habituelle dans chacun des deux groupes. Dès lors, les statistiques de mortalité daignèrent « parler » en atteignant — enfin — le seuil de significativité tant attendu : dans le groupe ayant bénéficié du programme d'intervention, la mortalité par infarctus s'avéra significativement inférieure (de 24 %) à celle observée dans le groupe contrôle. La médecine cardiovasculaire « intensive » ne perdait pas la face ! Il s'en fallut de peu... Pour expliquer ce résultat en demi-teinte, les experts firent remarquer que la mortalité du groupe contrôle s'était avérée bien plus faible que prévu (ce qui avait diminué la puissance de l'essai). Pourquoi ? Peut-être parce que les hommes du groupe contrôle, au lieu de se soigner « ordinairement » comme escompté, s'étaient en fait mieux pris en charge. Il semble que le simple fait de participer à un essai ait modifié leur comportement [18] !

Un autre exemple illustre ces différences entre les essais cliniques et la pratique courante. Aujourd'hui les patients victimes d'un infarctus du myocarde peuvent bénéficier, en urgence, de l'administration de médicaments (thrombolytiques) luttant contre l'obstruction des artères coronaires dont ils viennent d'être les victimes. D'utilisation délicate et sophistiquée, ces nouveaux médicaments ont de bons résultats dans les essais cliniques. Hélas, leurs effets ne sont pas actuellement repérables sur la mortalité cardiovasculaire générale. Pire, certains experts se demandent si leur emploi sur une large échelle ne pourrait pas entraîner une augmentation de la mortalité, faute d'une sélection appropriée des patients [19]. Et si, dans ce cas, le mieux s'avérait l'ennemi du bien ?

L'utilisation des bêtabloquants peut réduire la mortalité chez les patients ayant déjà présenté un infarctus du myocarde (de 20 à 40 %). Une étude américaine vient d'illustrer cette affirmation en suivant des patients récemment hospitalisés pour infarctus : la sous-prescription de bêtabloquants au décours d'un infarctus accroît la mortalité des patients [20]. Les médecins avaient préféré une autre sorte de médicaments qui s'étaient avérés moins efficaces. Non pas que les médicaments de substitution étaient dangereux, mais ils privaient les patients d'un meilleur remède. Un résultat qui, aux dires de son auteur, confirme la différence entre les essais cliniques et la pratique courante.

Compte tenu des différences entre essais cliniques et réalité quotidienne, il serait abusif d'extrapoler la démonstration d'un bénéfice thérapeutique constaté dans un essai à la population générale. En fait, mieux vaut se forger une opinion à l'aune des réalités épidémiologiques relevées sur la population générale. Mais cette large observation est plus difficile et plus coûteuse que le regard par le petit bout de la lorgnette que sont les essais cliniques. Sa qualité dépend étroitement des structures et des moyens dont disposent les organismes de santé publique d'un pays.

Depuis les années 1970, la mortalité cardiovasculaire diminue

En Europe, comme en Amérique du Nord, les données épidémiologiques récentes montrent que l'on meurt de moins en moins des conséquences de l'hypertension artérielle. C'est notamment le constat que dresse le rapport du National Health Institute (NIH) publié en novembre 1997 [21]. Ce document montre combien la mortalité par accidents vasculaires cérébraux et par infarctus du myocarde a sensiblement baissé aux États-Unis ces trente dernières années. Les chiffres sont éloquents : entre 1972 et 1991, la mortalité (ajustée pour l'âge) par accidents vasculaires cérébraux accuse une diminution de 60 % et celle due aux maladies coronariennes de 53 % ! Mieux, ce recul de la mortalité cardiovasculaire se retrouve également dans tous les sous-groupes étudiés : l'évolution favorable est notée chez les femmes et les hommes, les blancs et les noirs, ce qui n'avait rien d'évident compte tenu des grandes disparités dans l'accès aux soins aux États-Unis (fig. 4 et fig. 5).

En France, les statistiques enregistrent également un recul de la mortalité par maladies de l'appareil circulatoire, aussi bien chez l'homme que chez la femme. Cette tendance est notamment documentée depuis une vingtaine d'années grâce à la tenue des registres des cardiopathies ischémiques établis en collaboration avec l'Inserm et l'Organisation mondiale de la santé dans le cadre du projet Monica. De 1985 à 1992, la mortalité par infarctus du

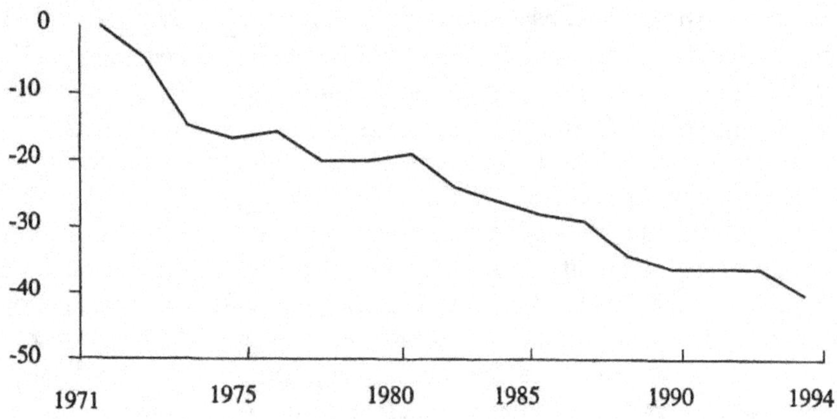

*Figure 4 : Baisse de la mortalité par infarctus du myocarde
des femmes noires aux États-Unis.*
Source : « The Sixth Report of the Joint National Committee on Prevention,
Detection, Evaluation and Treatment of High Blood Pressure »,
NIH Publication, n° 98-4080.

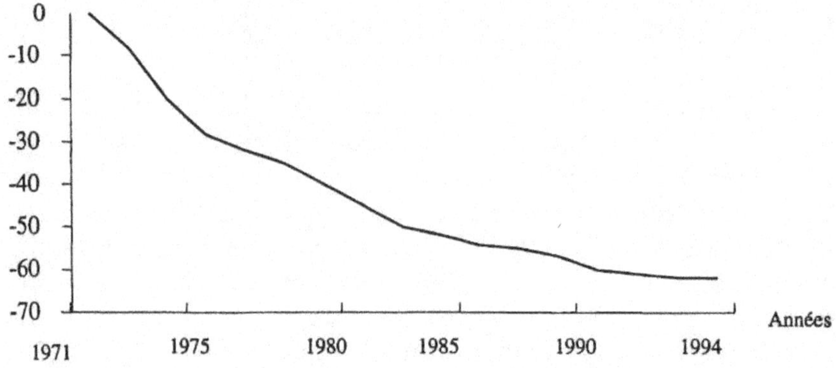

*Figure 5 : Baisse de la mortalité par accident vasculaire cérébral
des hommes blancs aux États-Unis.*
Source : « The Sixth Report of the Joint National Committee on Prevention,
Detection, Evaluation and Treatment of High Blood Pressure »,
NIH Publication, n° 98-4080.

myocarde est passée pour les hommes de 97/100 000 à 67/100 000
et pour les femmes de 20/100 000 à 14/100 000 [22] (fig. 6).

Nord-américaines ou françaises, les courbes concernant la
mortalité par maladies cardiovasculaires sont similaires à celles
enregistrées dans les autres pays fortement médicalisés. De 1980 à
1994, le nombre de décès pour l'ensemble des maladies cardiovasculaires affiche une franche pente descendante. Ainsi, les chiffres
de mortalité par cardiopathies ischémiques ou par accidents

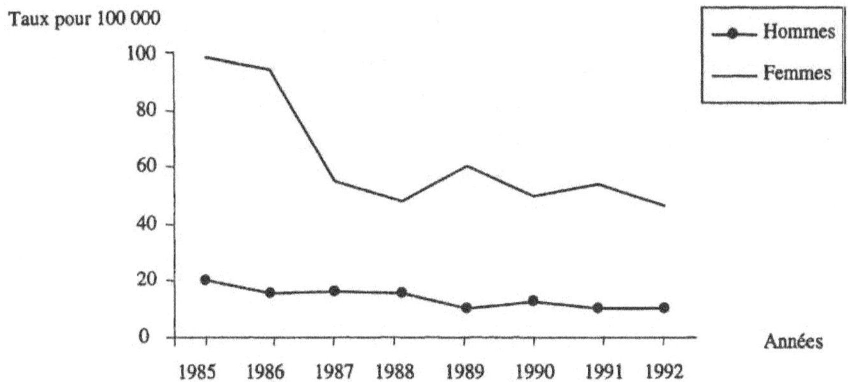

Figure 6 : Évolution du taux de mortalité par infarctus du myocarde en France (1985 à 1992).
Source : Étude Monica, *BEH*, 1996 ; 46:199-200

vasculaires cérébraux autorisent-ils une certaine satisfaction. Mais n'oublions pas que les maladies cardiaques n'ont pas l'exclusivité de cette chute de la mortalité, car la médecine moderne lutte également plus efficacement qu'hier contre les autres maladies, infections et cancers notamment.

Mais ces heureux résultats doivent être bien compris. On aurait tort de croire que le recul de la mortalité liée à l'hypertension artérielle soit synonyme de disparition (ou de diminution) des maladies cardiovasculaires. Si le contrôle de l'hypertension artérielle a eu un effet net sur la diminution des accidents vasculaires cérébraux (affection brutalement mortelle), le nombre de malades présentant des maladies chroniques comme l'insuffisance cardiaque ou l'insuffisance rénale n'a pas diminué. Bien au contraire, les statistiques montrent qu'elles ont augmenté ! Ni paradoxaux ni contradictoires, ces résultats méritent qu'on s'y attarde. Tandis que le recul de la mortalité par maladies infectieuses, observé dans la première moitié du XXᵉ siècle, correspond effectivement à une baisse de leur prévalence, ce n'est pas le cas des maladies cardiovasculaires. Le contrôle de l'hypertension artérielle ou des hypercholestérolémies diminue le risque cardiovasculaire, sans empêcher l'inéluctable travail de l'âge, lui aussi pourvoyeur d'altérations du cœur et des vaisseaux. Si la prévention cardiovasculaire s'avère capable de retarder l'âge d'apparition d'un infarctus ou d'une insuffisance cardiaque, elle n'empêche pas obligatoirement leur survenue. C'est bien ce résultat que traduisent les statistiques : alors que dans le même laps de temps, les chiffres montrent une baisse de mortalité cardiovasculaire, ils révèlent aussi que la fréquence de l'insuffisance cardiaque et rénale augmente (fig. 7). Bref, la prévention cardiovasculaire, aussi efficace soit-elle, ne saurait faire disparaître les affections du cœur et des vaisseaux. Par contre, elle peut diminuer et/ou retarder leurs conséquences.

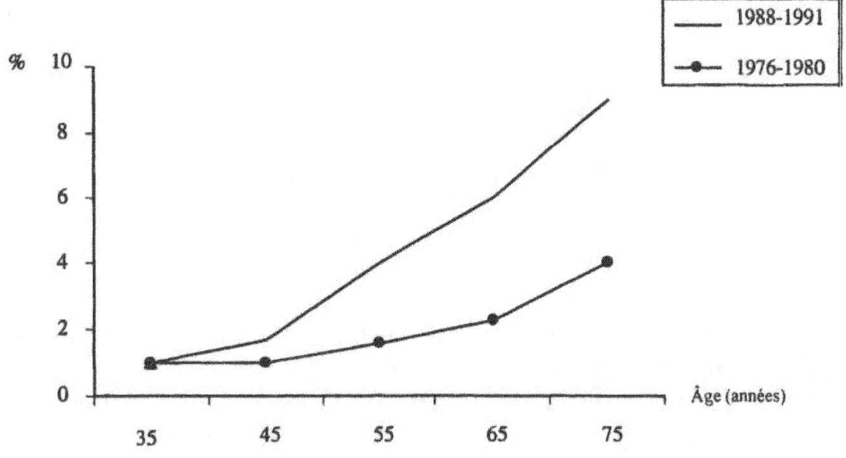

Figure 7 : Augmentation de la prévalence de l'insuffisance cardiaque, en fonction de l'âge, de 1976 à 1980 et de 1988 à 1991.
Source : « The Sixth Report of the Joint National Committee on Prevention, Detection, Evaluation and Treatment of High Blood Pressure », *NIH Publication*, n° 98-4080.

À quoi attribuer la baisse de mortalité cardiovasculaire ?

Le rapport nord-américain du Joint National Committee met au crédit de la prévention l'heureux constat de la baisse de mortalité cardiovasculaire [21]. Mais sur quels arguments revendique-t-il ce succès ? Selon lui, le recul des infarctus et des accidents vasculaires a pu être obtenu grâce aux conseils et aux médicaments qui, depuis trente ans, ont été largement diffusés auprès des populations nord-américaines. Knock serait-il donc vraiment parvenu à faire « triompher la médecine » ?

Depuis trente ans, le nombre de sujets ayant connaissance de leurs chiffres tensionnels et prenant des médicaments antihypertenseurs a très sensiblement augmenté. En effet, depuis 1972, date à laquelle un vaste programme d'information, de dépistage et de traitement de l'hypertension artérielle fut lancé aux États-Unis, les autorités de santé ont largement médicalisé leurs concitoyens, ce qui effraya tant Ivan Illich : de 1976 à 1980, seule la moitié des Américains connaissait ses chiffres de tension ; de 1988 à 1991, ce pourcentage atteint 73 %. Mieux, la propagande de lutte contre l'hypertension sut faire preuve de persuasion puisque le nombre d'Américains prenant un traitement antihypertenseur augmente simultanément d'un tiers à plus de la moitié, de 31 à 55 % plus précisément. Illich, qui nous mettait hier en garde contre ces médicaments, n'a donc pas été écouté... En France, une médicalisation similaire a été observée : de 1969 à 1985, le nombre annuel de consultations pour hypertension artérielle est passé de 5,5 millions à 25,7 millions, tandis que le dépistage et le traitement de l'hypertension artérielle sur cette période progressaient sensiblement [23] (fig. 8).

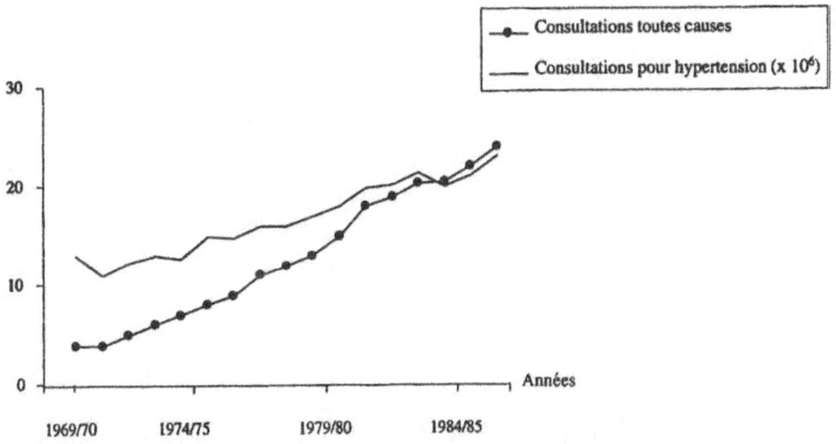

Figure 8 : Évolution du nombre de consultations en France de 1969 à 1986 (hypertension et toutes causes).
Source : Ménard J., Plouin P.F., « Évolution des consultations et des prescriptions d'antihypertenseurs en France de 1969 à 1986 », *Med. Cardiovasc. QM*, n° 68, 20 nov. 1986.

Sur la base de ces statistiques, il est tentant de voir une relation d'effet à cause entre la baisse de la mortalité cardiovasculaire et la hausse concomitante de la consommation médicale. Le suivi épidémiologique démontre en effet que, plus on traite sa tension, moins on meurt d'infarctus et/ou d'accident vasculaire cérébral. Ce résultat, mesuré à l'échelle de la population générale et non pas d'après des études cliniques, apporte donc un solide argument à ceux qui estiment que la lutte contre le risque cardiovasculaire pourrait favorablement peser sur les statistiques de mortalité globale, participant ainsi à l'augmentation d'espérance de vie. Les efforts du Docteur Knock, sa propagande auprès des malades qui s'ignorent, n'ont donc pas été vains.

Déclin de la mortalité cardiovasculaire : quelle est la part de la médecine ?

On peut s'interroger sur les facteurs pouvant expliquer la baisse de la mortalité coronarienne. Depuis trente ans, la mortalité coronarienne aux États-Unis diminue d'environ 2 à 4 % chaque année. Cette évolution est mise sur le compte des efforts conjugués de la prévention. Pour étayer cette interprétation, des chercheurs ont fait appel à une modélisation statistique complexe de la population nord-américaine des dix dernières années (1980-1990) [24]. Ils ont suivi l'évolution sur dix ans des principaux facteurs de risque cardiovasculaire chez des sujets âgés de 34 à 84 ans, en tenant compte de l'âge et du sexe : pression artérielle diastolique, taux de cholestérol sanguin (dosages du HDL et LDL cholestérol), consommation, poids (index de masse corporel). Ils ont relevé dans les statistiques publiées le nombre d'événements coronariens (angine de poitrine), d'infarctus du myocarde, d'arrêts cardiaques, d'interventions chirurgicales sur les artères *(artery bypass grafting)* et d'angioplastie. Les statistiques donnant des précisions sur les changements d'incidence des facteurs de risque sous l'effet des politiques de prévention (changement de mode de vie et traitements) ont fait l'objet d'une modélisation informatique. Les chercheurs ont alors obtenu des chiffres calculés d'événements cardiovasculaires en fonction de l'évaluation de tel ou tel facteur de risque. Ces résultats ont ensuite été comparés aux données épidémiologiques relevées en 1990, celles-là mêmes qui attestent une baisse de la mortalité par maladie coronarienne. Et voici leur commentaire : selon eux, « seulement un quart de la baisse de la mortalité par maladie coronarienne peut être mis au crédit de la prévention primaire. Les améliorations dues à la prévention secondaire sont par contre plus marquées ». Les auteurs font remarquer, par exemple, que leurs résultats confortent l'idée, déjà suggérée par plusieurs essais cliniques, que le rapport coût-efficacité de la réduction des excès de cholestérol est meilleure en prévention secondaire que primaire, en d'autres termes l'efficacité du traitement apparaît plus nettement chez les patients qui ont déjà présenté une complication coronaire (prévention secondaire) que chez les patients qui n'en ont jamais fait (prévention primaire). Toutefois, leurs résultats ne sauraient être tenus pour infaillibles. Ainsi, il ne leur a pas été possible de prendre en compte les effets de la prise d'aspirine, aux vertus cardiovasculaires démontrées au décours d'un infarctus du myocarde, donc en prévention secondaire, ou l'existence d'un traitement substitutif hormonal pour les femmes, dont on espère aussi des effets favorables pour le cœur et les vaisseaux. En conclusion, les auteurs indiquent que « les préventions primaire et secondaire des maladies coronariennes expliquent près de la moitié de la baisse de la mortalité coronarienne aux États-Unis durant la période 1980-1990. Mais plus de 70 % de cette baisse résulte de la prévention secondaire, donc de la prise en charge des patients déjà porteurs d'une affection ischémique ».

Dans les années à venir, les gains d'espérance de vie ne proviendront peut-être pas seulement des soins et des médicaments, mais des changements de comportement vis-à-vis des conduites à risque. Ainsi, la baisse (espérée) du tabagisme devrait avoir des effets positifs sur la longévité (mais pas avant 10 ou 20 ans car, à court terme, les morts dus au tabac vont encore augmenter, notamment chez les femmes). Retenons pour l'heure ce chiffre calculé à partir du suivi de 7 735 hommes âgés de 40 à 59 ans : les non-fumeurs gardent 78 % de chances d'atteindre l'âge de 73 ans, alors que les fumeurs invétérés depuis l'âge de 20 ans n'en ont que 42 %[25]. La différence est de taille. Mais, là encore, même sur le terrain du tabagisme, les partisans du triomphe de la médecine scientifique pourraient l'emporter : après les timbres et les gommes à la nicotine qui ont un intérêt réel, on annonce la commercialisation prochaine de nouveaux médicaments d'aide au sevrage tabagique (comme le bupropion qui est un psychotrope). Seront-ils eux aussi prometteurs d'autres années de vie gagnées ?

Certitudes et limites

Au terme de cette analyse de l'impact des médicaments du risque cardiovasculaire sur l'allongement de la longévité humaine, il est possible d'avoir deux certitudes : premièrement, le pouvoir des traitements est d'autant plus net que la situation du malade est grave (hypertension artérielle forte, niveau de cholestérol élevé) ; deuxièmement, les effets bénéfiques sur la mortalité sont solidement démontrés dans le cadre d'essais cliniques incluant un grand nombre de patients. Au total, il est tout à fait légitime de penser qu'au niveau de la population générale la lutte contre le risque cardiovasculaire influence favorablement sur l'espérance de vie. Dans l'état actuel de nos connaissances, les bénéfices des médicaments balaient d'un revers de main les critiques d'il y a 10 ou 20 ans. Nos pilules pour le cœur sont bonnes... Est-ce l'heureux résultat qu'escomptait Claude Bernard il y a plus de cent ans ? « La connaissance de la physiologie expérimentale conduira à l'entretien de la santé, au perfectionnement de la race, à l'art de faire vivre les hommes longtemps comme le voulait Bacon[26]. » Toutefois, ne perdons pas de vue que ces constats statistiques ne sont pas facilement extrapolables à l'échelle des individus et qu'à l'avenir leur évolution ne sera peut-être pas aussi probante. Si l'optimisme est justifié, il a aussi ses limites, comme nous le verrons plus loin.

CHAPITRE XIV

Prédire le risque : quand la pratique médicale fait appel à l'informatique

> « Tout médecin qui pense qu'il pourrait être remplacé par un ordinateur devrait l'être. »
>
> A. MOLES [1].

Ce chapitre pourra dérouter certains lecteurs non friands de chiffres car son propos est parfois un peu technique. Il est néanmoins important car il présente une nouvelle démarche médicale reposant sur l'évaluation du risque cardiovasculaire des patients. Ici, on ne parle plus de symptômes à soulager, mais de probabilités qu'un événement cardiovasculaire puisse survenir. Dans ce cadre, somme toute abstrait puisqu'il projette l'avenir de chaque malade qui s'ignore dans un avenir arbitraire, la décision médicale ne repose plus sur la traditionnelle intuition du clinicien, mais sur l'utilisation d'équations du risque.

Cette mutation de l'exercice médical doit peu aux fabricants d'ordinateurs car les calculs pourraient se faire à la main. En fait, la prédiction informatisée du risque procède avant tout du travail de fourmi d'un siècle d'épidémiologie qui s'est prêtée à la modélisation mathématique. Ce nouveau mode de pensée liant pratique clinique et informatique médicale inaugure la médecine du XXIᵉ siècle. Toutefois, on va voir que l'avenir appartient déjà au présent car d'ores et déjà Internet répond à cette question : Docteur, comment mon cœur va-t-il se comporter dans dix ans ?

Manger un steak tartare nous expose-t-il à la maladie de Creutzfeld-Jakob ? Un séjour dans une pièce amiantée provoque-t-il le cancer ? Peut-on raisonnablement habiter près d'une centrale nucléaire ou passer ses vacances sur les plages du Cotentin ? Quel est le danger des fromages crus ? Peut-on acheter du poulet nourri à la dioxine ? Que risque-t-on en prenant l'avion, en sautant à l'élastique, en fumant une cigarette, ou en recevant une transfusion sanguine ? Ces questions sont de plus en plus posées depuis que notre société place le risque au premier rang de ses préoccupations. Aujourd'hui, journaux télévisés, gazettes, mais aussi conversations de café du commerce ou colloques scientifiques ne cessent de commenter, juger et soupeser les risques inhérents à telle ou telle activité. Peu à peu, toutes les actions humaines sont passées au crible de l'évaluation du risque — réel ou supposé — qui les accompagnent. Chacun, le journaliste, l'expert ou le responsable de santé publique, mais aussi la mère de famille ou l'homme de la rue, y va de son commentaire sur ces questions aussi nombreuses que variées. Hélas, loin de l'objectivité des faits, la perception du danger varie au gré d'émotions trop souvent aiguisées par des événements sans signification statistique : en 1999, il a suffi par exemple qu'un ministre de l'Intérieur subisse un grave accident allergique au décours d'une anesthésie générale pour que beaucoup de patients redoutent, du jour au lendemain, une intervention chirurgicale qu'ils envisageaient jusqu'alors sans appréhension. En l'espace de quelques heures, chaque malade qui devait être opéré se mit à frémir, donnant ainsi raison à ceux qui estiment que la plus grande pulsion de l'homme n'est pas la libido mais le besoin de sécurité. Mais comment estimer rationnellement les risques et ne pas céder aux émotions médiatiques ou aux préjugés médicaux ? Comment craindre tel ou tel danger en fonction de la réalité de ses conséquences et non pas en fonction de sa charge émotionnelle ou culturelle, fût-elle teintée de science ?

Les médecins eux-mêmes ne sont pas à l'abri d'erreurs dans l'appréciation des risques encourus par leurs patients. Hier, le Docteur Knock fondait sa décision d'agir — ou de ne pas agir — sur des arguments spécieux : la mémorisation sélective des résultats émanant de sa seule pratique, des évaluations de risque ne reposant sur aucune donnée objective. Longtemps, les convictions personnelles des médecins, souvent influencées par des réclames publicitaires douteuses, ont servi de guides aux conduites thérapeutiques proposées — voire imposées — aux malades. Aujourd'hui, la véritable question est de savoir comment se libérer de la subjectivité. Comment jauger au mieux les risques qu'encourent ceux qui demandent un avis médical ? Bien sûr, le seul fait de naître expose au risque de mourir ! Mais dans quel délai et de quelle maladie ? Jadis, ce type de question était plutôt réservé aux astrologues et aux diseuses de bonne aventure. Cependant, Hippocrate, qui savait combien la prédiction de l'évolution des maladies est un exercice difficile, se hasardait parfois à l'art du pronostic. De fait, grâce à son expérience, le médecin prétend mieux connaître l'avenir du malade que le patient lui-même. Paul Valéry (1871-1945), dans un pastiche de Socrate dialoguant avec son médecin, s'étonnait de cette capacité de prédiction : « C'est ton art même qui m'est énigme. Je m'interroge comment tu sais, et quel esprit peut être le tien, pour que tu puisses me parler comme tu l'as fait tout à l'heure, sans mensonge et sans présomption, quand tu m'as dit, ou prédit, que je serai guéri demain, et content de mon corps dès la pointe du jour. Je m'émerveille de ce qu'il faut que tu sois, toi et ta médecine, pour obtenir de ma nature ce bienheureux oracle et pressentir son penchant pour le mieux. Ce corps, qui est le mien, se confie donc à toi et non à moi-même ; auquel il ne s'adresse que par peines, fatigues et douleurs, qui sont comme les injures et les blasphèmes qu'il peut proférer quand il est mécontent. Il parle à mon esprit comme à une bête, que l'on mène sans explications, mais par violences et outrages ; cependant qu'il te dit clairement ce qu'il veut, ce qu'il ne veut pas, et le pourquoi et le comment de son état. Il est étrange que tu en saches mille fois plus que moi sur moi-même, et que je sois comme transparent pour la lumière de ton savoir, tandis que je me suis tout à fait obscur et opaque[2]. » De façon moins littéraire, nous allons voir comment le médecin peut aujourd'hui prétendre en savoir « mille fois plus » sur son patient que le malade n'y parvient lui-même. À cet effet, le clinicien doit apprendre à laisser de côté son expérience professionnelle — solitaire et artisanale — pour se doter d'outils rigoureux avec lesquels il évaluera « scientifiquement » l'avenir de ses patients. Il lui faut donc raisonner autrement en se référant à des connaissances validées sur des dizaines de milliers de patients et non plus exclusivement sur son avis personnel.

Hiérarchiser les risques en les évaluant objectivement

Dans le champ du risque cardiovasculaire qui nous occupe ici, évaluer la situation d'un patient revient à hiérarchiser objectivement ses risques liés au tabac, à l'alcool, à l'hypertension, aux excès de glycémie ou aux anomalies du cholestérol. Cette question fut présente à l'esprit des investigateurs de la célèbre enquête de Framingham qui, il y a une trentaine d'années, conçurent les premières tables de risques issues de leurs relevés épidémiologiques. Leur principe était assez simple : aligner les différents risques dans les colonnes d'un tableau, les zones vertes correspondant à un faible risque, les rouges aux situations risquées. En fonction de sa consommation de tabac, de son niveau de pression artérielle ou d'alcool, chaque individu peut repérer exactement dans quelle case il se situe [3]. Dans un souci de simplification, une petite carte tenant dans la poche du médecin résumait de telles données [4]. À dire vrai, ni aux États-Unis ni en France, ces tables ne furent utilisées dans la pratique médicale courante (elles ne le sont toujours pas aujourd'hui) et force est de reconnaître qu'actuellement, la lutte contre les facteurs de risque s'effectue encore de façon hétérogène et sans quantification précise. Suivant l'intuition ou même la spécialité du médecin, l'attention portée aux risques diffère. Le patient frappe-t-il à la porte du cabinet d'un diabétologue ? On s'occupera d'abord de sa glycémie. S'adresse-t-il en premier lieu à un service de cardiologie ? Il a toutes les chances que l'on porte avant tout un regard sur sa tension, et le contrôle de son équilibre glycémique ne sera sans doute pas jugé prioritaire... Consulte-t-il un médecin facilement influencé par les publicités de l'industrie pharmaceutique ? La consultation se focalisera peut-être sur le contrôle pointilleux d'une hypercholestérolémie via la prescription d'un médicament hypocholestérolémiant, et négligera la lutte contre le tabagisme. Pour éviter ces écueils, il convient de privilégier ce que les médecins appellent une « prise en charge globale » des risques et d'éviter une trop grande étanchéité entre les spécialités médicales. Actuellement, il existe trop de frontières entre les diabétologues, les cardiologues, les « tabacologues », les angéiologues ou les « lipidologues ». C'est l'ensemble des facteurs de risque et non pas un seul qui doit être pris en compte de la façon la plus objective possible. Et c'est justement au titre de l'objectivité que le traitement statistique des données médicales est appelé à la rescousse.

Allier statistiques et mesure du corps

Nous avons vu au début de ce livre comment les médecins des compagnies d'assurance ont eu, il y a cent ans, l'idée brillante d'utiliser le manomètre pour récuser les patients hypertendus du bénéfice de l'assurance vie à cause du risque de mortalité précoce. Les assureurs avaient rapporté le niveau de pression artérielle de chaque candidat à des tables statistiques d'événements cardiovasculaires. Les connaissances médicales actuelles ont confirmé la justesse de leur point de vue, néanmoins, il reste à approfondir cette démarche, non plus dans une logique financière d'assurance, mais pour les soins médicaux. Désormais, le médecin entend aider le patient qui s'ignore à repérer les véritables dangers qui menacent sa santé puis, *in fine*, choisir son traitement. Pour y parvenir, il faut combiner les données épidémiologiques relevées sur des groupes de patients aux chiffres individuels d'un patient (âge, sexe, valeur de la pression artérielle, taux de cholestérol, etc.). En d'autres termes, l'évaluation du risque associe deux approches. D'une part, celle des statisticiens et des épidémiologistes qui mettent en relation (c'est-à-dire en équation) les différents facteurs de risque. Et de l'autre, celle des cliniciens qui, individuellement, mesurent la pression artérielle, dosent le cholestérol, comptabilisent le nombre de cigarettes consommées ou font un électrocardiogramme afin de produire les chiffres qui vont rentrer dans l'équation. Ce rapprochement des mathématiques et de la clinique a gagné en maturité dès la fin des années 1960. À cette époque, on vit apparaître dans les revues médicales des articles comportant des équations un peu mystérieuses et tout à fait inhabituelles pour les cliniciens. Ainsi, en 1967, une revue médicale anglo-saxonne publia un article difficile à comprendre et riche en formules mathématiques, signé par un statisticien, un « biométricien » et un épidémiologiste [5]. Avec ce type de réflexion, une pensée médicale nouvelle émergeait.

Une association de malfaiteurs

Pour estimer correctement le devenir de nos artères et de notre cœur, il faut tenir compte de l'ensemble des facteurs de risques et ne plus les envisager isolément. Car pour le corps, il va du cholestérol, du tabac et de la pression artérielle comme de la conjonction du verglas, de l'alcool et de la vitesse pour les automobilistes : l'association des facteurs augmente le risque. Pour concourir au développement de l'athérome, l'élévation de la pression artérielle, les anomalies du cholestérol et les cigarettes unissent leurs actions délétères. Pire, il n'existe pas un simple effet additif des différents facteurs de risque mais une redoutable synergie. En termes statistiques, les risques ne s'additionnent pas et certains se multiplient : on dit qu'ils se potentialisent, notamment sous l'effet d'une exposition prolongée. L'estimation de cette combinaison est rendue possible du fait que certains facteurs intervenant dans le développement des événements cardiovasculaires sont quantifiables : le niveau tensionnel se précise en millimètre de mercure ; le tabagisme en nombre de cigarettes fumées (valeur parfois complétée par la durée du tabagisme : jours ou bien années) ; les anomalies du cholestérol plasmatique et du diabète se chiffrent suivant la concentration sanguine de constantes biologiques mesurées par un prélèvement sanguin. À travers tous ces chiffres, la mesure du corps peut se plier aux formulations mathématiques. Les équations prennent en compte à la fois des variables quantitatives — pression artérielle, tabac, cholestérolémie, âge — ou qualitatives : sexe, présence ou non d'un diabète, d'une hypertrophie ventriculaire gauche. C'est dire l'intérêt de la quantification de la clinique (la clinimétrie) dont nous avons décrit les origines au troisième chapitre de ce livre.

Au stade de notre propos, et pour mieux comprendre cette démarche, prenons l'exemple d'un homme hypertendu de 65 ans. Selon une équation de risque, cet individu a 45 % de chance (pratiquement une chance sur deux) d'avoir un accident coronarien dans les dix ans qui viennent, dans le cas où son cholestérol est à 4 g/l. Toute chose égale, par ailleurs (donc avec la même tension), son risque d'avoir un tel accident ne serait que de 28 % s'il avait un cholestérol normal. Ces chiffres énoncés, il reste à mieux saisir leur signification : ce n'est pas si simple, comme on va le voir.

Quand le regard comparatif peut s'avérer trompeur

Avant d'entrer plus en détail dans nos explications sur l'estimation du risque en médecine cardiovasculaire, comparons à nouveau les accidents cardiaques à ceux des automobiles. Lorsqu'on roule dans une voiture dont le chauffeur a trop bu d'alcool, on s'expose à un risque qui peut être calculé de deux façons : soit de manière relative, soit de manière absolue. Dans le premier cas, on calcule que la conduite en état d'ivresse expose à tant de fois plus d'accidents que la normale (on calculera qu'il a x fois plus de risques d'avoir un accident que s'il n'avait pas bu). Dans le second, on calcule que, pour un trajet donné, le chauffeur éméché aura, par exemple, 15 chances sur 100 d'avoir un accident. Dans cette dernière formulation, le risque n'est pas évalué par comparaison, il est exprimé sous la forme d'un chiffre. Ces deux modes de calcul, relatif ou absolu, ont chacun leur intérêt mais n'offrent pas les mêmes possibilités d'analyse. Revenons maintenant à la médecine. Comme pour les accidents de la route, plusieurs types de risque cardiovasculaire peuvent être calculés : le risque relatif et le risque absolu.

Le risque cardiovasculaire relatif est celui qu'un individu présentant un facteur de risque particulier (une hypertension arté-rielle, par exemple) a de développer une maladie *par rapport* à une population dite « normale » (c'est-à-dire prise à titre de référence et dénuée de ce facteur de risque). Ainsi, on peut estimer qu'un sujet hypertendu risque 2 à 4 fois plus qu'un sujet normotendu d'avoir un accident vasculaire cérébral dans une période de 5 à 10 ans. Cette manière d'évaluer le risque est facile à comprendre et à mémoriser. Cependant, sans être fausse, elle peut induire des erreurs d'appréciation car, s'il est effectivement possible de comparer deux risques l'un à l'autre, encore faut-il avoir une bonne connaissance de la situation dite « normale ».

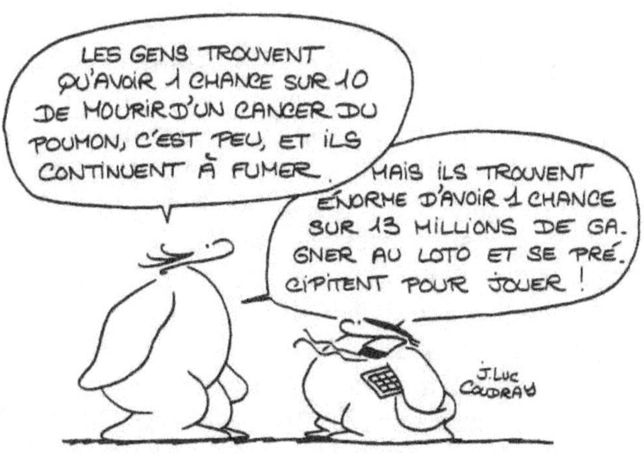

Pour mieux comprendre, prenons une autre comparaison en dehors du champ médical : imaginons qu'un entomologiste affirme qu'une race de mouches est capable de voler trois fois plus longtemps que telle espèce de hannetons. Et alors ? Que penser de cette comparaison si l'on ne connaît pas les caractéristiques du vol du hanneton ? La difficulté d'utiliser un raisonnement comparatif est exactement la même en médecine, comme le montre cet exemple médical réel : une femme qui prend la pilule présente, approximativement, quatre fois plus de chances d'avoir une phlébite (coagulation du sang dans les veines des jambes) qu'une femme ne prenant pas de contraception orale [6]. La contraception orale expose ainsi « quatre fois plus » au risque d'une maladie parfois dangereuse ! Voilà un chiffre qui frappe l'imagination et qui pourrait faire reculer les très nombreuses femmes utilisant des œstroprogestatifs ! En fait, il ne faut pas s'arrêter à cette proportion relative et il convient de prendre en compte la faible fréquence de la phlébite chez la femme ne prenant pas de contraception orale. Quatre fois un événement très rare reste mathématiquement un événement rare... Si bien qu'en réalité (en « nombre absolu », devrait-on dire), les patientes effectivement exposées à cette complication en prenant des œstroprogestatifs sont peu nombreuses : il n'existe que quatre phlébites pour 100 000 années-femmes utilisant la pilule [7]. Heureusement ! C'est donc pour pallier ces difficultés de comparaison inhérentes au calcul du risque relatif que les médecins tentent actuellement de vulgariser le concept de risque cardiovasculaire absolu. Voyons plus précisément de quoi il s'agit.

Quand l'ordinateur voit notre avenir compris entre zéro et un

Le risque cardiovasculaire absolu est le risque que présente un patient de développer un événement cardiovasculaire (infarctus, hémorragie cérébrale, mort subite) en fonction d'un paramètre (par exemple la pression artérielle) durant une période de temps définie, (le calcul se fait généralement pour des périodes de 5 à 10 ans). L'expression de ce risque se résume à un chiffre compris entre 0 et 1, ou bien sous la forme d'un pourcentage. Ainsi, pour un homme de 35 ans normotendu, le risque de présenter un accident vasculaire cérébral dans les 10 ans est de 0,20 % (en d'autres termes, un individu sur 500). Mais, au même âge, si sa pression artérielle s'élève à 220 mmHg, il a 2 chances sur 100 (un individu sur 50) d'avoir une telle complication. Le chiffre de 2 % peut paraître dans l'absolu un risque encore faible, pourtant le risque relatif (rapport du risque absolu du sujet normotendu au risque absolu du sujet hypertendu) est considérable, puisque dans notre exemple il est multiplié par 10 ! Nous avons souvent parlé du vieillissement dans cet ouvrage ; c'est l'occasion de mesurer son poids statistique dans le risque cardiovasculaire : au-delà de 65 ans, le risque vasculaire s'accroît notablement. Un hypertendu de 65 ans a une chance sur 5 d'avoir un accident vasculaire cérébral avant 75 ans (alors que celui de 35 ans avait 2 chances sur 100). Un sujet de 65 ans, mais avec une tension normale, a une chance sur 50 de subir un tel événement.

Compliquons encore un peu les calculs. Comme nous l'avons déjà dit, pour apprécier au mieux le risque cardiovasculaire, il faut savoir tenir compte de plusieurs paramètres. Les équations de risque prennent en compte à la fois les chiffres de cholestérol, de tension, du tabac, de la glycémie, de l'âge, etc. Ce calcul ne peut pas s'effectuer mentalement mais s'obtient facilement avec une calculette ou un ordinateur. En pratique, il suffit de rentrer les paramètres dans la machine puis d'appuyer sur la touche « résultat ». L'estimation chiffrée du risque s'affiche alors. Un jeu d'enfant ! (voir cahier d'illustrations, photo 27).

Mais que faire de ce résultat ? Eh bien, tenter d'améliorer son destin en normalisant les paramètres qui font pencher la balance dans le mauvais sens grâce à un régime ou des médicaments. Mais il existe des facteurs de risque modifiables et d'autres qui ne le sont pas. Il est ainsi tout à fait possible de modifier le niveau de pression artérielle ou de cholestérol avec la thérapeutique (ce sont des paramètres modifiables), mais à l'inverse, l'âge ou le sexe sont des paramètres sur lesquels personne n'a prise.

Limites du calcul et bémols statistiques

Permettant d'avancer vers une « objectivité » du raisonnement médical, ce calcul du risque cardiovasculaire est-il parfait ? Faut-il immédiatement suivre cette direction nouvelle et lui assujettir, d'ores et déjà, la décision médicale sur laquelle va reposer le choix des traitements ? Dans quelle mesure l'avenir de notre cœur doit-il être dicté par la prédiction des ordinateurs ? Cette question, que nous allons discuter ici autour de l'exemple concret et réel du risque cardiovasculaire, préfigure ce que sera l'exercice médical du XXIe siècle : une médecine assistée par ordinateur.

Tout d'abord, reconnaissons que tous les calculs statistiques ayant trait au vivant sont soumis à des biais. Mais les experts savent analyser la faiblesse de leurs chiffres et au pays de la statistique médicale l'autocritique est bien reçue. Le socle épidémiologique servant de base à l'appréciation du risque des populations n'est pas parfait. Les experts confessent deux types de faiblesses : des inadéquations de temps et des décalages de lieu. Expliquons-nous. Les tables de risque servant de référence à l'évaluation de la situation d'un Français qui consulte aujourd'hui sont à la fois trop éloignées et trop anciennes. En effet, les données utilisées pour le calcul du risque proviennent essentiellement d'études épidémiologiques nord-américaines. Un premier doute surgit : peut-on alors valablement considérer que l'état cardiovasculaire d'un habitant de Framingham soit le même que celui d'un Bordelais ou d'un Lillois ? Il est tentant de répondre par la négative car des enquêtes épidémiologiques effectuées à l'échelle de plusieurs pays, comme celle dite des « sept pays », ont bien mis en évidence des différences notables entre les populations[8]. Ainsi, les Américains présentent près de deux fois plus d'accidents coronariens que les Français, pour des chiffres similaires de cholestérol plasmatique (c'est tout le débat sur le fameux paradoxe français !). En prenant acte de telles différences, des experts ont adapté les données nord-américaines à l'Hexagone. C'est ainsi que pour la France, une équation prédictive du risque coronarien existe depuis 1994[9]. Mais, là encore, les observateurs pointilleux pourront faire remarquer que la base statistique ayant servi à ce calcul n'est pas forcément représentative de tout un chacun, puisqu'il s'agit de données épidémiologiques provenant de l'observation de 5 766 travailleurs parisiens âgés de 43 à 63 ans, donc non représentatifs de la population générale.

Hélas, en plus de ce premier doute sur l'adéquation des données statistiques d'un pays à l'autre, les tables de risque posent également le problème de leur évolution dans le temps. Elles peuvent devenir obsolètes. Les calculs, aussi sophistiqués soient-ils, ne peuvent être d'une exactitude absolue car ils se fondent sur des études entreprises il y a plusieurs décennies. Il est alors légitime de se demander si les données anciennes tiennent suffisamment compte des changements récents comme l'augmentation de la longévité et la compression de la morbidité observées dans les pays occidentaux, les modifications des habitudes de vie et des comportements alimentaires. En 1948, au début de l'enquête de Framingham, on ne connaissait pas l'existence des différentes fractions du cholestérol plasmatique (LDL et HDL cholestérol couramment appelés « bon » et « mauvais » cholestérol), et l'on pourrait tenir compte d'autres facteurs qui semblent aujourd'hui jouer un rôle très probable dans le déterminisme des maladies cardiovasculaires. Les banques de données sur lesquelles s'appuient les équations de facteur de risque reflètent une époque déjà révolue. Alors peut-on les utiliser ?

Ces difficultés méthodologiques sont bien connues des épidémiologistes qui admettent que les équations actuellement utilisées surestiment le risque cardiovasculaire [10]. Toutefois, les variabilités sont maîtrisables, car mathématiquement modélisables, si bien que les biais statistiques ne constituent pas un obstacle insurmontable. En dépit de ses imperfections, la prédiction du risque demeure plus fine avec l'aide d'un ordinateur qu'avec le seul « sens clinique » de jadis). La pertinence des équations de risque a notamment pu être confirmée par le résultat d'études récentes, et il est désormais tout à fait licite d'affirmer qu'en matière de prédiction cardiovasculaire, le temps où l'expérience du clinicien isolé paraissait suffisante est révolu.

Décision médicale et informatique : la vérité « absolue » ?

Au mot « absolu », le dictionnaire Robert offre comme première définition : « qui ne comporte aucune restriction ni réserve ; achevé, intégral, total ». Plus loin, il propose comme synonyme « despotique, dictatorial, totalitaire, tyrannique ». Ces qualificatifs suggèrent que le choix du terme « risque vasculaire absolu » est maladroit. Pour ceux qui en douteraient, lisons encore le Robert qui propose ces citations : « une confiance absolue dans l'avenir » ; « à votre âge on a des jugements absolus » ; « ton absolu : cassant, tranchant ». Et voilà en quelques mots des qualificatifs dont on redoute qu'ils soient attribués à une relation médecin-malade assujettie à l'ordinateur. Sur le choix des termes, les experts ont sans doute commis une maladresse : pour faire passer un concept — celui d'un raisonnement statistique devant guider la décision médicale — ils ont puisé dans un registre lexical autoritaire. Or le calcul du risque cardiovasculaire ne saurait déboucher sur une vérité « absolue ». Formuler de façon exacte au travers d'un chiffre compris entre 0 à 1 le risque d'un individu est impossible, quand bien même les tables statistiques servant de base au calcul seraient irréprochables. Voici pourquoi.

L'évaluation statistique du risque d'un individu n'est qu'un chiffre moyen extrapolé à partir d'un groupe. Avoir la prétention de prendre ce chiffre pour personnellement exact reviendrait, par exemple, à estimer non seulement le nombre d'accidents de voitures pendant le week-end de la Pentecôte, mais à désigner de surcroît les conducteurs qui auront un accident ! Cette comparaison fait bien comprendre que toute prédiction individuelle est imparfaite, sinon impossible. Pourtant, chaque jour, médecins et patients se méprennent en confondant action individuelle et jugement de groupe. Combien d'entre eux seraient déçus d'apprendre que l'absorption d'un médicament préventif de l'infarctus du myocarde, par exemple en diminuant le taux de cholestérol sanguin, n'a aucune action attestée à l'échelle de l'individu ? La médecine cardiovasculaire moderne se vante d'être fondée sur des preuves (c'est l'*evidence based medicine* des Anglo-Saxons). Soit, mais n'oublions pas qu'il s'agit de preuves diluées à l'échelle des cohortes. Pour évoquer l'efficacité de l'intervention médicale dans le cadre des essais cliniques, les spécialistes parlent de « nombre de sujets à traiter » pour éviter un événement cardiovasculaire. Dans l'hypertension modérée, on peut estimer qu'il faut traiter mille patients pendant un an pour éviter un accident vasculaire cérébral. En d'autres termes, l'ordinateur ne fournit une indication exacte que s'il oublie les individus au profit des groupes. Mais devant son malade, le médecin peut-il en faire autant [11] ?

L'ordinateur n'est pas l'ordonnateur...

Certains médecins ont la tentation de vouloir faire le bonheur des patients contre leur gré. Nous avons vu avec quelle énergie le Docteur Knock se souciait de la prévention ! En matière d'hypertension artérielle, nous avons exposé ce qu'est « l'effet blouse blanche ». De même, on peut redouter que l'estimation chiffrée d'un risque maladroitement qualifié d'« absolu » puisse être source d'anxiété. L'utilisation des équations de prédiction du risque sera-t-elle de bonne propagande ? Sans doute pas pour tout le monde. Que les experts qui souhaitent informatiser la décision médicale rapidement admettent la réalité : le concept de risque cardiovasculaire absolu n'est pas d'utilisation simple et cette complexité est sans doute une des raisons pour lesquelles il a du mal à s'intégrer dans la pratique médicale courante. Mais les temps changent avec la place grandissante de l'informatique dans les sociétés occidentales. Les ordinateurs et les calculettes, en se plaçant sur le bureau des médecins, comme des patients eux-mêmes, vont faciliter la prédiction des risques en médecine. Il reste à le faire avec nuance...

Comme nous l'avons dit, on aurait tort de croire que l'avenir d'un individu puisse être exactement calculé et réduit à une formule mathématique. Outre le problème de la faiblesse des données épidémiologiques qui servent de base au calcul, s'ajoute celui des différences entre le destin individuel et les moyennes de longévité des groupes : dire que l'on a tant de risque d'avoir un infarctus dans les cinq ans ne correspond pas à « une » vérité et ce chiffre ne constitue qu'une évaluation grossière. Il est certes plus objectif que l'appréciation clinique traditionnelle, son but n'est pas astrologique (prédire l'avenir). Son enjeu est d'étayer rationnellement la décision médicale [12].

Il ne faut pas voir une vérité absolue dans les chiffres issus des logiciels de calcul, mais une aide à la décision pour dégager des priorités : ainsi, une jeune femme hypertendue et fumeuse court beaucoup plus de risques d'avoir un accident coronarien dû au tabac qu'un accident vasculaire cérébral dû à l'hypertension. Ce phénomène est encore plus net si elle a un taux élevé de cholestérol LDL et bas de HDL. C'est sur ces données chiffrées, objectives, qui peuvent être expliquées et partagées avec le patient, que le médecin pourra décider de la stratégie à suivre : supprimer le tabagisme (si possible !), traiter l'hypercholestérolémie et, en dernier lieu, l'hypertension artérielle. La normalisation des corps doit s'effectuer sur la base d'informations les moins empiriques possible. C'est correctement et objectivement bien informés sur les risques que nous devons pouvoir choisir nos modes de vie. Les recommandations des médecins pourront peut-être s'en trouver modifiées. Si le concept de risque cardiovasculaire absolu était utilisé en pratique, les catégories de patients candidats au traitement ne seraient plus tout à fait les mêmes [12]. Il est possible qu'en France nous consommions trop d'hypocholestérolémiants chez des sujets à faible risque donc pour une rentabilité thérapeutique médiocre. Toutefois, les équations actuelles ont aussi d'autres limites. Elles pourraient conduire à négliger un paramètre s'il était isolé, ou même à introduire un déséquilibre entre traitement du sujet jeune et du sujet âgé, dont le risque absolu est élevé par définition.

Prochaine étape : la prévision des effets du traitement

Faire le point sur la situation d'un patient qui s'ignore avant traitement est une première étape désormais accessible, comme nous venons de l'expliquer. Mais dans un avenir proche, il sera possible d'aller plus loin. Avec des logiciels d'aide à la décision médicale, le praticien pourra estimer la probabilité de retour à la « normale » du risque cardiovasculaire, en comparant le risque absolu encouru par un sujet du même âge et du même sexe indemne de tout facteur de risque, avec son patient dont les facteurs de risque cardiovasculaire auront été corrigés. Pour avancer dans cette voie, de grands essais thérapeutiques ont eu lieu dans le domaine de l'hypertension et de l'hyperlipidémie : leurs résultats sont déjà accessibles dans des banques de données informatisées. D'autres études se déroulent actuellement pour juger de l'effet bénéfique — ou non — d'un traitement d'une hypertension et d'une cholestérolémie subnormale au moyen de différents traitements. Le temps n'est pas loin où il sera possible de consulter en temps réel les tables de bénéfices que l'on peut escompter du traitement des facteurs de risque chez un patient donné tout en tenant également compte des risques inhérents à la prise du traitement. Il n'est pas illusoire de penser que dans peu d'années, les stratégies thérapeutiques seront disponibles sur Internet, après avoir été validées par les sociétés savantes. Elles permettront de prédire le gain en espérance et en qualité de vie qu'offrira un traitement. Un calcul théorique, bien sûr, car la longévité d'un sujet ne dépend évidemment pas (et heureusement) que de paramètres cardiovasculaires. Ainsi, il apparaît clairement que notre patient de 65 ans dont la pression artérielle est à 220 mmHg a toutes les chances d'éviter un accident vasculaire cérébral avec un traitement antihypertenseur efficace. De même, s'il est hypercholestérolémique et qu'il encourt donc un grand risque d'accident coronarien, les études récentes montrent qu'il est protégé de cette complication par un traitement approprié (les statines). Qui plus est, le risque d'effets secondaires lié au traitement des facteurs de risque sera disponible dans les banques de données et permettra au médecin et au patient d'évaluer le rapport bénéfice/risque d'une thérapeutique. Cette médecine, dite fondée sur le niveau de preuve, devrait progressivement aider le médecin à décider de la thérapeutique à mettre en œuvre. Mais deux questions se posent alors : jusqu'où aller dans la normalisation du corps ? Comment communiquer au malade qui s'ignore ce raisonnement tout de même bien compliqué, mais qu'il devra comprendre s'il veut lui-même choisir son mode de vie et non pas obéir aux injonctions d'un médecin informatisé ?

CHAPITRE XV

Vers une génétique du risque cardiovasculaire

> « Un organisme n'est jamais qu'une transition, une étape entre ce qui fut et ce qui sera. La reproduction en constitue à la fois l'origine et la fin, la cause et le but. »
>
> François JACOB [1].

« Maintenant dites-moi de quoi votre père et votre mère sont morts, demande le médecin.

— Eh bien, monsieur, je ne puis vous dire exactement. Mais en tout cas de rien de grave », répond le malade qui s'ignore.

Ces deux phrases échangées lors de l'établissement d'un contrat d'assurance sur la vie servent de légende à une caricature publiée il y a plus de cent ans dans un journal satirique anglais, le *London Charivari* (voir photo 11 du cahier d'illustrations). Elles sont lourdes de sens. Tout d'abord, la question posée par le médecin montre bien que la recherche des antécédents médicaux était une préoccupation bien réelle pour les assureurs. Ensuite, l'esquive du proposant dévoile sa très bonne compréhension de la finalité de la question : la mise au grand jour de facteurs de risque par transmission héréditaire de quelques tares, « vices cachés » ou « maladies obscures », comme on le disait alors. De fait, au XIXᵉ siècle, il n'était pas besoin de connaître la composition chimique des chromosomes ou de comprendre les mécanismes de la génétique pour remarquer que certaines maladies étaient familiales et transmissibles : par la seule observation, la famille royale d'Angleterre connaissait — et redoutait — l'hémophilie dont elle était frappée. Depuis plus longtemps encore, et même depuis l'Antiquité, tout bon berger sait aussi qu'un géniteur robuste donnera de beaux agneaux, tandis que les bêtes malingres ne méritent pas d'être croisées. En termes de simple observation, la logique de l'hérédité est une affaire ancienne.

Il est, en effet, étrange de penser que l'hérédité réalise un trait d'union, ou un pont, comme on le voudra, entre le passé de nos parents et l'avenir de nos corps. Elle heurte la chronologie habituelle des événements qui voudrait que les jeunes générations disposent d'un champ libre et soient affranchies des erreurs d'hier. Ainsi, lorsque nous héritons d'une maladie portée par les générations antérieures, le déroulement de nos jours à venir s'en trouvera-t-il marqué ? Les cartes seraient-elles jouées à l'avance ? Notre avenir ne nous appartiendrait-il donc pas complètement ? Pas entièrement. François Jacob a bien expliqué que « l'hérédité est séparée de toute fantaisie locale, de toute influence, de tout désir, de tout incident », puisqu'une structure chimique, les acides nucléiques qui composent nos gènes, en l'occurrence, en régit le rigoureux ordonnancement [1]. Intervenant bien en amont de la vie, la génétique n'a que faire de nos souhaits d'égalité entre les hommes. Mais ce *fatum* laisse-t-il Knock impuissant ? Sans doute pas. Comme nous l'avons expliqué dans les chapitres précédents, les médecins ont appris à remonter le cours des événements cardiovasculaires et savent intervenir de plus en plus tôt (voir chapitre II). Aujourd'hui, ils savent même, au moyen d'une calculette, évaluer la probabilité de survenue d'un événement, comme un infarctus du myocarde ou une hémorragie cérébrale. Dans le droit sillage de cette démarche, les médecins sauront, sans doute dans un avenir relativement proche, percer les secrets de la génétique pour affiner encore leur prédiction. La question actuelle est de comprendre en quoi la connaissance de nos gènes sera d'ici quelques années un paramètre de plus dans l'équation de nos vies. Nous allons ici tenter d'y répondre.

Même si elle n'est pas encore couramment répandue, l'utilisation d'équations de risque pour la prédiction du risque cardiovasculaire appartient à la réalité. Obtenir un chiffre prétendant donner une probabilité d'avoir telle ou telle affection cardiovasculaire dans les cinq ou dix ans qui viennent est désormais facile en utilisant une calculette. Simple, cette opération est néanmoins imparfaite (voir chapitre précédent). Une meilleure prédiction de nos risques ne pourrait-elle pas venir de l'analyse de notre patrimoine génétique ? Puisque les affections cardiovasculaires paraissent plus fréquentes dans certaines familles, Knock ne pourrait-il pas observer nos gènes à la loupe afin d'en analyser les faiblesses ? La maladie et la mort, jadis conséquences du courroux des dieux et aujourd'hui punition pour tous nos écarts aux règles de l'hygiène, sont-elles inscrites au plus profond de nos cellules ? Notre taux de cholestérol, notre risque d'infarctus sont-ils prédéterminés d'une famille à l'autre ? Mais alors qui détermine nos risques : notre environnement, ou notre destin biologique gravé dans nos chromosomes ? Nous avons tous un parent, un frère, une sœur ou un proche parent atteint d'hypertension artérielle, de diabète ou d'un excès de cholestérol. L'hérédité nous condamne-t-elle ? Et dans quelle mesure ?

Les chiffres de pression et de cholestérol : une affaire de famille

Depuis longtemps déjà, le concept de « diathèse » fait recette en médecine. Il suggère l'idée d'une « susceptibilité morbide » accablant les individus « mal constitués ». On pensait, au XIXe siècle, que le goutteux, le tuberculeux ou l'asthmatique étaient victimes d'une prédisposition à la maladie dont certaines familles, certaines races semblaient plus volontiers accablées. Pourquoi pas les maladies nouvelles comme l'hypertension ? Dix ans avant l'invention du tensiomètre moderne, en 1876 exactement, le clinicien français Georges Dieulafoy (1840-1911) avait déjà appelé « l'attention sur le rôle considérable que paraît jouer l'hérédité dans la production de l'hémorragie cérébrale[2] ». Il ne fallut pas longtemps aux cliniciens pour faire de l'hypertension artérielle une histoire de famille. Il leur suffit de remarquer l'existence, ici et là, de familles d'hypertendus et de souligner l'incidence élevée de l'hypertension artérielle chez les apparentés de patients hospitalisés pour hypertension[3]. Dans l'entre-deux-guerres, les médecins affirmaient déjà que « l'hérédité est le facteur le plus important du développement de l'hypertension artérielle essentielle ». Peu à peu, ce constat passa de l'impression approximative à une quantification plus affirmée, comme celle de l'Américain Ayman qui, en 1934, étudia attentivement les chiffres de pression artérielle de 1 524 membres de 277 familles[4]. L'impression que l'hypertension artérielle pouvait être héréditaire devenait de plus en plus solide.

Mais puisque le niveau de la pression artérielle ou les taux de cholestérol et de glycémie sont soumis à plusieurs types d'influences, physiologiques, environnementales et génétiques, il n'est pas facile de faire la part des facteurs génétiques dans le déterminisme de l'hypertension. Comment distinguer la responsabilité de l'hérédité de celle des facteurs de l'environnement ? La pression artérielle dépend, par exemple, de la consommation en sel (sodium surtout, et à un moindre degré potassium) et de la prise d'alcool ; autant d'éléments consommés lors des repas familiaux. Il a été noté l'existence d'une similitude de la prise de poids par les conjoints pendant leur vie commune, or le poids d'un individu a une influence sur son niveau de tension. Cette ressemblance entre époux n'est pas liée aux gènes — bien qu'il existe une hérédité de l'obésité pour tout compliquer — mais à des facteurs environnementaux ! « Qui se ressemble, s'assemble » ? Knock, muni de son tensiomètre, remarque également que « qui s'assemble, se ressemble ».

La pression artérielle, résultante de l'environnement et de l'hérédité

Pour faire la part des choses entre la composante héréditaire du niveau de la pression artérielle, de celle influencée par l'environnement, les chercheurs ont imaginé différentes études cliniques, dites biométriques. On peut observer la ressemblance entre les chiffres de pression artérielle à l'intérieur d'une même famille ; entre frères et sœurs, ou entre parents et enfants. Il apparaît, d'après ces travaux, que les ressemblances de niveaux de pression artérielle des enfants entres eux, ou des enfants avec leurs parents, sont assez faibles, quoique indiscutables[5]. Elles sont bien dues à des facteurs héréditaires que l'on étudie en supprimant par calculs l'influence du poids et de la taille, éliminant ainsi la part due à l'environnement partagé au sein d'une même famille. De fait, le même type d'alimentation, l'apport de sel, le mode de vie peuvent à eux seuls rendre compte de la similarité des chiffres de pression artérielle qui existe dans une même famille.

Les recherches effectuées chez des jumeaux permettent de mieux comprendre le rôle des gènes. La comparaison du niveau tensionnel entre vrais jumeaux (monozygotes) et faux jumeaux (dizygotes) montre que la ressemblance des chiffres de pression artérielle est nettement plus élevée chez les vrais jumeaux que chez les faux jumeaux, ces derniers n'ayant que 50 % de gènes en commun contre 100 % pour les jumeaux monozygotes [6]. Au sein de familles où se trouvent à la fois des enfants naturels et adoptés, donc sans partage de gènes pour ces derniers, les ressemblances de pression artérielle sont plus marquées entre les enfants naturels qu'entre les enfants adoptés [7]. Grâce à ces études, on estime qu'environ 30 à 40 % du niveau tensionnel est d'origine héréditaire [5]. Autrement dit, un tiers du niveau de notre pression artérielle, quelle soit normale ou élevée, est lié à nos gènes. Les 60 à 70 % restants seraient le fait des facteurs d'environnement.

Mais cette vision du partage des responsabilités entre, *grosso modo*, nos gènes et nos conditions de vie, est très schématique. La réalité est plus complexe car l'effet délétère de certains gènes peut n'apparaître que dans des circonstances particulières d'environnement. Ceci est le cas de l'hypertension liée au sel. Il est connu que la consommation excessive de sel peut élever la pression artérielle. Mais elle ne le fait pas au même degré chez chacun d'entre nous car la sensibilité au sel est héréditaire [8]. Ainsi un gène de « susceptibilité au sel » devient un gène de « susceptibilité à l'hypertension » lors d'une consommation trop importante de sel par certains individus génétiquement prédisposés. Cependant, en l'absence de prise exagérée de sel, ce gène prédisposant à l'hypertension ne s'exprime pas. On comprend alors que l'élévation de la pression artérielle liée à une alimentation riche en sel est variable d'un individu à l'autre, selon son patrimoine génétique. En d'autres termes, nous sommes inégaux devant les frites et les salaisons. Certains individus peuvent en consommer impunément tandis que d'autres verront leurs chiffres de pression artérielle s'élever, ce que Knock ne manquera pas de vite repérer.

L'hérédité du risque : bonne et mauvaise étoile

Ce qui est vrai de l'hérédité des chiffres de la pression artérielle et de l'hypertension l'est tout autant du diabète et de l'hypercholestérolémie. Le caractère héréditaire du diabète non insulinodépendant, appelé encore diabète de type 2 ou « diabète gras », est connu depuis longtemps. Non seulement il existe une concordance quasi absolue de son apparition chez les jumeaux monozygotes [9], mais le fait d'avoir un ascendant direct diabétique non insulinodépendant rend probable à 40 % de le devenir au cours de sa vie [10]. Qui plus est, il semble que l'hérédité joue un rôle important sur la survenue de complications au cours du diabète, qu'il s'agisse de leur gravité ou de leurs types (atteinte des yeux, des reins ou des vaisseaux). Mais, comme pour l'hypertension, les facteurs d'environnement ont également un rôle déterminant dans l'apparition du diabète. Une alimentation excessive en sucre, sous toutes ses formes, y compris l'alcool, combinée à des gènes de « susceptibilité au diabète non insulinodépendant » favorise ou provoque le déclenchement de la maladie chez un individu génétiquement prédisposé.

Comme le diabète, les dyslipidémies, et notamment l'hypercholestérolémie, sont pour une grande part héréditaires [11]. Une alimentation déséquilibrée, trop riche en graisses animales, élève le taux de « mauvais cholestérol » (LDL cholestérol) de façon variable selon qu'il existe ou non des gènes de susceptibilité à l'élévation du cholestérol.

Ainsi la « malbouffe » n'a-t-elle pas le même impact négatif chez tout le monde. Certaines personnes sont relativement protégées du fait d'un capital génétique favorable, d'autres sont particulièrement vulnérables pour avoir hérité des gènes de susceptibilité de leurs parents. Chez ces individus, les *hamburgers*, le Coca-Cola et autres composants des *fast-foods* élèvent plus nettement leur pression artérielle, leur glycémie ou le taux de leur cholestérol. Remarquons que le tabagisme est un problème à part puisqu'en l'état actuel des connaissances, on considère qu'il échappe à tout déterminisme génétique. Mais il serait intéressant de savoir si la tentation de fumer — ou la capacité de s'abstenir de fumer — dans un environnement de fumeurs ne fait pas également intervenir des gènes de susceptibilité à l'appétence et à la dépendance à la nicotine. On peut l'envisager, comme cela existe pour l'alcool.

Les maladies cardiovasculaires, tels les infarctus du myocarde ou les accidents vasculaires cérébraux, dépendent donc à la fois de l'exposition à l'environnement et de facteurs génétiques. Cette observation a été faite, il y a plusieurs décennies, chez les populations où les apports en sel et en graisses animales (graisses saturées) sont minimaux. C'est le cas chez certaines ethnies aux spécificités géographiques et culturelles précises. Chez elles, ces pathologies sont quasi inexistantes. Ainsi, les Indiens Pima, aux États-Unis, qui sont devenus obèses et diabétiques par phénomène d'acculturation. Ainsi, en modifiant leur mode de vie et en adoptant une nourriture de type occidental, c'est-à-dire plus salée, plus sucrée, plus grasse et souvent plus alcoolisée, de nombreux individus deviennent hypertendus, diabétiques et/ou hypercholestérolémiques. Mais pas tous, car ce qui est vrai à l'échelon global des populations ne peut être extrapolé au niveau des individus dont la prédisposition à ces maladies dépend également de facteurs génétiques.

La conséquence de l'héritabilité de tout ou partie des facteurs de risque vasculaire explique la tendance, à l'intérieur d'une même famille, à développer des accidents coronariens ou vasculaires cérébraux, mortels ou non, à un âge relativement jeune. Différentes études, dont celle de Framingham, montrent qu'effectivement la probabilité d'avoir un accident coronarien est multipliée par deux ou trois lorsque l'un des deux parents a présenté ce type d'affection avant l'âge de 65 ans. Le suivi d'une cohorte de près de 7 500 Français âgés de 43 à 54 ans pendant 6 ans et demi a montré que le risque relatif de développer une maladie cardiovasculaire était respectivement multiplié par 1,5 ou 2 en cas d'antécédents paternels de maladie cardiovasculaire ou d'hypertension [12]. La présence à la fois d'une hypertension et d'une maladie cardiovasculaire chez le père multipliait par trois ce risque. Mais attention, il s'agit d'antécédents familiaux survenant avant 65 ans. Cette notion de mortalité précoce est importante car, compte tenu de la très grande fréquence de la mortalité cardiovasculaire (une mort sur deux), nous avons tous des parents décédés de cause cardiovasculaire. En d'autres termes, avoir un père décédé à 89 ans d'un infarctus n'est pas de mauvais pronostic, au contraire. En revanche, l'existence d'antécédents familiaux de mort cardiovasculaire prématurée constitue en elle-même un facteur prédictif de mort chez les enfants [13]. Chez ces sujets nés sous une mauvaise étoile, Knock devra redoubler de vigilance pour contrôler les facteurs de risques environnementaux, à savoir l'abstention du tabac, l'hygiène alimentaire et, le cas échéant, la prescription de médicaments.

L'hypertension : combien de gènes sont concernés ?

Avec la connaissance complète du génome humain qui devrait être achevée en 2003, nous allons connaître de façon imminente de grands bouleversements en biologie et en médecine. Attendons-nous à une explosion des connaissances sur le rôle des gènes dans la compréhension des maladies et de la santé de l'homme. Ces perspectives posent de nombreuses questions. Pouvons-nous escompter que les gènes qui prédisposent à l'hypertension, au diabète et à l'hypercholestérolémie soient rapidement découverts ? Et si oui, allons-nous assister rapidement à l'établissement de « cartes génétiques » qui préciseront l'existence de nos gènes de susceptibilité aux maladies cardiovasculaires ? Sera-t-il possible de prédire la réaction de nos corps lors d'une prise excessive et prolongée de sel, de graisses animales ou d'alcool en fonction de la présence de gènes de susceptibilité à ces facteurs alimentaires ? Cette carte génétique pourra-t-elle préciser le traitement le plus adapté à chacun de nous ? Les compagnies d'assurances qui se sont contentées jusqu'à présent de mesurer la tension, la glycémie et le cholestérol vont-elles fouiller notre passé familial et réclamer des informations génétiques utiles au calcul des primes en fonction des bons et mauvais gènes ?

Sans même évoquer les problèmes éthiques soulevés par ces questions, les réponses ne sont pas si simples. En effet, les formes communes d'hypertension, de diabète non insulinodépendant et des dyslipidémies ne sont pas dues à l'anomalie d'un seul gène. Ce sont des maladies complexes, dues à une combinaison de plusieurs gènes de susceptibilité qui interagissent avec l'environnement.

Une maladie héréditaire peut être due à un gène unique, on parle de maladie monogénique. Sa transmission se fait habituellement de génération en génération par des lois simples que le moine Georges Mendel (1822-1884) a découvert, il y a plus de cent ans (par exemple la transmission des yeux bleus, même s'il ne s'agit évidemment pas d'une maladie, s'effectue de façon mendélienne). Dans le cas des maladies monogéniques, le gène responsable peut être aisément identifié par les techniques actuelles de la génétique moléculaire. Mais pour beaucoup d'autres affections, le défaut génétique résulte, au contraire, de l'effet de plusieurs gènes ; on les appelle maladies polygéniques. Leur transmission de génération en génération est bien plus complexe et ne se fait pas de façon mendélienne. C'est le cas de l'hypertension, du diabète, de l'obésité et de nombreuses dyslipidémies. Cette distinction n'a pu être établie qu'après parfois de longues controverses. Ainsi, il y a plus de trente ans, Sir George Pickering et Sir Robert Platt se sont opposés sur la question du caractère monogénique ou polygénique de l'hypertension. Leurs arguments se fondaient sur l'analyse des courbes de distribution de la pression artérielle dans les populations. La distribution bimodale de la pression artérielle qu'avait notée Platt l'amenait à séparer clairement une population normotendue d'une population hypertendue [14]. Il proposait que l'hypertension fût une maladie héréditaire liée à un gène morbide. À l'inverse, Pickering ne voyait qu'une distribution unimodale de la pression artérielle systolique et diastolique, sans que l'on pût séparer clairement les patients « normotendus » des « hypertendus » [15]. Il concluait que l'hypertension ne résultait pas du défaut d'un simple et unique gène mais était polygénique. Le débat est clos à l'heure actuelle, dans la mesure où la distribution de la pression artérielle dans les différentes populations étudiées semble bien unimodale.

À vrai dire, la situation est encore plus complexe qu'il n'y paraît. Certes, les maladies monogéniques sont dues aux défauts d'un gène bien identifié. C'est là une condition nécessaire. Mais elle n'est pas suffisante dans tous les cas. En effet, la maladie ne s'exprime pas, ou très tardivement, au cours de la vie chez certains individus pourtant porteurs du même défaut génétique chez d'autres membres de leur famille, sévèrement affectés par la maladie. Il est vraisemblable que ces patients relativement épargnés ont hérité d'autres gènes qui viennent contrecarrer l'effet délétère du gène morbide. Les facteurs d'environnement jouent aussi un rôle dans l'expression clinique de certaines maladies génétiques. C'est par exemple ce qui se passe lorsque la pratique du sport intensif entraîne la mort subite d'un membre d'une famille atteinte de cardiomyopathie hypertrophique.

Les formes monogéniques d'hypertension : clés pour la connaissance

La mucoviscidose, qui touche les poumons, et l'hémophilie, qui entraîne des troubles de la coagulation du sang, sont des maladies génétiques connues car elles sont relativement fréquentes. Elles sont dues à l'altération d'un seul gène, ce sont des affections monogéniques. Il existe plus de 9 000 formes monogéniques de maladies, parmi lesquelles citons encore la polykystose rénale, qui, à terme, provoque une insuffisance rénale avec hypertension. Concernant le risque cardiovasculaire, il existe des dyslipidémies monogéniques non rares, puisqu'on estime qu'elles compteraient pour 50 à 60 % des dyslipidémies observées chez les coronariens [16]. Cependant, que ces pourcentages ne nous trompent pas : par rapport à la population générale, les maladies monogéniques restent rares, voire très rares ; c'est le cas de certaines formes d'hypertension et de diabète non insulinodépendant dues à l'altération d'un gène précis. La plupart de ces affections ont des caractéristiques bien particulières ; elles se manifestent souvent dès l'enfance, ce qui explique qu'elles aient été décrites par des pédiatres.

Bien que rares, ces formes monogéniques sont de véritables clés pour la connaissance de la génétique du risque cardiovasculaire. En plus de l'intérêt très concret — et déjà actuel — de faire leur diagnostic et de proposer un traitement adapté aux familles atteintes, elles ont permis d'identifier avec certitude un gène impliqué dans la régulation de la pression artérielle, le contrôle de la glycémie ou de la cholestérolémie. Ainsi les formes monogéniques d'hypertension artérielle découvertes jusqu'à présent ont permis de connaître toute une série de gènes impliqués dans les mécanismes complexes de la réabsorption de l'eau et du sel par l'organisme. Ces découvertes ont conforté l'hypothèse assez ancienne que la pression artérielle et la réabsorption rénale excessive de sel sont intimement liées. De la même façon, l'existence de très rares et dramatiques formes monogéniques d'hypercholestérolémie familiale liée à une absence du gène du récepteur du LDL cholestérol a aidé à comprendre les mécanismes du transport du cholestérol dans les cellules [17]. L'importance de cette découverte a été saluée en 1985 par l'attribution du prix Nobel de médecine à Brown et Golstein.

Mais si la connaissance des gènes responsables des formes monogéniques des maladies a un intérêt essentiel pour notre connaissance de la physiopathologie, il faut bien comprendre qu'en pratique ces maladies rares ne constituent qu'une très faible partie de l'ensemble des hypertensions et des diabètes. En conséquence, elles n'ont que peu d'importance immédiate pour Knock qui se place du point de vue de la prédiction, du diagnostic et du traitement de l'immense majorité des patients à risque cardiovasculaire.

Vers l'établissement d'une « carte génétique des risques » ?

Afin de déterminer chez un individu donné le risque de développer une affection cardiovasculaire, l'enjeu de la génétique cardiovasculaire est de découvrir les gènes responsables des formes communes d'hypertension, de diabète ou de dyslipidémie. Il sera ainsi possible de repérer les gènes de susceptibilité à certains facteurs alimentaires afin de proposer un traitement individualisé.

La tâche ne fait que débuter et, à ce stade, nous ne pouvons qu'indiquer schématiquement les pistes suivies dans le cas de l'hypertension artérielle, sachant que des stratégies analogues sont mises en œuvre dans les autres maladies.

Comme nous l'avons dit, l'hypertension courante, plus volontiers appelée « hypertension essentielle », car de cause inconnue, résulte d'interactions complexes entre plusieurs gènes et l'environnement, les gènes ayant essentiellement un rôle de prédisposition. L'identification de ces gènes est beaucoup plus difficile que pour les maladies monogéniques. La prédisposition à une maladie veut simplement dire qu'il existe un certain risque de la voir apparaître, de façon plus fréquente, que chez les patients dépourvus du facteur prédisposant. Mais il s'agit là d'une probabilité et non d'une certitude. Certains patients développeront une hypertension artérielle à cause d'un gène de susceptibilité, d'autres pas. Inversement, d'autres verront s'installer une hypertension alors qu'ils n'ont pas tel ou tel gène de susceptibilité.

En cas d'hérédité familiale, la probabilité de devenir hypertendu est multipliée par deux ou par trois. Mais plusieurs gènes concourent à cette susceptibilité. Si dix gènes concourent à part égale pour augmenter de trois fois (300 %) la possibilité de développer une hypertension, cela veut dire qu'un seul gène augmente cette probabilité de 30 % seulement. Ce calcul simple permet d'entrevoir la difficulté à repérer les gènes en cause. Sur les 100 000 gènes du patrimoine humain, comment repérer la dizaine — ou plus — qui est responsable de l'hypertension essentielle ?

La démarche la plus intuitive est de se demander si les gènes coupables ne pourraient pas être ceux connus pour intervenir dans la régulation de la pression artérielle. Une mutation sur l'un de ces gènes, appelés « gènes candidats », pourrait entraîner leur dysfonctionnement et une élévation du niveau tensionnel ; c'est le cas des gènes impliqués dans la régulation du métabolisme de l'eau et du sel, ou du système rénine-angiotensine. De fait, l'un de ces gènes intervient, pour une part modeste, dans l'apparition de l'hypertension essentielle et de l'hypertension au cours de la grossesse [14]. D'autres peuvent être découverts grâce aux observations faites chez des rats génétiquement hypertendus. Enfin, la découverte précise d'une cause d'hypertension artérielle dans les maladies hypertensives monogéniques suscite l'espoir que d'autres formes d'hypertension artérielle, provisoirement étiquetées « essentielles », pourront trouver leur explication dans le mécanisme élucidé.

L'étape suivante sera l'analyse chez un individu de toute la série de gènes susceptibles de modifier le niveau de la pression artérielle, d'élever son taux de glycémie et de cholestérol, de favoriser la survenue précoce d'un infarctus. Bref, de dresser la « carte génétique du risque » héréditaire de développer une affection cardiovasculaire. Il est illusoire de penser que la réponse sera donnée par l'analyse d'un petit nombre de gènes. La prédiction du risque sera d'autant plus juste qu'un nombre important de gènes (plusieurs centaines, plusieurs milliers ?) aura été analysé. C'est techniquement possible dans un proche avenir grâce à l'utilisation des « puces à ADN », avec lesquelles des centaines ou des milliers de gènes sont étudiés, pour repérer des différents variants de susceptibilité aux maladies cardiovasculaires. L'analyse de cette panoplie de gènes « à risque cardiovasculaire » permettra une estimation du risque génétique. Les facteurs génétiques qui s'ajoutent aux classiques facteurs de risque — l'âge, le tabac, le niveau tensionnel, le diabète, le cholestérol — permettront non seulement de conseiller précisément le patient sur son hygiène de vie et son alimentation, mais aussi de lui prescrire un traitement médicamenteux précisément adapté à son profil génétique.

Le meilleur des mondes de la prédiction

La génétique prédictive des maladies cardiovasculaires communes n'est pas pour aujourd'hui, car il existe encore trop d'inconnues pour proposer un test génétique simple. Mais au-delà des aspects scientifiques, on doit réaliser que la génétique prédictive nécessitera non seulement une information pertinente du public mais également une réflexion citoyenne menée avec les politiques, les industriels, les sociétés d'assurances et les employeurs qui, fort de ce nouvel outil, pourront passer, de l'âge de la traditionnelle mesure de la pression artérielle et du taux de cholestérol, à celui de la génétique prédictive. En 1999, les assureurs français ont proposé un moratoire de plusieurs années pour l'utilisation des tests génétiques dans leur calcul de surprime[18]. D'ailleurs en France, l'état actuel de la législation ne le permettrait pas ; néanmoins, il faut avoir conscience de la faiblesse des réglementations s'il suffit de traverser une frontière pour aller se faire établir une carte de risque dans le pays voisin.

La prédiction génétique du risque cardiovasculaire appartient encore au domaine de la recherche, et d'une recherche difficile. Son enjeu est considérable. Comment réagira le patient qui connaîtra si précisément les dangers qui le menacent ? Que fera Knock pour le persuader de modifier ses habitudes de vie ? Que feront assureurs et employeurs d'un point de vue financier ?

Knock entend désormais faire de la génétique du risque. En retour, il revient aux sociétés de bien peser les avantages et les risques d'une médecine à la pensée génétiquement modifiée.

CHAPITRE XVI

Knock : le retour

> « Dans toutes les maladies, la présence
> d'esprit et la bonne volonté à prendre ce
> qui est administré annoncent un avenir
> heureux : le contraire est un mauvais
> signe. »
>
> HIPPOCRATE.

Si l'on en juge aux commentaires des radios au moment des bulletins d'information sur la circulation routière, le vocabulaire cardiologique appartient à notre vie quotidienne : « La nationale 20 est complètement thrombosée, comme les petites artères qui mènent au cœur de la capitale par le périphérique nord. » Cependant méfions-nous des apparences et ne nous y trompons pas. Cet anthropomorphisme de la ville, déjà cher à Victor Hugo qui voyait dans les égouts le « ventre de Paris », n'est en rien synonyme de compréhension du vocabulaire médical. Knock a certes beaucoup œuvré pour vulgariser les notions de prévention cardio-vasculaire, mais cela ne suffit plus. Aujourd'hui, ses fils spirituels nous affirment qu'il ne faut plus seulement informer, mais encore éduquer. Que les malades reçoivent une bonne information sur leur affection chronique est une chose, mais qu'ils bénéficient d'une véritable éducation leur permettant de gérer eux-mêmes les coups durs qui pourraient survenir en est une autre. Non contents de drainer les patients vers les cabinets médicaux, les nouveaux

Knock voudraient envoyer les sujets à risque à l'école. Pourquoi et comment ?

Se reposer sur ses lauriers ?

Forts d'un bilan positif sur les trente dernières années, les spécialistes de médecine cardiovasculaire n'entendent pas se reposer sur leurs lauriers. Knock n'a pas achevé sa quête d'une santé toujours « meilleure » et n'a nullement l'intention de s'arrêter en si bon chemin. D'ailleurs les économistes savent bien que le « marché » de la prévention cardiovasculaire est en pleine expansion, notamment à cause de l'augmentation de la longévité des populations.

Les derniers textes officiels, tels ceux de l'Organisation mondiale de la santé, confirment que la prise en charge du risque cardiovasculaire dans les pays industrialisés a permis d'obtenir une décroissance régulière de la mortalité cardiovasculaire [1]. Mais ils font aussi remarquer que les statistiques paraissent moins bonnes lorsqu'on les étudie sur une période récente. Dans ce cas, les courbes de mortalité s'infléchissent pour dessiner un plateau. La question d'un discret regain des taux de morbi-mortalité paraît même posée. Le progrès serait-il en train de s'arrêter ?

Parallèlement à cette éventuelle stagnation, des enquêtes récentes soulignent que les sujets hypertendus ou diabétiques sont insuffisamment traités. Aux États-Unis, moins d'un tiers des hypertendus seraient contrôlés [1] ! Ces chiffres concordent avec ceux publiés précédemment au Canada : parmi les sujets traités pour hypertension, 23 % ont une pression artérielle qui reste trop élevée malgré le traitement, alors que les sujets correctement contrôlés ne sont que 16 % [2]. En Italie, l'insatisfaction est la même et les études font état de traitements insuffisamment efficaces, sans doute parce que les patients oublient de prendre régulièrement leurs médicaments [3]. Les enquêtes françaises dressent des constats identiques. Concernant la maîtrise des risques liés au diabète, un spécialiste n'hésite pas à parler de « dramatique échec et de fiasco [4] ». « On peut, on doit mieux faire ! », s'exclame-t-il. Mais comment ?

« *Nouvelles stratégies* »

Selon l'Organisation mondiale de la santé, les faiblesses du contrôle du risque cardiovasculaire doivent conduire les cliniciens, chercheurs, économistes de la santé et industriels à élaborer « de nouvelles stratégies diagnostiques, d'explorations et de prise en charge thérapeutique ayant pour objectif de mieux définir, à l'échelon individuel, le niveau de risque, l'objectif thérapeutique, et le traitement le plus adapté [5] ».

Étape préalable aux mutations prochaines de l'exercice médical, de « nouvelles stratégies » visent à contrecarrer les faiblesses du système de soins : formation inadéquate des médecins, insuffisance de communication du dossier médical, patients mal conseillés, malades ne suivant pas correctement leurs ordonnances, prescriptions inadéquates. La liste est longue et les solutions proposées sont éclectiques. Elles s'articulent autour de quelques mots clés de plus en plus souvent répétés aujourd'hui. Citons-en quelques-uns pêle-mêle : éducation thérapeutique des patients, prise en charge globale (au sens de *management*, selon le terme anglo-saxon), conférences de consensus, qualité des soins, évaluation, bonnes pratiques, informatisation des cabinets médicaux, accréditation, réseaux de soins, autoprise en charge. Tout ce jargon décrit les différentes pièces d'un puzzle qui annonce les mutations prochaines de la pratique médicale. Cette dernière va être profondément modifiée par le double jeu de l'émergence des nouvelles techniques et l'accroissement des contraintes économiques. En conséquence, le médecin qui, jusque-là, travaillait seul sur la base de connaissances souvent imparfaitement mises à jour, va être incité à correspondre avec ses pairs, exercer son art conformément à des « recommandations opposables » (c'est-à-dire des règles à la fois scientifiques et administratives), et orienter ses patients au travers de « réseaux de soins ». Dans les dix ou vingt ans qui viennent, nous allons assister à une profonde réorganisation des soins. Hier, le médecin de famille un peu savant, mais souvent bienveillant, en était le pivot. Demain, les patients, avec leurs exigences et leurs droits, devraient être au centre d'un système très réglementé.

Aux dires des plus enthousiastes, ces nouvelles stratégies de soins pourraient constituer une nouvelle panacée. En d'autres termes et dans le cadre du risque cardiovasculaire qui nous intéresse, les experts estiment que, pour limiter encore le nombre d'infarctus et d'accidents vasculaires cérébraux, l'avenir proche appartient à la mise en place d'une nouvelle « gestion » des patients. Cette évolution ne sonne pas le glas de la recherche de nouveaux médicaments — l'avenir de nos corps se trouve encore pour partie dans le creuset des chimistes —, mais pour décrire l'avenir on ne se contente plus d'un discours strictement pharmacologique. Les médecins, comme l'industrie pharmaceutique et les pouvoirs publics, sont conscientes qu'il ne faut pas négliger plus longtemps la façon de proposer les remèdes. Il est difficile de ne pas être d'accord.

L'information des patients : toujours plus ?

On sait combien la communication a pris une place déterminante dans notre société, en politique comme en économie. La médecine n'échappe pas à cette montée en puissance et il est significatif que plusieurs facultés de médecine proposent désormais des diplômes optionnels de communication médicale aux côtés de l'immunologie ou de l'anatomie. Mode ou nécessité ? Les deux sans doute. Prenons un exemple pour comprendre comment la communication peut peser sur la conduite des soins. Dans le cas de l'infarctus du myocarde, la nature pharmacologique du médicament n'est pas le seul facteur de bon pronostic : il faut également prendre en compte sa rapidité d'administration. Pour jouer sur ce facteur, il est souhaitable d'améliorer la connaissance qu'un malade peut avoir de ses symptômes, condition première pour que celui-ci fasse appel aux services d'urgence. Une enquête menée aux États-Unis auprès de 1 300 personnes s'est penchée sur ce problème et a révélé les lacunes des patients [6]. Pour corriger le tir, l'Association américaine pour le cœur *(American Heart Association)* fait figurer, au dos des enveloppes qu'elle adresse à ses membres, la liste des signes annonciateurs d'infarctus du myocarde. De même, les chaînes de télévision américaines multiplient quotidiennement des conseils utiles et concrets. S'inspirant de ce mouvement, la Fédération française de cardiologie a édité une petite carte (format carte de crédit) destinée à être glissée dans son portefeuille. Sur celle-ci figurent quelques messages simples sous l'intitulé « signes annonciateurs d'infarctus du myocarde [7] ». Ainsi, la communication devient un moyen thérapeutique. « Infarctus : la mortalité dépend de l'information », titrait *Le Figaro* du 19 janvier 1999 se faisant l'écho de cette initiative. Concernant l'accident vasculaire cérébral, la même démarche existe et les spécialistes estiment que cette « troisième cause de décès chez l'adulte justifie d'accroître l'éducation du public sur ses signes d'alerte et ses facteurs de risque [8] ».

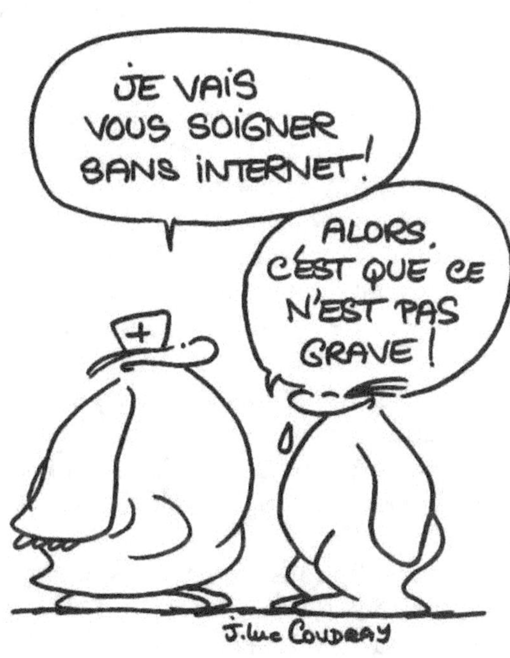

L'éducation thérapeutique des patients : vers de nouvelles pratiques

L'éducation thérapeutique des patients est à la mode. Elle pourrait devenir un droit pour les patients. En bref, elle procède du constat que les maladies chroniques — et les affections cardio-vasculaires appartiennent à cette catégorie — s'inscrivent dans la durée. La prise en charge (au sens de gestion, qui nous vient de l'anglais *disease management*) des affections chroniques (hypertension, diabète, maladie coronaire, asthme, etc.) combine prévention, traitement et conduite à tenir devant la survenue de complications. Elle suppose non seulement la compréhension mais aussi l'adhésion des patients aux propositions thérapeutiques qui leur sont faites. Il est souhaitable que le sujet puisse adapter lui-même son comportement aux péripéties de sa santé. Par exemple, lors de la survenue d'une douleur cardiaque, le patient devrait savoir non seulement quel médicament prendre mais aussi quelle conduite tenir, qui et quand appeler. L'habituelle ordonnance des médecins — brièvement griffonnée et illisible — n'y suffit plus. Pour l'hypertension artérielle, la surveillance des chiffres de tension par les patients eux-mêmes est très intéressante, comme nous allons le voir au chapitre suivant. Mais la mise en œuvre de cette automesure justifie un véritable enseignement.

Knock distribuait des brochures et l'information écrite s'est glissée dans la consultation (voir chapitre XI). De fait, il faut une bonne dose de docilité pour que, sans être poussé par une douleur quelconque et dans une situation si proche de la normale, chaque patient accepte d'obéir aux dix commandements de la maîtrise du risque cardiovasculaire : ne pas fumer, ne pas grossir, préférer les légumes bouillis au cassoulet, refuser une bonne bière, faire de l'exercice, se faire doser assidûment son cholestérol, mesurer sa pression artérielle, avaler ses pilules sans oubli, etc. Aujourd'hui, le patient modèle est invité à faire preuve d'une bonne « observance ».

Terme français équivalent de *compliance* en anglais, l'observance se définit comme la concordance entre le comportement d'un patient et les prescriptions hygiéniques, diététiques et médicamenteuses qui lui sont faites. Le terme d'observance signifie historiquement l'obéissance à une règle. Aujourd'hui, les médecins préfèrent parler plus pudiquement d'« adhésion au traitement » pour mieux souligner la nécessaire participation du patient. Cette nuance de vocabulaire a son importance car elle sous-entend l'importance accordée à l'éducation des malades plutôt qu'à leur obéissance passive à une « ordonnance ». Obéissance toute relative d'ailleurs car globalement, la moitié des patients ne suivent pas à la lettre les prescriptions et conseils que les médecins leur prodiguent. Plus précisément, les études estiment que 50 à 70 % des patients prennent 80 à 100 % des médicaments prescrits ; 30 à 40 % en prennent 40 à 80 %, le reste en prend soit moins de 40 % (soit... plus de 100 % !)[9]. Dans le cadre des essais thérapeutiques, les sujets prenant au moins 80 % des médicaments testés sont considérés comme « bons observants ». Ce chiffre est donc celui que l'on considère comme normal[10].

Bien sûr, la discordance entre les conseils du médecin et la réalité de leur suivi par le patient est aussi vieille que la médecine. Déjà Hippocrate affirmait que « dans toutes les maladies, la présence d'esprit et la bonne volonté à prendre ce qui est administré annoncent un avenir heureux : le contraire est un mauvais signe ». Vieux de plus de 2 000 ans, cet aphorisme reste d'autant plus pertinent que les moyens thérapeutiques actuels ont gagné en efficacité. En conséquence, les enjeux d'une bonne observance sont plus forts, sous réserve toutefois que le traitement soit approprié, ce qui n'est pas toujours le cas [11]. Marcel Proust, qui souffrait d'asthme grave, écrivit à un ami au lendemain d'une consultation avec le professeur Brissaud, grande figure de la médecine parisienne : « Il me prescrit mille médicaments. Mais l'heure de la consultation seule est venue. Celle de l'obéissance viendra plus tard. » L'éducation des patients est présentée comme le remède à cette indiscipline.

L'élément nouveau est que cette éducation s'institutionnalise et embrasse plus d'ambitions encore que la propagande hygiéniste d'hier. Selon les vœux de l'Organisation mondiale de la santé, l'éducation des patients s'érige en une nouvelle spécialité médicale dotée de centres d'enseignement, d'experts et d'outils pédagogiques (livres, films, CDrom, brochures, jeux éducatifs, sites internet). À juste titre, elle prend en compte les comportements individuels et s'efforce d'être à l'écoute de chaque personne. Ce que ne faisait pas, ou si peu, la propagande d'hier qui imposait des messages généraux sans trop s'attarder sur leurs liens avec l'activité de soins. Dans ses recommandations sur l'éducation thérapeutique des patients, l'Organisation mondiale de la santé souhaite que non seulement les professions de santé agissent, mais également les institutions, les associations de patients, les éditeurs et les industriels [5]. En France, l'importance de cette voie nouvelle dépendra de l'appui des pouvoirs publics qui décideront — ou non — de faire prendre financièrement en charge l'acte éducatif par les assurances sociales, comme le Canada ou la Suède ont commencé à le faire. En cas de reconnaissance financière une armée d'éducateurs diplômés sera levée. Pour travailler, ces nouveaux professionnels auront besoin d'outils pédagogiques aux qualités scientifiquement évaluées et conçues sans conflit d'intérêt. Le professionnel de santé devra être autorisé à effectuer des consultations de groupes dans des lieux qu'il faudra réglementairement définir (des écoles ? l'hôpital ? des cliniques ? des cabinets médicaux ? des salles municipales ?). Après la propagande hygiénique du XIXᵉ siècle et les messages de santé publique du XXᵉ, une nouvelle croisade d'éducation aux soins pourra alors commencer.

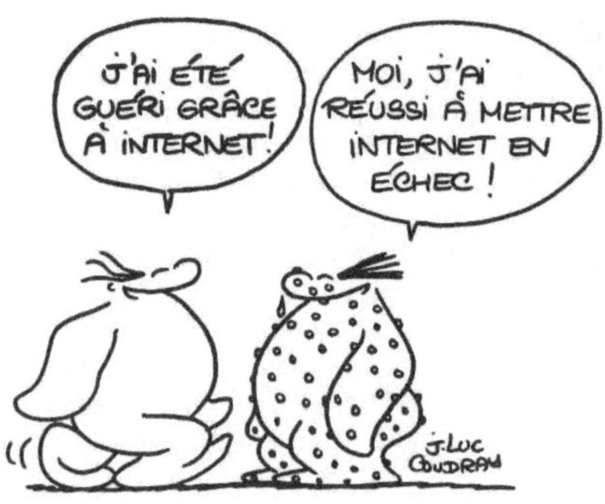

Surveiller soi-même sa santé

Un des enjeux majeurs de l'éducation thérapeutique est de donner au patient les moyens d'accroître son autonomie en se prenant en charge le plus possible. Tout a commencé avec la découverte de l'insuline en 1922. Ce médicament sauvait des vies mais l'absolue exigence d'effectuer des piqûres quatre fois par jour enfermait le diabétique dans une prison thérapeutique. Pour s'en libérer, le malade a dû apprendre à se piquer lui-même, comprendre et décider quelle dose administrer en fonction des événements, surveiller sa glycémie ou son taux d'acétone dans les urines : rien de simple. Aujourd'hui, la plupart des diabétiques arrivent fort bien à effectuer cette surveillance délicate, aidés par un véritable enseignement des diabétologues qui sont pionniers dans cette démarche. Depuis longtemps, les mères de famille sont parfaitement à même de mesurer la température de leur enfant. Aujourd'hui, sans en parler à quiconque, les jeunes femmes peuvent acheter en pharmacie des tests de grossesse et, après une manipulation assez simple, reconnaître si elles sont enceintes ou pas. En pratiquant elles-mêmes ce test, elles obtiennent la réponse avant le biologiste, avant le médecin ou le conjoint. Depuis peu, les asthmatiques apprennent à mesurer eux-mêmes leur souffle au moyen d'un petit appareil appelé débit-mètre de pointe, ou *peak-flow* en anglais. Dans un avenir sans doute plus proche que l'on ne l'imagine, chaque patient souhaitera mesurer lui-même son taux de cholestérol, savoir surveiller sa coagulation du sang et adapter lui-même son traitement. Sur ce dernier point, des expérimentations ont d'ores et déjà eu lieu : doté d'un appareil mesurant son taux de prothrombine, un test de coagulation du sang, le patient prenant un traitement anticoagulant est lui-même capable d'adapter ses doses de médicaments. Lorsque cela lui semble nécessaire il appelle son médecin [12].

Le nombre et la variété des techniques vont s'accroître rapidement car chaque jour l'électronique gagne en simplicité tandis qu'elle devient meilleur marché. À titre de gadget rappelons que même les balances de salle de bains se mettent à parler et à calculer les variations de poids ! L'autosurveillance des patients, ce que les Anglo-Saxons appellent *self-monitoring*, ne peut que se développer et nous sommes à la veille d'importants changements dans la relation médecin-malade. À ce titre, l'exemple très concret de l'auto-surveillance de la tension artérielle mérite d'être détaillé.

Aujourd'hui, les hypertendus peuvent mesurer eux-mêmes leur pression artérielle. À vrai dire, l'idée n'est pas neuve puisque dès 1930 un jeune Américain hypertendu avait demandé à son médecin la permission de surveiller lui-même sa tension. Le praticien avait accepté et le résultat de trois ans d'autosurveillance fut publié dans une revue médicale [13]. Dix ans plus tard, en 1940, d'autres médecins américains renouvelèrent cette expérience en remarquant que la tension prise à domicile est inférieure à celle relevée au cabinet médical [14]. En France, au début des années 1970, un jeune médecin (ami du Dr Ménol que nous avons rencontré au chapitre I), tenta lui aussi l'expérience en confiant des appareils à plusieurs patients. Mais, en communiquant cette expérience à ses confrères lors des Entretiens de Bichat, il se rendit compte que les esprits n'étaient pas mûrs [15]. De fait, ces différentes initiatives n'ont pas immédiatement débouché sur une large pratique de l'automesure qui restait freinée par des problèmes techniques bien réels, mais aussi par des résistances du corps médical. Confier au malade un tensiomètre relevait d'un tabou : celui de l'appropriation de la mesure de la tension par les médecins, geste symbole et passage obligé de chaque consultation — même indépendamment des maladies cardiovasculaires. Pendant très longtemps, les praticiens n'indiquaient même pas au malade leurs chiffres de tension, pour ne pas les inquiéter et peut-être aussi parce qu'ils ne savaient pas les faire baisser ! Cependant les temps changent et aujourd'hui les patients revendiquent leurs droits, ils se réunissent en associations et souhaitent avoir accès à leur dossier médical. L'autonomie est à l'ordre du jour et de plus en plus de personnes souhaitent se prendre en charge. Fort de cet esprit, l'automesure tensionnelle devrait gagner d'autant plus rapidement du terrain que les appareils électroniques d'automesure sont faciles à utiliser et leur prix relativement abordable : de 500 à 1 300 francs environ.

Aujourd'hui, en Europe comme aux États-Unis, un nombre croissant de médecins voient dans l'automesure de la pression artérielle la possibilité de mieux évaluer le niveau tensionnel car en multipliant les mesures on recueille une série de chiffres plus significative de l'état de santé réel de chaque patient [16]. Autre avantage : le patient n'étant pas en contact direct avec le médecin, l'automesure permet d'éviter « l'effet blouse blanche », dont nous avons parlé dans un chapitre précédent. Elle doit donc logiquement limiter les diagnostics erronés de pseudo-hypertension. Enfin, la préoccupation écologique de supprimer le mercure, toxique pour l'environnement, est un argument supplémentaire pouvant favoriser l'utilisation des tensiomètres électroniques.

Aujourd'hui, cette automesure est-elle dénuée de problèmes ? En l'état de la situation actuelle, rien n'est moins sûr puisque l'utilisation des appareils reste relativement anarchique. Le geste paraît certes facile mais les conditions de mesure doivent être exactement respectées : ce n'est pas toujours le cas faute d'un bon enseignement. Citons également une autre difficulté : la plupart des patients parviennent à prendre eux-mêmes leur tension, mais ils peuvent se tromper sur la signification médicale des chiffres retrouvés, l'interprétation des chiffres n'étant pas toujours facile. Les appareils actuellement disponibles sont de qualité inégale et pour l'instant ils échappent à tout contrôle de qualité. Ce vide réglementaire est en passe d'être corrigé mais, pour l'heure, toutes sortes de tensiomètres sont proposés en pharmacie, par correspondance et même sur Internet ! L'utilisation d'un appareil justifie d'autant plus une véritable éducation thérapeutique que, sans attendre, les publicitaires, qui ont bien saisi le potentiel du marché des appareils d'automesure, délivrent leurs messages à tous ceux qui « prennent garde à leur santé », selon leur expression. Leurs slogans vont jusqu'à proposer les appareils d'automesure comme « une idée de cadeau du Père Noël pour ceux que vous aimez ! ». « Surveiller sa santé, c'est mieux vivre », renchérit une autre publicité [16]. Un million d'appareils d'automesure se seraient vendus en France sans que les médecins n'y soient pour grand-chose : seule la force de communication des devantures des pharmacies paraît en cause. Et c'est peut-être là que le bât blesse car toute communication est susceptible d'être biaisée par des conflits d'intérêt. Qui demain informera et éduquera ? L'école ? Le ministère de la Santé et les institutions qui en dépendent ? Les sociétés savantes ? Les laboratoires pharmaceutiques ? L'assurance maladie ? Les fabricants et les distributeurs de matériels électroniques ? Les associations de malades qui s'ignorent ? Les éditeurs privés ?

CHAPITRE XVII

Normaliser et surveiller : jusqu'où ne pas aller trop loin ?

« Tant que les hommes pourront mourir
et qu'ils aimeront la vie, le médecin sera
raillé et bien payé. »

LA BRUYÈRE, *Les Caractères*.

Hier, les malades consultaient avant tout pour soulager leur peine. Ils obéissaient plus volontiers à leur souffrance qu'ils ne se soumettaient aux consignes hygiéniques d'une médecine préventive alors peu développée et qui n'était pas encore perçue comme donnant « droit à la santé ». Mais les temps ont profondément changé. Désormais, les malades sont devenus des assurés sociaux qui sont invités — aux frais de la collectivité — à se soumettre à la surveillance d'une prévention armée de tensiomètres, d'analyses biologiques et d'examens complémentaires (radiographie, électrocardiographie, échographie, etc.) dont on a vu combien ils étaient capables de devancer les symptômes. Dans ce cadre, il est désormais moins question de maladie que de risque. Le bien-fondé de cette prise en charge médicale a été validé par les essais thérapeutiques, et s'il y a vingt ans cet activisme a pu effrayer, la période de doute semble passée : force est de reconnaître que les études récentes ne confirment pas les craintes d'hier.

Le recul du doute

Dans les années 1970, Ivan Illich avait tiré la sonnette d'alarme sur l'absence de résultat de la prévention cardiovasculaire et son totalitarisme effrayant. En fait, ce qui était contestable il y a 20 ans ne l'est plus aujourd'hui. Il n'est plus possible de prétendre que le contrôle de la pression des hypertendus n'a pas d'efficacité sur la prévention des accidents vasculaires cérébraux, des insuffisances cardiaques ou rénales et des infarctus du myocarde. L'intérêt de la baisse du cholestérol fut, il est vrai, plus long à mettre en évidence. Dans les années 1980, on entendait encore dire que le contrôle des hypercholestérolémies était inutile, voire dangereux. À cette époque tout et n'importe quoi se disait sur le cholestérol et une publicité parue, en 1993, dans la presse médicale avait même pris cette période de désinformation comme argument. Pour vanter sa plaquette de margarine, elle émit ce slogan : « En matière de cholestérol, on fait avaler n'importe quoi aux Français [1] (photo 24 du cahier d'illustrations. »

Mais, là encore, les temps ont changé. Plusieurs études récentes, dont les essais « 4 S » et Woscop publiés en 1995, ont montré les bénéfices probants de l'abaissement du taux de cholestérol sanguin [2,3]. Après un infarctus du myocarde, donc en prévention secondaire, il est désormais acquis que les patients ont intérêt à prendre des statines, et cela même si leur cholestérolémie se situe dans des valeurs dites « normales ». Les publicitaires, qui ne sont jamais en reste de formules fortes pour proclamer que ces nouveaux médicaments sauvent des vies humaines, se vantent de posséder « une montagne de preuves », selon les termes d'une publicité parue dans la presse médicale en 1998. La très officielle Agence du médicament, organisme sous la tutelle du ministère de la Santé a, en 1996, qualifié de « progrès thérapeutique majeur » l'utilisation des médicaments hypocholestérolémiants de la famille des statines chez le coronarien avéré ayant une hypercholestérolémie modérée à sévère [4]. En conséquence, la Sécurité sociale en assure le remboursement dans cette indication. Cependant, il reste à discuter des seuils d'intervention thérapeutique qui continuent d'évoluer au fil des connaissances. Être certain de l'intérêt de l'abaissement de la pression artérielle, de la glycémie ou du cholestérol pour les personnes à haut risque vasculaire est une chose, mais savoir jusqu'où faire baisser un paramètre biologique, ou bien déterminer le moment à partir duquel une personne doit être considérée comme à risque, en est une autre. Si les doutes ont reculé, ils ne se sont pas tous dissipés.

Abaisser les normes pour aller plus loin encore ?

En dépit des résultats favorables mis en exergue par les essais cliniques récents, les médecins ont quelques bonnes raisons de se méfier de « trop » faire baisser la tension de leurs patients. Le mieux n'est-il pas l'ennemi du bien ? En 1987, une publication avait notamment cristallisé les craintes en révélant l'existence d'un possible effet défavorable des fortes baisses de pression artérielle chez les sujets souffrant de maladie coronaire[5]. Les discussions autour de ce phénomène eurent un certain retentissement dans le landerneau médical[6]. Peut-être ne fallait-il pas aller trop loin... En pratique, beaucoup de cliniciens trouvèrent dans cette interrogation une motivation pour ne pas imposer un contrôle excessif de l'hypertension de leurs patients. *Primum non nocere*, pensaient-ils. En 1998, une étude baptisée « HOT » vint apporter un éclairage différent[7]. Au vu de ses résultats, le contrôle de l'hypertension peut-il paraître résolu[8] ?

HOT est l'acronyme d'Hypertension Optimal Treatment, ou « Traitement optimal de l'hypertension ». Il s'agit d'une étude remarquable à plus d'un titre : c'est l'un des plus grands essais jamais réalisés. Il n'avait pas pour objectif de vanter les mérites d'un médicament, mais d'étudier des stratégies de traitement. Sa bonne méthodologie rend ses résultats crédibles. Près de 19 000 patients, âgés de 50 à 80 ans, issus de 26 pays, ont été inclus dans cette gigantesque étude dont l'objectif était de déterminer le niveau de pression artérielle qui, sous traitement, pouvait offrir la meilleure protection cardiovasculaire. En termes plus simples, il s'agissait de préciser jusqu'où il convient de faire baisser la pression artérielle des hypertendus. Pour cela, les investigateurs ont assigné trois objectifs thérapeutiques différents à trois groupes de patients tirés au hasard. Dans chacun des groupes, la valeur de la tension obtenue sous traitement (tension cible) différait, allant de l'habituelle « normale » à des valeurs plus basses encore (la pression diastolique des sujets inclus dans cette étude devait être ramenée à 90, 85, ou 80 mmHg).

Après 4 ans d'observation, la réponse apparut clairement aux initiateurs de l'essai : chez les sujets hypertendus, le niveau de pression artérielle optimal à atteindre est de 138 mmHg pour la pression artérielle systolique (PAS) et de 84 mmHg pour la pression artérielle diastolique (PAD). Ces chiffres, que l'on peut arrondir à 140/85 (« quatorze, huit et demi », dit-on en langage parlé afin de mieux les mémoriser), constituent-ils une nouvelle norme de pression artérielle ? Oui sans doute, encore que le terme de pression « cible », c'est-à-dire la pression à atteindre sous traitement, paraît plus adapté, comme nous l'avons expliqué au chapitre IX. Précision supplémentaire, HOT indique qu'en prévention primaire chez les hypertendus bien contrôlés par le traitement, la prescription d'une faible dose d'aspirine (75 mg/jour) permet une diminution significative du nombre de complications cardiovasculaires, notamment d'infarctus du myocarde. Compte tenu de ces résultats, faut-il conclure que lorsque les médecins s'en donnent les moyens, il est possible de normaliser les valeurs de pression artérielle à des niveaux tout à fait satisfaisants ? « Si l'on veut, on peut » paraît être la leçon de HOT selon le commentaire des spécialistes [8]. De fait, les médecins sont parvenus, dans le cadre de cet essai, à convaincre les patients hypertendus de « normaliser » leur pression artérielle dans presque tous les cas. Mais, pour obtenir ce résultat, les médecins ne lésinèrent pas sur les moyens puisqu'ils associèrent plusieurs médicaments antihypertenseurs chez plus de la moitié des patients. Est-ce raisonnable pour des hypertendus qui, rappelons-le, ne se plaignent de rien ?

Contrairement à l'idée répandue — et bien souvent confirmée — que les ordonnances comportant trop de médicaments favorisent les effets iatrogènes, HOT apporte un enseignement inattendu : dans le cadre de cette étude, l'intensification du traitement nécessaire pour abaisser la tension diastolique au-dessous de 85 mmHg ne s'est pas soldée par une augmentation des effets indésirables des médicaments, comme on aurait pu logiquement le craindre. L'incidence des effets secondaires et la qualité de vie, évaluées précisément à l'aide de questionnaires, se sont avérées identiques dans les différents groupes de traitement. Aucune différence pour des paramètres comme l'anxiété, la dépression, le bien-être et la vitalité ne fut constatée, quel que soit le nombre de médicaments pris. C'est un résultat rassurant à signaler d'une pierre blanche, compte tenu de la qualité de cet essai thérapeutique. Mais, s'il est possible d'abaisser franchement la tension de la majorité des hypertendus sans nuire à leur qualité de vie, le jeu en vaut-il la chandelle ?

Sans entrer ici dans les détails de cette discussion d'experts, indiquons que le bénéfice observé dans l'étude HOT a été officiellement reconnu par les instances officielles, notamment par l'Organisation mondiale de la santé (OMS). En France, en janvier 1999, l'Agence du médicament a autorisé le laboratoire commercialisant la molécule utilisée dans HOT comme traitement initial (la félodipine) à modifier le libellé d'autorisation de mise sur le marché (AMM). Ce document officiel, qui donne aux médecins les caractéristiques du produit, précise que « l'étude (HOT) n'a pas montré de différence significative du risque d'événements cardiovasculaires majeurs entre les trois groupes de pression artérielle diastolique cible, mais une diminution du risque d'infarctus du myocarde dans les groupes de pression artérielle diastolique plus basse. Dans le sous-groupe des participants diabétiques, l'incidence des événements cardiovasculaires a été d'autant plus faible que la pression artérielle diastolique cible était plus basse et ceci de façon significative ». Ainsi le bénéfice de l'abaissement tensionnel maximal a surtout profité au patient à la fois hypertendu et atteint de diabète. Mais pour l'état de santé des sujets hypertendus non diabétiques, il n'existe pas de différence bien notable entre une pression diastolique abaissée à 80, 85 ou 90 mmHg. Rappelons qu'en 1967, dans le premier essai randomisé en double aveugle de Freis (étude dite « des vétérans », voir chapitre VIII), le seuil de traitement était de 115 mmHg ! Depuis, les normes ne cessent de baisser, et en conséquence le nombre de sujets devant être traités augmente comme nous l'avons expliqué aui chapitre IX. Le Docteur Knock apprécie donc de tels résultats qui incitent les médecins à rassembler dans leurs filets un nombre toujours plus grand de malades qui s'ignorent.

Mais l'hypertension n'est pas le seul facteur de risque aux définitions si évolutives. La même démarche s'observe avec le diabète dont les normes viennent aussi d'être revues à la baisse sur la foi des résultats d'essais cliniques récents, que nous ne détaillerons pas ici. Ainsi, la définition du diabète a récemment changé[9] ! Il y a encore quelques mois étaient considérés comme diabétiques les sujets qui avaient une glycémie dépassant 1,4 g/l. Désormais le seuil a été abaissé à 1,26 g/l, puisque l'utilité d'un contrôle plus strict de la glycémie vient d'être démontrée. Ainsi les sujets « normaux » selon les critères d'hier, sont aujourd'hui devenus « diabétiques » ou, *stricto sensu*, « hyperglycémiques », le temps d'une publication médicale ! Si l'on songe que près d'un tiers des diabétiques est hypertendu, on voit que ces nouveaux malades qui s'ignorent n'ont pas fini de prendre des médicaments...

Nous nous rapprochons de nos limites

Cet abaissement des normes et des seuils de traitement, ou plutôt l'exigence croissante des objectifs thérapeutiques concernant la pression artérielle, le cholestérol et la glycémie, peut-elle se poursuivre indéfiniment ? Sans doute pas, car pour l'avenir la marge de manœuvre est de plus en plus étroite : si l'on peut imaginer que les bornes de la pression artérielle, de la glycémie ou de la cholestérolémie dites « idéales » pourront être encore un peu abaissées. Pourtant une limite naturelle, qui ne pourra plus être franchie, sera bien atteinte un jour. En effet, nous avons tous besoin d'une tension et de sucre pour vivre, au même titre que du cholestérol. En 1858, un jeune médecin qui consacrait sa thèse à la pression du sang indiquait assez joliment que « de toutes les propriétés du sang, celle qui est la plus générale, la plus constante, la plus nécessaire à la vie, c'est sa pression [10] ». Il avait raison, la « normalisation » de nos corps devra bien s'arrêter un jour à des chiffres butoirs. La médecine actuelle nous en rapproche de plus en plus, et il est licite de penser que la plus grande partie du chemin a été parcourue.

En matière de prévention des risques, les avantages d'une intervention sont à évaluer à l'aune du risque initial. En l'espace de ces trente dernières années, grâce aux fruits du dépistage et de la diffusion des traitements, les données du problème ont changé, et l'efficacité des traitements préventifs ne s'évalue plus à l'échelle de l'individu. Les derniers chiffres de l'OMS le montrent bien : pour les patients faiblement hypertendus, il faut traiter 1 000 sujets pendant un an pour éviter 5 hémorragies cérébrales ou infarctus. Par contre, pour les patients à haut risque, le traitement de 1 000 patients permet d'éviter 17 événements cardiovasculaires [11]. L'amélioration de la santé cardiovasculaire des populations occidentales peut toujours gagner en efficacité, mais elle n'accomplira des progrès que de plus en plus lentement pour les individus à faible risque ; on peut parler de faible rentabilité des traitements. Ainsi, dans l'étude HOT la situation médicale des sujets non diabétiques ne montre aucune différence, qu'ils aient une pression abaissée à 85 mmHg ou à 80 mmHg.

Toutefois, nous ne sommes pas arrivés au but car la fréquence de survenue d'accidents cardiovasculaires, notamment coronariens, des hypertendus, même bien contrôlés, reste supérieure à ce que l'on observe chez les sujets non hypertendus. Il reste donc du pain sur la planche, mais quel prix nos sociétés sont-elles prêtes à payer ?

Faire mieux, mais à quel prix ?

La bonne gestion des risques des patients suppose, comme nous l'avons souvent dit dans ce livre, le contrôle de l'ensemble des paramètres : hypertension artérielle en premier chef, mais aussi hypercholestérolémie, diabète, obésité, sédentarité, alcool et bien sûr tabagisme. Forts de cette réalité, les horizons thérapeutiques du médecin sont larges, allant de la croisade contre le tabagisme aux recommandations sur l'alcool, à l'instauration de régimes hypocaloriques et à la prescription de nombreux médicaments. Normalisatrice, la médecine préventive laisse de moins en moins de répit aux malades qui s'ignorent. Non contente de leur prescrire des traitements, elle les surveille et les éduque. Mais ce n'est rien encore car la pharmacologie peut conduire plus loin et devenir omniprésente en proposant également ses services aux sujets dits « bien portants ». Après tout, cette démarche a commencé avec le traitement hormonal de la ménopause, ou bien avec la large distribution du Viagra® à des hommes souhaitant améliorer leurs performances. D'ores et déjà, Knock propose volontiers des « bilans cardiologiques complets » aux hommes ayant dépassé la quarantaine et qui souhaitent faire un peu de jogging le dimanche. Très bientôt, il leur donnera quelques pilules pour faire le tour du jardin sans être essoufflés. Le temps des médicaments exclusivement réservés aux malades est derrière nous. Demain, nous utiliserons les médicaments, mais aussi des aliments transformés, au nom du maintien d'objectifs de vie calqués sur les normes des sujets jeunes.

Dans le domaine de la prévention cardiovasculaire, jusqu'où aller dans la médicalisation ? La réponse à cette question peut opposer deux logiques : celle du progrès médical et celle de son coût. Suivant l'optique du progrès, chaque nouveau traitement (ou technique) peut être jugé favorablement s'il apporte un avantage dûment prouvé (le terme actuellement à la mode est celui de « service médical rendu »). Nous venons de voir que les essais thérapeutiques incitent les experts à recommander un abaissement encore plus marqué de la pression artérielle, une prescription encore plus large des hypocholestérolémiants et des médicaments antidiabétiques. Un jour, une distribution systématique de l'aspirine en prévention primaire (sauf contre-indication) fera peut-être la preuve de son intérêt, fût-il faible.

Le progrès favorise la multiplication non seulement des médicaments mais aussi l'utilisation des techniques. Par exemple, pourquoi ne pas doser plus souvent le cholestérol ou d'autres paramètres biologiques dont on découvre peu à peu les implications dans le risque cardiovasculaire (le fibrinogène, par exemple, mais éventuellement les folates ou l'homocystéine) ? À ces questions, les réponses divergent selon les points de vue. D'un côté, les études scientifiques peuvent prouver l'intérêt — ou à l'inverse l'inutilité — d'un examen. De l'autre, les économistes peuvent s'alarmer du poids financier des nouvelles techniques ou des nouveaux médicaments. On devine les différentes situations possibles : un examen inutile et cher sera unanimement décrié, mais un examen intéressant et coûteux pourra entraîner une confrontation entre les partisans de la méthode et les organismes payeurs. Médecins et économistes ne font qu'entamer des batailles difficiles.

L'échographie cardiaque est un bon exemple : il s'agit d'un examen parfaitement indolore et sans danger — critères très appréciés des malades qui s'ignorent —, mais il est coûteux pour la société lorsqu'on le prescrit à un grand nombre de sujets. Or nous avons vu que les hypertendus se comptent par millions. L'échographie étant potentiellement utile pour dépister très précocement une hypertrophie ventriculaire ou une anomalie des valves cardiaques (voir chapitre II), les médecins sont enclins à y recourir largement. Trop souvent ? C'est ce que craignent les pouvoirs publics qui, motivés par le besoin de freiner les dépenses de santé, dénoncent les recours abusifs à cet examen (le problème est le même pour l'échographie pendant la grossesse). En pratique, l'arbitrage entre un « bon » et un « mauvais » recours à l'échographie cardiaque est effectué par des recommandations ou des « conférences de consensus », suivant la terminologie consacrée. Ces dernières sont des avis d'experts qui tentent de mettre noir sur blanc les « bons » principes de l'art médical. En matière de prescription d'échographie cardiaque, l'Organisation mondiale de la santé, ailleurs le Joint National Committee, mais aussi l'American College of Cardiology, l'American Heart Association ou encore la Société française d'hypertension artérielle publient leurs recommandations. Ces textes, sans être obligatoirement divergents, ne sont pourtant pas exactement identiques car ils évoluent dans le temps, mais de façon non synchrone. Ces documents proposent aux médecins des règles de bonne conduite. Hélas les praticiens franchissent parfois la ligne jaune et commettent des excès de prescriptions ! Il faut donc un peu de police pour mettre de l'ordre. À cette fin, la France s'est récemment dotée d'un appareil réglementaire, les « Références médicales opposables » (RMO), qui déterminent le nombre d'examens à ne pas dépasser, sous peine d'amendes !

Les références médicales opposables régentent une partie de l'activité des médecins et notamment le domaine cardiovasculaire. Selon elles, il est interdit (le terme politiquement correct est « il n'est pas recommandé de ») de prescrire *larga manu* des échographies cardiaques, de trop répéter les électrocardiogrammes, de multiplier à l'envi les mesures du cholestérol, etc. Remarquons ici qu'en dépit de leur intention policière, les RMO sont à l'heure actuelle rédigées avec bon sens et permettent de bien suivre les patients, sans « rationnement », contrairement à ce que certaines corporations médicales ont prétendu. Il est normal qu'un pays se préoccupe de la manière dont sont effectuées les dépenses de santé prises en charge par la collectivité, mais prescrites par un corps professionnel. Pour autant, chaque règle a ses imperfections. L'intérêt de l'échographie cardiaque est tout à fait discutable pour les sujets à faible risque, si bien que c'est à juste titre qu'elle ne fait pas partie du bilan systématique de tous les hypertendus. Mais cette remarque pourrait devenir inexacte si l'examen devenait plus performant et donc capable de repérer des risques jusqu'ici passés inaperçus [12]. Si tel était le cas, les experts actualiseront leurs recommandations, puis les organismes payeurs décideront s'ils suivent — ou non — l'évolution scientifique proposée. Pour l'abaissement des normes de pression artérielle, dont nous avons parlé plus haut, c'est ce qu'il s'est passé : les experts ont d'abord prouvé cet intérêt, puis dans un second temps les autorités de santé ont accepté d'aller plus loin, mais pour « un coût financier considérable », ont commenté les experts [13]. Aller plus loin dans le contrôle des risques cardiovasculaires ne nuit pas à la santé, comme le disait Illich, mais c'est très certainement s'engager vers des dépenses de plus en plus importantes.

De nouvelles techniques de prédiction du risque cardiovasculaire sont actuellement à l'étude. Pour mieux passer nos risques à la loupe, certains proposent de mesurer l'épaisseur de nos artères carotides ou de doser de nouveaux composants. Ce nouveau regard devrait s'intégrer dans le calcul du risque cardiovasculaire au moyen d'équations nouvelles, telles celles dont nous avons parlé au chapitre XIV. Voilà des chiffres de plus pour les ordinateurs, et la perspective d'une dépense supplémentaire pour la société ! D'ailleurs, les promoteurs de ces méthodes savent pertinemment que la question des coûts sera cruciale pour la validité de leurs approches qui seront jugées non seulement à l'aune des traditionnels essais randomisés, mais aussi en fonction de critères économiques. Si la seconde moitié du XXe siècle a vu l'objectivité scientifique s'imposer dans l'appréciation du bénéfice thérapeutique, le début du XXIe siècle sera profondément marqué par la maîtrise des dépenses de santé. Pour qu'une nouvelle méthode soit utilisée, il ne suffira pas d'en démontrer l'intérêt, il faudra également ment en assumer le coût.

La norme cède la place aux objectifs

Au chapitre IX, nous avons expliqué que la définition des normes en médecine présentait des aspects arbitraires. Nous avons également montré combien le poids de la thérapeutique avait déplacé la discussion de Canguilhem. Allons plus loin en suggérant qu'à l'avenir la notion de « normal » en prévention cardiovasculaire perd de son sens. Il est tout à fait envisageable d'imaginer qu'en 2019, à l'époque où nous avons fait débuter ce livre, il aura été démontré qu'avoir une pression artérielle moyenne de 120/70 mmHg nous permet de gagner quelques jours ou années d'espérance de vie. En fonction de nos caractéristiques génétiques, il sera préférable de maintenir notre taux de cholestérol à telle ou telle valeur, et qu'il nous faudra suivre un régime alimentaire, dont notamment la teneur en sel sera exactement et individuellement calculée. Nos traitements et nos modes de vie seront ainsi dictés en fonction de nos gènes, et de nos chiffres calculés par les équations de risque. Pourquoi pas ? Le pas à franchir n'est pas si grand. Mais cette gestion des risques se fera moins au nom de la « normale », comme c'est le cas aujourd'hui, qu'au nom d'objectifs de santé qui seront fixés sur des considérations scientifiques, certes, mais aussi économiques.

La normale de la pression artérielle, de la glycémie, du cholestérol appartient au vocabulaire de biologistes dont on pourrait penser qu'ils sont en quête d'une sorte d'idéal quantitatif, tant l'augmentation de la longévité et la limitation des événements cardiovasculaires focalisent leur vision. Pour l'hypertension artérielle, cette pression normale est aujourd'hui considérée par l'Organisation mondiale de la santé comme universelle, puisqu'elle est identique pour toutes les nations et pour tous les âges [14]. En fait, la nécessité de prendre en compte l'ensemble des facteurs de risque, la possibilité d'en évaluer les effets combinés au moyen d'équations de risque rendent caduque la notion de normale d'un paramètre isolé. Nos sociétés vont devoir se prononcer sur leurs objectifs de santé en choisissant les taux de risque motivant une intervention médicale. De façon concrète, il est d'ores et déjà recommandé de réduire le risque de faire un infarctus dans l'année pour les diabétiques au-dessous de 2 %, comme cela a été proposé récemment par la très officielle Agence nationale d'accréditation et d'évaluation en santé (Anaes) [15]. Plus que les choix arbitraires de normes, la détermination de ces objectifs seront en prise avec les réalités sociales d'un pays. Pour les décideurs en santé publique, la politique de limitation des risques tient compte du contexte de maîtrise des dépenses de santé. Cette dernière obligera de plus en plus à des choix. Quel budget consacrer aux risques cardiovasculaires, aux risques de cancer, aux problèmes croissants de dégénérescence cognitive (maladie d'Alzheimer) ou aux risques de suicide ? Pour jouer sur la réponse, chaque lobby (industrie pharmaceutique, association de patients, assurances sociales, syndicats de médecins, etc.) fera pression et les politiques interviendront sur des arguments influencés par le court terme. Il n'est hélas pas certain que la raison et l'éthique aient le dernier mot dans ces difficiles débats.

La médecine cardiovasculaire est une chance

Somme toute, Knock peut être satisfait : dans le domaine cardiovasculaire son activisme des trente ou cinquante dernières années peut se targuer d'authentiques succès, comme la régression des chiffres de morbidité et de mortalité cardiovasculaires l'illustre bien [14]. Au-delà des chiffres détaillés tout au long de cet ouvrage, osons un raccourci en observant à nouveau la photo de la malheureuse femme présentée au chapitre II (voir cahier d'illustrations, photo 3). Devant une telle souffrance, ne pense-t-on pas « plus jamais ça ! » ? Et de fait, de telles situations, que la photographie saisit mieux qu'un long discours, n'existent plus aujourd'hui en médecine cardiovasculaire. Dans une très grande proportion, Knock est parvenu à abolir la peine de mort cardiovasculaire. On ne peut que s'en réjouir.

Bien sûr, la caricature du meilleur des mondes présenté au premier chapitre est effrayante. Pire, elle est plausible ! Mais le point de vue est bien différent si nous la jugeons en comparaison avec les réalités médicales d'hier : on oublie trop souvent que l'inhumanité de la médecine ne provient pas de ses excès, mais de son impuissance.

Dans un article de 1999, Illich reproche à notre société d'être « obsédée » par la quête d'une « santé parfaite » et d'avoir oublié « l'art de souffrir »[16]. Il indique que s'il devait réécrire *Némésis médicale*, il n'affirmerait plus que le système médical nuit à la santé, mais que « la recherche de la santé est devenue le facteur pathogène prédominant ». Son point de vue est simplificateur. Certes, dans le domaine cardiovasculaire qui nous occupe, la recherche d'une santé parfaite nuit aux victimes de l'effet d'étiquetage et nous ne saurions nier la réalité des effets iatrogènes des médicaments ou l'existence d'abus de prescriptions d'examens complémentaires. Mais ces inconvénients, d'ailleurs reconnus par la communauté médicale elle-même, sont maîtrisables : les médicaments nouveaux sont de mieux en mieux tolérés et le diagnostic d'hypertension ou de diabète se banalise au fur et à mesure que leurs symptômes reculent (sans vouloir faire trop de digressions, disons que c'est également le cas pour la fracture du col du fémur, la tuberculose, certains cancers, etc.). Avant d'affirmer que la quête d'une santé parfaite nuit à la santé, il faut étudier d'où vient cette démarche, ce qu'elle a remplacé et ce vers quoi elle évolue. C'est ce que nous nous sommes efforcés de faire tout au long des seize chapitres. L'histoire montre que la médecine est bien plus une chance qu'une machine dangereuse et inutile. Quoique imparfaite et raillée pour ses excès, elle est indispensable. Si la médecine préventive de Knock recule, la santé des habitants d'un pays en pâtit. Cette triste démonstration est actuellement faite dans les pays de l'ex-URSS où les chiffres de mortalité cardiovasculaire remontent en flèche. De même, la situation sanitaire des pays en voie de développement est catastrophique. L'arsenal médical moderne, dont on connaît le coût faramineux, y fait cruellement défaut.

L'arsenal thérapeutique déployé contre l'hypertension, le diabète ou le cholestérol a surtout tué des souris et des lapins. Considérée tout au long de son développement, l'émergence de la prévention cardiovasculaire moderne a été prudente, et n'a pas commis d'erreur manifeste. Les assureurs ont découvert un danger. Les études épidémiologiques l'ont précisé. La recherche médicale s'est employée à le cerner. Enfin, les fonds publics ont élargi ces mesures pour les mettre à la disposition du plus grand nombre. En dépit du nombre considérable de personnes traitées — des dizaines de millions en France, des centaines de millions de par le monde — aucune conséquence dangereuse pour la santé publique n'a été déplorée jusqu'ici. On a parfois craint la survenue de cancers et de suicides avec certains antihypertenseurs ou anticholestérolémiants [17,18]. Mais à ce jour, aucune de ces craintes ne s'est heureusement confirmée [19]. Pourvu que cela dure !

La quête d'une santé parfaite a sans doute ses pièges, et le premier serait d'attendre de la médecine un bonheur qu'elle est bien incapable de donner. « L'art de souffrir », dont parle Illich, n'est-il pas aussi l'affaire des artistes, des philosophes ou des religieux ? C'est un faux procès que de reprocher à la médecine scientifique des défauts qui dépassent son objet. Depuis son évolution scientifique — disons depuis les XVIIe et XVIIIe siècles — le rôle de la médecine se limite peu à peu. Depuis longtemps, les médecins ne sont plus des magiciens ou des prêtres. À critiquer une médicalisation excessive de la société, voudrait-on revenir à l'époque où le médecin ne prenait pas la tension de ses malades ? Qui voudrait revoir ces morts dramatiques d'individus jeunes faute de pouvoir bien baisser leur hypertension sévère ? Que devons-nous, aujourd'hui, redouter le plus ? Qu'un assuré social hypocondriaque aille un peu trop souvent se faire tâter le pouls chez son médecin ? Ou qu'un chômeur sans médecin du travail, sans généraliste, et sans ressource ne puisse facilement accéder aux soins de la médecine préventive ?

Espoirs

Si nous voulons trouver des motifs de contestation, nous les trouverions moins dans les excès de la surmédicalisation, qui bien sûr existent, que dans l'inégalité de l'accès aux soins.

Le recul de la souffrance (chapitre II), la mise au point de médicaments efficaces (chapitre VIII), l'évolution favorable des statistiques (chapitre XIII), se paient au prix fort. Les moyens financiers mis en jeu pour la lutte cardiovasculaire sont considérables. Cet argent fait vivre les professions de santé, les salariés de l'industrie pharmaceutique et le cortège de publicitaires et d'éditeurs à leur service. En 1996, les médecins français libéraux ont effectué 35,9 millions de séances pour hypertension, dont 97 % suivies d'une ordonnance d'hypotenseurs. Il en a coûté 9,3 milliards de francs à la collectivité [20]. Knock est un dépensier, voire parfois un gaspilleur. Mais ces défauts ne sont pas insurmontables pour les pays riches, et rappelons que ce qui est une dépense pour les uns s'avère être une richesse pour les autres : l'activité médicale est une formidable source d'emplois. En revanche, que les acquis de la médecine soient inégalement partagés et non accessibles à tous, voilà qui est bien plus grave.

Depuis de nombreuses années, il est hélas établi qu'en France, comme aux États-Unis, la santé cardiovasculaire des pauvres est bien moins bonne que celle des riches [21,22]. Le mythe du chef d'entreprise terrassé par l'infarctus en raison de la « tension » nerveuse que lui procurent ses responsabilités est faux. Le tabagisme, l'alcool et les difficultés d'accès aux soins sont plus néfastes. Il est démontré que des conditions socio-économiques défavorables sont facteurs de risque vasculaire [23]. Voilà un vrai motif de contestation ! Demain, si nos sociétés n'y remédiaient pas, l'inégalité devant la mort cardiovasculaire sera beaucoup plus le fait de facteurs socioculturels que scientifiques *stricto sensu*. Bien malchanceux seront ceux qui n'auront pas accès au Docteur Knock !

RÉFÉRENCES ET NOTES

Chapitre premier

1. « L'hypertension artérielle, une maladie coûteuse », *Conseil thérapeutique à l'officine*, 1992 ; 2 : 7.
2. « 141 antihypertenseurs, diurétiques compris », dictionnaire Vidal, édition 1999.
3. Selke B., Lebrun T., « Évaluation médico-économique de l'hypertension artérielle et de sa prise en charge », *in Les Diurétiques*, Paris, Inserm, 1998, 420 p.

Chapitre II

1. Proust M., *À la recherche du temps perdu. Sodome et Gomorrhe*, Paris, Gallimard, IX, 1982 ; 191.
2. Tunstall-Pedoe H., Kuulasmaa K., Mähönen M., Tolonen H., Ruokokoski E., Amouyel P., « For the WHO MONICA Projet. Contribution of trends in survival and coronary- event rates to changes in coronary heart disease mortality : 10 years results from 37 WHO MONICA Projects populations », *Lancet*, 1999 ; 353 : 1547-1558.
3. Peet M.M., « Results of bilateral supradiaphragmatic splanchnicectomy for arterial hypertension », *The New Engl. J. Med.*, 20 février 1947 ; vol. 236, 8 : 270-277.
4. Rentchnik P., *Ces malades qui nous gouvernent*, Paris, Stock, 1996.
5. Daudet L., *Souvenirs littéraires*, Paris, Grasset, 1968.
6. Ayman D., Pratt J., « Nature of the symptoms associated with essential hypertension », *Archives of internal medicine*, 1931 ; vol. 47, 5 : 675-687.
7. Janeway T.C., « A clinical study of hypertensive cardio-vascular disease », *Archives of Internal Medicine*, 1913 ; vol. 12 : 755-798.
8. Vaquez H. et Bordet, *Le cœur et l'aorte. Études de radiologie clinique*, Paris, Baillère, 1913.
9. Kannel W.B., Gordon T., Offutt D., « Left ventricular hypertrophy by electrocardiogram. Prevalence, incidence and mortality in the Framingham study », *Ann. Int. Med.*, 1969 ; 71 : 89-101.

10. Casale P.N., Devereux R.B. *et al.*, « Value of echocardiographic measurement of left ventricular mass in predicting cardiovascular morbid events in hypertensive men », *Ann. Int. Med.*, 1986 ; 105 : 173.

11. Touboul P.J. *et al.*, « Intima-média thickness and atherosclerosis. Predicting the risk ? The Parthenon Publishing Group », International Publishers in Medicine, Science & Technology, 1997, 166 p.

12. Omicron, « Symptôme », *Rev. Prat.*, 1996 ; 46 : 2391.

13. Aïach P., Cèbe D., *Expression des symptômes et conduites de maladie ; facteurs socioculturels et méthodologiques de différenciation*, Paris, Inserm, 1991.

14. Pierce J. *et al.*, « Trends in cigarette smoking in the United States. Educational differences are increasing », *JAMA*, 1989 ; 261 : 56-60.

15. Omicron, « Jeux de mots, patient », *Rev. Prat.*, 1997 ; 47 : 7.

16. Hansson L., Zanchetti A., Carruthers S.G., Dahlöf B., Elmfeld D., Julius S., Ménard J., Rahn K.H., Wedel H., Westerling S., « For the HOT Study Group », *Lancet*, 1998 ; 351 : 1755-1762.

17. Launois R., Régnier F., *Décision thérapeutique et qualité de vie*, Paris, John Libbey Eurotext, 1992.

18. Fagot-Largeault A., « Réflexions sur la notion de qualité de vie », *Archives de philosophie de droit*, 1991, 36 : 135-153.

19. Herzlich C., Pierret J., *Maladies d'hier, malades d'aujourd'hui*, Paris, Payot, 1984.

Chapitre III

1. Hales S., *L'haemastatique, ou statique des animaux : expériences hydrauliques faites sur des animaux vivants*, trad. de M. De Sauvages, Genève, 1744.

2. Foucault M., *Naissance de la clinique. Une archéologie du regard médical*, Paris, PUF, 1963.

3. Grmek Mirko D., *La Première Révolution biologique*, Paris, Payot, 1990.

4. Harvey W., *Exercitato anatomia de motu cordi et sanguinis in animalibus (Exercice anatomique sur le mouvement du cœur et du sang chez les animaux)*, Francfort, 1628.

5. Hales S., *Staticals Essays : Containing Haemastatiks or an Account of some Hydraulik and Hydrostatical Experiment*, Londres, 1733.

6. Poiseuille J.-M., *Recherches sur la force du cœur aortique*, Paris, 1828.

7. Faivre J., « Études expérimentales sur les lésions organiques du cœur », *Gazette médicale de Paris*, 1856 ; 47 : 726-729.

8. Vaschide et Lahy, « La technique de la mesure de la pression sanguine », *Archives générales de médecine*, 1902 ; 480-501.

9. Dagognet F., *Étienne Jules Marey* Paris, Hazan, 1987.

10. Riva-Rocci S., « Un nuovo sfigmomanometro », *Gazette medicale di Torino*, 1896 ; 47 : 981-1001.

11. Postel-Vinay N. et coll., *Impressions artérielles. Cent ans d'hypertension 1896-1996*, Paris, Imothep, Maloine, décembre 1995.

12. Postel-Vinay N. (ed.), *A Century of Arterial Hypertension 1896-1996*, Wiley, 1996.

13. Riva-Rocci S., *La Presse médicale*, 1899 ; 33.

Chapitre IV

1. Loéper M., Premier congrès international des médecins de compagnies d'assurances, séance d'ouverture, Bruxelles, 1899.

2. Postel-Vinay N., « L'hypertension artérielle, un chantier de travail pour l'historien ? », *Cahiers d'histoire*, Presses du CNRS, 1992 ; 37 : 231-245.

3. Ouvrage commémoratif du Centenaire de La Nationale, hors commerce, Paris, Albert Morangé, 1930.

4. Bertaux L., *Le médecin d'assurance et le contrat d'assurance vie. Étude historique*, Paris, Université René-Descartes, 1898 (polycopié).

5. Davis Audrey B., *Medicine and its Technology : an Introduction to the History of Medical Instrumentation*, Greendwood Press, 1981.

6. Pour plus de détails, on pourra consulter dans la bibliographie récente : Bois J.P., *Les Vieux*, Paris, Fayard, 1989.

7. Ewald F., *Histoire de l'État-providence ; les origines de la solidarité*, Paris, Le Livre de poche, 1996 (1re édition Grasset & Fasquelle, 1986).

8. Fagot-Largeault A., *Les causes de la mort. Histoire naturelle et facteurs de risque*, Paris, Vrin, 1989. Cet ouvrage cite Pierre Lapace, « Dixième leçon sur les probabilités », 1795, in *Œuvres*, tome XIV, p. 168.

9. Anonyme, *Traité complet de l'examen médical dans les assurances sur la vie*, Paris, 1887, L. Warnier Libraire-Éditeur. L'auteur de ce traité anonyme serait le Dr Mauriac, si l'on en croit l'hommage rendu à cet auteur lors du Ier congrès international des médecins de compagnies d'assurances (Bruxelles, 1899).

10. Dingman H.W., *Insurability, Prognosis and Selection*, 1927. *The Spectator Company*, Chicago, New York, cité par Stévenin, *in La médecine d'assurances sur la vie. Facteurs biologiques, médicaux et sociaux de la mortalité et de la longévité*, Paris, Masson, 1951.

11. Jeannel M., *Arsenal du diagnostic médical*, Thèse de médecine, Paris, 1873.

12. Dr Moritz, « De l'examen du cœur en matière d'assurance vie », Premier congrès des médecins d'assurances, Bruxelles, 1899.

13. Janeway T., « A clinical study of hypertensive cardiovascular disease », *Archives of Internal Medicine*, 1913 ; 12 : 755-798.

14. Fisher J.W., « The diagnostic value of the use of the sphygmanometer in examinations for life insurance. Read before the Association of life insurance medical directors », Northwestern Mutual Life Insurance Company, 4 octobre 1911.

15. Fischer J.W., « The diagnostic value of the sphygmomanometer in examinations for life insurance » *JAMA*, novembre, 14, 1914. Ces termes furent les mêmes que ceux d'une lecture faite en 1911 devant la Wisconsin State Medical Society (C).

16. Stévenin H., *La médecine d'assurance sur la vie. Facteurs biologiques, médicaux et sociaux de la mortalité et de la longévité*, Paris, Masson, 1951.

17. Vaquez et Leconte, « Passé, présent et avenir des hypertendus », *in Paris médical*, 2 juillet 1921.

18. Scholtz S.B., « Notes on arterial hypertension from an american life insurance medicine viewpoint », Actes du IIe congrès des médecins d'assurances sur la vie, Paris, 18-21 mai 1939.

19. Pélissier, *L'Hypertension artérielle solitaire*, Paris, 1927.

Chapitre V

1. Cournot A.A., *Exposition de la théorie des chances et des probabilités*, 1843.

2. Piquemal J., « Succès et décadence de la méthode numérique en France à l'époque de Pierre-Charles-Alexandre Louis », *in Essais et leçons d'histoire de la médecine et de la biologie*, Paris, PUF, 1993.

3. Biraben J. N., « Les pathocénoses en Europe. Économie et Société », Courchevel 1996, 36 p., cité par A. M. Moulin, *in Rev. Épidém. et Santé publ.*, 1996 ; 44 : 519-529. L'historien J. N. Biraben évaluait la mortalité par maladies infectieuses autour de 75 % au XVIIIe siècle.

4. Lian C., Cahana J., « La fréquence croissante de la morbidité et de la mortalité dues aux affections cardiovasculaires », *La Presse médicale*, n° 52, 27 juin 1936, 1061-1062.

5. Vandenbroucke J.-P., « On the new clinical fashion in epidemiology », *Épidem. Inf.*, 1989 ; 102 : 191-198.

6. Susser M., « Epidemiology in the United States after World War II : the evolution of technique », *Epidemiologic Reviews*, vol. 7, 1985 ; 147-177.

7. Kannel W., « Contribution of the Framingham Study to preventive cardiology », *JACC*, vol. 15, n° 1, 1990 : 206-211.

8. Kannel W., « Contributions of the Framingham Study to the conquest of coronary artery disease », *The American Journal of Cardiology*, nov. 15, 1988, p. 1109-1112.

9. Dawber T., Kannel W., « The epidemiology of coronary heart disease. The Framingham Enquiry », *Proceedings of the Society of Medicine*, vol. 55, avril 1962, 265-271.

10. « The Framingham Study », *DHEW Publication (NIH)*, déc. 1973, 74-478.

11. Riesman D., « High blood pressure and longevity », *JAMA*, 1931 ; 96 : 1105-1111.

12. Kannel W.B. « Coffee, cocktails and coronary candidates (editorial) », *N. Engl. J. Med.*, 1977 ; 297 : 443-444.

13. Eaker E.D., Haynes S.G., Feinleb M., « Modifications of risks in type A husbands according to the social and psychological status of their wives », *Am. J. Epidemiol*, 1983 ; 117 : 23-41.

14. Robert Koch (1843-1910) postulait que, pour prouver qu'un germe (agent infectieux) est la cause d'une maladie, il faut avoir établi que :

1) l'agent est toujours présent chez les sujets atteints de la maladie ;

2) l'agent n'est jamais présent chez les sujets indemnes de la maladie ;

3) on peut isoler l'agent à partir d'un sujet infecté, le conserver en culture pure dans un milieu inerte, et, en l'inoculant à un animal indemne, reproduire cette maladie.

15. Fagot-Largeault A., « Approche médicale de la causalité dans les systèmes complexes », *Arch. Int. Physiol. Biochim.*, 1986 ; 94 : 85-94.

16. Fagot-Largeault A., *Les Causes de la mort, histoire naturelle et facteurs de risque*, Paris, Vrin, 1989.

17. Cité par Fagot-Largeault A., *La statistique : mathématique ou philosophie ?*, colloque Inserm, vol. 159, 1988, 63-72.

18. Castelli W., « A family Heirloom Turns 50 », *JAMA*, 1998 ; 279 : 1241-1242.

Chapitre VI

1. Bible G., *The International Herald Tribune*, août 1922, 1997.

2. Nourrisson D., *Histoire sociale du tabac*, Paris, Christian, 1999.

3. Everard G., *Panacea or the universal medicine being a discovery of the wonderfull vertues of tobaco taken in a pipe with operation and the both in physik and chyrurgery*, Londres, 1659, cité par D. McGehee *et al.*, « Memories of nicotine », *Nature*, vol. 383, 24 octobre 1996, 670-671.

4. Mercier S., *in Tableaux de Paris*, cité par D. Nourrisson, *Histoire sociale du tabac, op. cit.*

5. Jolly P., *Le tabac et l'absinthe, leur influence sur la santé publique, sur l'ordre moral et social*, Paris, Baillière, 1887, 2ᵉ éd.

6. À l'inverse de la tuberculose dont le chapitre qui lui est spécifiquement consacré s'étend sur 136 pages, celui sur les maladies vénériennes occupe 88 pages ; celui sur l'alcoolisme 22 pages. Bernard L., Debré R., *Cours d'hygiène*, Paris, Masson, 1927.

7. Notons que déjà pendant l'Ancien Régime, les militaires figuraient parmi les grands consommateurs de tabac. Vauban, dans son *Traité des sièges*, estime que le tabac est nécessaire aux troupes. Pour les militaires — déjà — le tabac était meilleur marché, d'après Nourrisson, *Histoire sociale du tabac, op. cit.*

8. Ainsi privés, les consommateurs multiplièrent les solutions de

remplacement et l'on fuma toutes sortes d'ersatz, preuve que l'arrêt du tabac n'est pas un problème aussi simple que certains médecins le prétendent...

9. Buisson, « Du cancer buccal chez le fumeur », *Traité de chirurgie*, Paris, 1861, tome II, p. 259, cité par Jolly, *Le tabac et l'absinthe, op. cit.*

10. Selon Jean-Louis Chauvet, cité par Nourrisson, *Histoire sociale du tabac, op. cit.*

11. Gelineau, *Gaz. des hôp.*, 1862.

12. Nicolai et Staehelin, *Archives du cœur et des vaisseaux*, 1911, 710.

13. Gebroski E., *Archives du cœur et des vaisseaux*, 1909, 95.

14. Rapports du IIe congrès international de la médecine d'assurance vie, 1939, 257-271, revue faite par Thines et Butt, cités par Hilding Bergstrand, Stockholm.

15. Huchard H., *Maladies du cœur et des vaisseaux*, Paris, Doin, 1889.

16. Bureau M., *Gazette médicale de Nantes*, 1907, n° 22.

17. Mouriquand et Bouchut, *Archives du cœur et du sang*, 1912, 657.

18. Schlesinger H., *Archives du cœur et du sang*, 1922, 709.

19. Heilt S., en rendant compte d'un article de J. Walser (*Bull. médical*, 25-28 janvier 1928), (*Archives du cœur et des vaisseaux*, 1929, 690).

20. Lian C. et coll., *in L'Angine de poitrine*, Paris, Masson, 1932, 102.

21. Bergstrand H., Rapports du IIe congrès international de la médecine d'assurance vie, 1939, 257-271), publiée par Pearl en 1938, d'après des « family history records ».

22. Ce chiffre de 81 % est étonnant. On peut rétrospectivement penser que, pour trouver une proportion si importante, la prise en compte du tabagisme pouvait ne pas correspondre au fait de fumer plusieurs années, mais simplement d'avoir fumé occasionnellement. De même on peut se demander si cette statistique comptabilisait seulement les hommes en excluant les femmes.

23. Peto R., « Smoking and death : the past 40 years and the next 40 », *BMJ*, 1994 ; 309 : 937-939.

24. Doll R., Hill A. B., « Mortality in Relation to smoking : Ten Years' Observations of British Doctors », *BMJ*, 1964 ; 1 : 1399-1410 et 1460-1467.

25. Wynder E.L., Graham E.A., « Tobacco smoking as a possible etiologic factor in bronchogenic carcinoma », *JAMA*, 1950 ;143 : 329-336.

26. Doll R., Hill. B., « A Study of the Aetiology of Carcinoma of the Lung », *BMJ*, 1952 ; 13 (2) : 1271-1286.

27. « Latest perspective on cigarette smoking and cardiovascular disease among men in the Framingham study », *J. Cardiac Rehabil*, 1984 ; 4 : 267-277.

28. Gottlieb S., Boyko V. *et al.*, « Smoking and prognosis after acute myocardial infarction in the thrombolytic era », *J. Am. Coll. Cardiol.*, 1996 ; 28 : 1506-1513.

29. Eyben Von Eyben F.E. *et al.*, « High prevalence of smoking in young patients with acute myocardial infarction », *Journal of the Royal Society of Health*, 116 (3) : 153-156, juin 1996.

30. Barbash *et al.*, « Acute myocardial infarction in the young. The role of smoking. The investigators of the International Tissue Plasminogen Activator/streptokinase Mortality Trial », *Eur Heart J.*, 16 (3) : 313-6, mars 1995.

31. Veyssier Belot C., « Consommation de tabac et risque cardiovasculaire », *Rev. Méd. Int.*, 1997 ; 18 : 702-708.

Chapitre VII

1. Cabanis P.-J.-G., *Du degré de certitude de la médecine*, Paris, An XI, 1803.

2. Dagognet F., *La Raison et les remèdes*, Paris, PUF, 1964.

3. Fourcroy A., « Art de connaître et d'employer les médicaments dans les maladies qui attaquent le corps humain », Paris, 1785, 445.

4. Raymond J. F., *La querelle de l'inoculation*, Paris, Vrin, 1982 ; 99-102.

5. Droesbeke J.-J., Tassi P., *Histoire de la statistique*, Paris, PUF, coll. « Que Sais-je ? », 1990.

6. Laplace P.-S., *Œuvres*, tome VII, p. LXXVII ; cité par Fagot-Largeault A., *Les causes de la mort, histoire naturelle et facteurs de risque*, Paris, Vrin, 1989.

7. Piquemal J., *Essais et leçons d'histoire de la médecine et de la biologie*, Paris, PUF, 1993.

8. Article de Lasègue et Regnault de 1876, cité par Picquemal, *op. cit.*, 65.

9. « Medical Research Council : streptomycin treatment of pulmonary tuberculosis », *Br. Med. J.*, 1948 ; II : 769-783.

10. Vandenbroucke J.P., « A Short note on the history of the randomized controlled trial », *J. Chron Dis*, 1987 ; vol. 40, n° 10 : 985-987.

11. Löwy I., « Essais cliniques des thérapies nouvelles : une approche historique », *Médecine/science*, 1998 ; 14 : 122-127.

12. Cité par H. K. Beecher, « The powerful placebo », *JAMA*, déc. 24, 1955 ; 1602-1606.

13. Bernheim H., « Hypnotisme, suggestion, psychothérapie », cité par Ph. Pignarre, *Qu'est-ce qu'un médicament ?*, Paris, La Découverte, 1997.

14. Lemoine P., *Le Mystère du placebo*, Paris, Odile Jacob, 1996.

15. Wolf H.G., Dubois E.F., Gold H., « Cornell Conferences on Therapy : Use of Placebos in Therapy », *New York J. Med.*, 1946 ; 46 : 1718-1727, cité par H. K. Beecher, « The powerful placebo », *JAMA*, déc., 24, 1955 ; 1602-1606.

16. « Medical Research Council Working Party. MRC Trial of treatment of mild hypertension : principal results », *Br. Med. J.*, 1985 ; 291 : 97-104.

Chapitre VIII

1. Proust M., *À la recherche du temps perdu. Le côté de Guermantes*, Paris, Gallimard, 1920.

2. Portal A., *Observations sur la nature et le traitement de l'apoplexie et sur les moyens de la prévenir*, Paris, 1811.

3. Gilbert A., Carnot P., *Médications symptomatiques, circulatoires, hématiques et nerveuses*, Paris, Baillière, 1913, 136.

4. Faure O., *Les Français et leur médecine au XIX° siècle*, Paris, Belin, 1993.

5. Cité par Huard, « L'évolution de l'électrodiagnostic et de l'électrothérapie », *Bulletin d'histoire de l'électricité*, vol. 2, décembre 1983, 49.

6. Riesman D., « High blood pressure and longevity » *JAMA*, avril, 4, 1931.

7. Coutard et Lavedan, cité par F. V. Dooren et G. Melot, « Effet de l'irradiation des sinus carotidiens sur la tension artérielle », *Archives du cœur et des vaisseaux*, 1938, tome I, 178-203.

8. Dooren F. V., Melot G., « Effet de l'irradiation des sinus carotidiens sur la tension artérielle », *Archives du cœur et des vaisseaux*, 1938, tome I, 178-203.

9. Postel-Vinay N. et coll., *Impressions artérielles*, Paris, Maloine/Imothep, 1995.

10. Peet M. M., « Results of bilateral supradiaphragmatic splanchnicectomy for arterial hypertension », *The New Engl. J. Med*, 20 février 1947, vol. 236, 8 : 270-277.

11. Smithwick R. H., « Splanchnicectomy for essential hypertension ; results in 1266 cases », *JAMA*, août, 15, 1953 ; vol. 152, 16 : 1501-1504.

12. Freis E., Wilkins R., « Effects of Pentaquine in Patients with Hypertension », *Proceedings of the Society for Experimental Biology and Medicine*, 1947 ; 64 : 455-458.

13. Lyons R. H. *et al.*, « The effects of the autonomic ganglia in man with tetraethylammonium. Preliminar observations on its clinical application », *Am. J. Medical Science*, 1947, vol. 1 : 315-323.

14. Brest A. N., « Antihypertensive drug therapy : A 30-year retrospective », *Clinical Therapeutics*, 1992 ; vol. 14, n° 1.

15. Chevalier H., « Le traitement de l'hypertension artérielle », *Rev. Prat.*, 1953, 11.

16. Dustan H. P., Schneckloth E., Corcoran A. C., Page I. H., « The effectiveness of long-term-treatment of malignant hypertension », *Circulation*, octobre 1958 ; vol. XVIII : 644-651.

17. Perera G. A., « Antihypertensive drug versus symptomatic treatment in primary hypertension : effect on survival », *JAMA*, 7 mai 1960 ; 173 : 11-13.

18. Freis E., « Veterans Administration Cooperative Study Group on antihypertensive agents. Effects of treatment on morbidity in hypertension », *JAMA*, déc. 11, 1967 ; vol. 202, 11 : 116-122.

19. Veterans Administration Cooperative Study Group on antihypertensive agents, « Effects of treatment on morbidity and mortality in hypertension. II. Results in patients with diastolic blood pression avering 90 through 114 mm Hg », *JAMA*, 1970 ; 213 : 143-152.

20. Beyer Jr., *Discovery of Thiazides Perspectives in Biology and Medicine*, printemps 1997 ; vol. 20 : 410-420.

21. Medical Research Council Working Party, « MRC Trial of treatment of mild hypertension : principal results », *Br. Med. J.*, 1985 ; 291 : 97-104.

22. Dahlöf *et al.*, « Morbidity and mortality in the Swedish Trial in Old Patients with hypertension (STOP Hypertension) », *Lancet*, 1991 ; 338 : 1281-1285.

23. SHEP Cooperative Research Group, « Prevention of stroke by antihypertensive drug treatment in older persons with isolated systolic hypertension. Final results of the Systolic Hypertension in the Elderly Program (SHEP) », *J. Am. Med. Ass.*, 1991 ; 265 : 3255-3264.

24. Gollub Steven B., « Is intensive drug therapy appropriate for older patients ? », *JAMA*, 1999 ; 353 : 940.

25. Committee of principal investigators, « WHO cooperative trial on primary prevention of ischaemic heart disease using clofibrate to lower serum cholesterol ; mortality follow-up », *Lancet*, 1980 ; 2 : 379-385.

26. « Lipid research clinics program, The Lipid Research Clinics Coronary Primary Prevention Trials results. 1. Reduction in incidence of coronary heart disease. 2. The relationship of reduction in incidence of coronary heart disease to cholesterol lowering », *JAMA*, 1984 ; 251 : 351-364 et 365-374.

27. Frick M. H., Elo O., Haapa K. *et al.*, « Helsinki Heart Study : primary prevention trial with gemfibrozil in middle-aged men with dyslipidemia », *N. Engl. J. Med*, 1987 ; 317 : 1237-1245.

28. « The scandinavian Simavastatin Survival Study (4S) », *Lancet*, 1994 ; 344 : 1383-1389.

29. Shepherd J. *et al.*, « Prevention coronary heart disease with pravastatin in men with hypercholesterolemia », *N. Engl. J. Med*, 1995 ; 333 : 1301-1307

30. « Prevention of cardiovascular events and death with pravastatin in patients with coronary heart disease and a broad range of initial cholesterol levels. The Long-term Intervention with Pravastatin in Ischaemic Disease (LIPID) Study Group », *N. Engl. J. Med*, 1998 ; 339 : 1349-1357.

Chapitre IX

1. Bernard C., *Introduction à la médecine expérimentale*, Paris. Baillière, 1865, 236.

2. Canguilhem G., *Le Normal et le Pathologique*, Paris, PUF, 1966, 1973, 1979.

3. Quetelet A., *Physique Sociale, ou Essai sur le développement des facultés de l'homme*, Bruxelles, 1869.

4. Alvarez W., Stanley L. L., « Blood pressure in six thousand prisoners and four hundred prison guards : statistical analysis », *Arch. Intern. Med.*, 1930 ; 46 : 17.

5. Robinson S., « Range on normal blood pressure. A statistical and clinical study of 11 388 person », *Arch. Intern. Med.*, 1939 ; 64 : 409-444.

6. Cité par Gallavardin, *La tension artérielle en clinique. Sa mesure, sa valeur sémiologique*, Paris, Masson, 1920, 2ᵉ éd.

7. Donzelot É., *La tension artérielle. L'hypertension, l'hypotension et leur traitement*, Paris, Baillière, 1935, 39.

8. Allen E.V., *in* Musser J. H., *Internal Medicine*, 3ᵉ éd., Philadelphia Lea & Febiger, 1938. Cité par Samuel Robinson, *in Arch. Intern. Med.*, sept. 1939.

9. Pickering G., « Hypertension. Définitions, natural histories, and consequences », *in* Laragh et Brenner, chap. 1, New Yor, Raven Press, 1995.

10. Hamilton M., Pickering G. W., Roberts J. A. F, Sowry G. S. G., « The aetiology of essential hypertension, 4. The role of inheritance », *Clin. Sci.*, 1954 ; 13 : 273.

11. Perera G. A., « Diagnosis and natural history of hypertensive vascular disease », *Am. J. Med.*, 1948 ; 4 : 416-422.

12. World Health Organization, « Hypertension and coronary heart disease : classification and criteria for epidemiological studies », Genève, *WHO Report Series*, 168, 1959.

13. National Health Survey, *Hypertension and hypertensive heart disease in adults, US*, Washington, DC 1960-1962. US Department of Health, Education and Welfare, *Vital and Health Statistics*, series 11, n° 13, US, Government Printing Office, 1966.

14. Collins R., Peto R., Mac Mahon S., *et al.*, « Blood pressure, stroke and coronary heart disease, part II : effects of short-term reductions in blood pressure – an overview of the unconfounded randomised drug trials in their epidemiological context », *Lancet*, 1990 ; 335 : 827-838.

15. Veterans Administration Cooperative Study Group on Antihypertensive Agents, « Effects of treatment on morbidity in hypertension : results in patients with diastolic blood pressures averaging 115 through 129 mmHg », *JAMA*, 1967 ; 202 : 116-122.

16. Hypertension detection and follow-up program cooperative group, « The effect of treatment on mortality in "mild" hypertension : results of the hypertension detection and follow-up program », *N. Engl. J. Med*, 1982 ; 307 : 976-980.

17. Sinding C., *Une utopie médicale*, suivi de *La sagesse du corps d'Ernest Starling*, Arles, Actes Sud, 1989.

18. Mac Mahon S., Rodgers A., « The effects of blood pressure reduction in older patients : an overview of five randomised controlled trials in elderly hypertensives », *Clin. Exp. Hypertens.*, 1993 ; 15 : 967-978.

19. SHEP Cooperative Research Group, « Prevention of stroke by antihypertensive drug treatment in older persons with isolated systolic hypertension », *JAMA*, 1991 ; 265 : 3255-3264.

20. Pickering G., « The concept of essential hypertension », *Annals of Internal Med.*, vol. 43, décembre 1955, n° 6, 1153-1160.

Chapitre X

1. Céline L.-F., *Voyage au bout de la nuit*, Paris, Gallimard, 1952.

2. Romain J., *Knock, le triomphe de la médecine*, Paris, 1924.

3. Skrabanek P., « The Death of Human Medicine and the Rise of Coercitive Healthism », *The Social Affairs Units*, 1994.

4. Postel-Vinay N. *et al.*, *Impressions artérielles, 100 ans d'hypertension 1896-1996*, Paris, Imothep/Maloine, décembre 1995.

5 Laragh John H., Brenner Barry M., *Hypertension*, New York, Raven Press, 1995.

6. McLemore T., Delozier J., 1985. Summary : National Ambulatory Medical care Survey. Advance Data, 1987, n° 128 : 1-8. Cité par Michael Alderman et

Bernard Lamport, « Labelling of Hypertensives : a Review of the Data », *J. Clin. Epidemiol.*, vol. 43, n° 2, 1990 ; 195-200.

7. Stewart J., « Headache and Hypertension », *Lancet*, 1953 ; 1 : 1261-1266.

8. Pickering G., « Normotension and Hypertension : the Mysterious Viability of the False », *Am. J. Med.*, 1978 ; 65 : 651-1663

9. Harris L. and associates Inc., *The Public and High Blood Pressure. A Survey*, Washington, D.C., Government Printing Office, DHEW Publications (NIH), 1973 ; 74-356.

10. Haynes R. B., Sackett D. L., Taylor D. W., « Increased Abstenteism from Work after Detection and Labelling of Hypertensive Patients », *N. Engl J. Med.*, 1978 ; 299 : 741-744.

11. « Hypertension : a Report of the Ontario Council of Health Toronto », Ontario Council of Health, 1987.

12. Alderman M. H., Charlson M. E., Melcher L. A., « Labelling and absenteeism : the Massachusetts mutual experience », *Clinical and Investigative Med.*, 1981 ; 4 : 165-171.

13. Bloom J. R., Monterossa S., « Hypertension and Labelling and Sense of Well-Being », *Am. J. Public Health*, 1981 ; 71 : 1228-1232.

14. Fouquet H., *Essai sur le pouls*, Montpellier, 1767.

15. Riva-Rocci S., « Un nuovo sfigmomanometro », *Gazz. medi. di Torino*, 1896 ; 50 : 981-996.

16. *Deadborn Medical Record*, 16 sept. 1916.

17. Ayman D., Goldshine A. D., « Blood Pressure Determinations by Patients with Essential Hypertension : the Difference between Clinic and Home Readings before Treatment », *Am. J. Med. Sci.*, 1940 ; 200 : 436-474.

18. Pickering Th. G., « White Coat Hypertension », *in* Laragh et Brenner, *Hypertension*, New York, Raven Press, 1995 : 1913-1927.

19. O'Brien E., « Will mercury manometers soon be obsolete ? », *J. Hum. Hypertens.*, 1995 ; 9 : 933-934.

20. Proust M., *À la recherche du temps perdu. Le côté de Guermantes*, Paris, Gallimard, 1919.

21. « 1999 World health organisation – International society of hypertension guidelines for the management of hypertension », *J. Hypertens.*, 1999 ; 17 : 151-183.

22. « Diagnostic et traitement de l'hypertension artérielle esssentielle de l'adulte de 20 à 80 ans », ANAES (http://www.anaes.fr).

23. « Ces hypertendus qui s'ignorent », *Impact Médecin*, 1998 ; 420 : 2-14.

Chapitre XI

1. Tissot S. A., *Avis au peuple sur sa santé*, 3ᵉ édition, François Didot le Jeune éd., 1766.

2. Raspail F. V., *Manuel annuaire de la Santé, ou médecine et pharmacie domestique*, 19ᵉ édition, 1865.

3. Postel-Vinay N., « Le syndrome de Bouvard et Pécuchet », *Gazette méd.*, 1994 ; 37 : 32-35.

4. Dr Galtier Boissière, préface du *Larousse médical*, édition de 1923.

5. Parisot J., *Le Développement de l'hygiène en France, aperçu général*, Imprimerie Georges Thomas, Nancy, 1933.

6. « Le cœur, notre risque numéro un », *Science et Vie*, 1956, fév., n° 461, 48-61.

7. Royal College of Physicians, « Smoking and health », Londres, Pitmann Medical Publishing, 1962, cité par Richard Peto *in* « Smoking and health : the past 40 years and the next 40 », *BMJ*, 1994 ; 309 : 937-939.

8. Legrand C., *Clartés sur la tension artérielle*, Paris, J. Oliven, 1939.

9. Cité par Page Irvine, *Hypertension : a Manual for Patients with High Blood Pressure*, C. Thomas éditeur, Illinois, USA, 1943.

10. Page Irvine H., *Hypertension Research. A Memoir 1920-1960*, Pergamon Press, 1988.

11. Bourgeau G., *Erreurs et dangers de la grande presse en matière médicale*, Thèse de doctorat en médecine, Paris, 1916.

12. Lacroix R., *Défendez votre tension ; l'hypertension artérielle maladie de civilisation*, Paris, J. Oliven, 1957.

13. Mirce F., *Prévenir ou traiter l'hypertension artérielle*, Aubenas, Andrillon, 1981.

14. Hickey N., Graham I. *et al.*, « Trends in response to anti-smoking advice in patients with coronary heart disease between 1961 and 1975 », *Irish Journal of Medical Science*, 1981, 262-264.

15. Laher M., O'Malley K., O'Brien E. *et al.*, « Educational Value of Printed information for patients with hypertension », *BMJ*, 1981 ; 282 : 1360-1361.

16. Bruckert E., Thomas D., Emmerich J. et coll., « Influence d'une campagne d'information sur les facteurs de risque cardiovasculaire. Épernon ville d'étude, résultats à cinq ans », *Presse méd.*, 1999, 28 : 517-522.

17. Haynes R. B., McKibbon K. A., Kanani R., « Systematic review of randomised trials of interventions to assist patients to follow prescriptions for medications », *Lancet*, 1996, 348 : 383-386.

18. Massol Ph., « Les méfaits d'une médiatisation abusive », *Panorama du médecin*, 1995, 4207 : 6.

Chapitre XII

1. Raspail François-Vincent, *Manuel*, annuaire de la santé pour médecine et pharmacie domestiques. Enseignements théoriques et pratiques nécessaires, pour savoir préparer et employer soi-même les médicaments, se préserver ou se guérir ainsi promptement, et à peu de frais, de la plupart des maladies curables, et se procurer un soulagement presque équivalent à la santé, dans les maladies incurables ou chroniques, Paris, 1876 (30e édition).

2. Tissot S., *Avis au peuple sur sa santé*, 3e édition, Paris, François Didot le Jeune éd., 1767.

3. Skrabanek P., *The Death of Human Medicine and the Rise of Coercive Healthism*, The Social Affairs Units, 1994, trad. fr., *La Fin de la médecine à visage humain*, Paris, Odile Jacob, 1995.

4. Illich I., *Némésis médicale*, Paris, Seuil, 1975.

5. Medical Research Council Working Party, « MRC trial of treatment of mild hypertension : principal results », *BMJ*, 1985 ; 291 : 97-104.

6. « More on hypertension labelling », *Lancet*, 1985, i, 1138-1139.

7. McCormik, J. S., « The multifactorial aetiology of coronary heart disease : a dangerous delusion », *Pers. Biol. Med.*, 1988, ii, 839-841.

8. Schatzkin A. *et al.*, « Serum Cholesterol and cancer in the NHANES epidemiologic follow-up study », *Lancet*, 2, 1987 ; 298-301.

9. Skrabanek P., McCormick J., *Follies et Fallacies in Medicine*, Glasgow, Taragon Press, trad. *Idées folles, idées fausses en médecine*, Paris, Odile Jacob, 1992.

10. Proust M., *À la recherche du temps perdu. Le côté de Guermantes*, Paris, 1921.

11. Whelan P., « Are we promoting stress and anxiety ? », *BMJ*, 1997 ; 315 : 1549-1550.

12. « Le pronostic de l'hypertension artérielle permanente », *Journal des praticiens*, 1923 : 408-411.

13. Cité par J. David Spence, « Pseudohypertension », *in* Laragh et Brenner, *Hypertension*, New York, Raven Press, 1995.

14. Poggi L., Chamontin B., Lang T., Ménard J., Chevallier H., Gallois H., Crémier O., *Enquête PHARE : rapport final Sofres pour les laboratoires Servier Médical*, Paris, 1995.

15. Bloom J. R., Monterossa S., « Hypertension and Labelling and Sense of Well-Being », *Am. J. Public Health*, 1981 ; 71 : 1228-1232.

16. Alderman M. H., Davis T. K., Gerber L. M., Robb M., « Antihypertensive drug therapy withdrawal in a general population », *Arch. Intern. Med.*, 1986, 146 : 1309-1311.

17. MRC Working Party of Mild Hypertension, « Course of blood pressure in mild hypertensives after withdrawal of long antihypertensive treatment », *BMJ*, 1986 ; 293 : 988-992.

18. « L'inquiétante photographie de l'iatrogenèse médicamenteuse », *Rev. Prat. MG*, 1997 ; 400 : 3.

19. Comme le montre par exemple une publicité pour l'irbésartan, réf. *Rev. Prat.*, 1998 ; 414 : 35.

20. « Latrogenèse médicamenteuse. Étude prospective du réseau français des centres de pharmacovigilance », *Le Généraliste*, 1998 ; 1876 : 16.

21. Gollub S., « Is intensive drug therapy appropriate for older patients ? », *Lancet*, 1999 ; 353 : 940.

22. Ewald F., *Le problème français des accidents thérapeutiques. Enjeux et solutions*, Paris, ministère de la Santé et de l'Action humanitaire, La Documentation française, 1992.

Chapitre XIII

1. Durand-Fardel M., *Traité pratique des maladies des vieillards* (préface à la première édition, 15 novembre 1853).

2. Publicité pour la simvastatine parue le 20 mai 1998 dans les *Archives du cœur et des vaisseaux*.

3. Publicité pour le Egb 761 parue dans la *Revue du praticien*, mai 1998.

4. Publicité pour la pravastatine parue dans la *Revue du praticien*, n° 397 du 3 novembre 1997.

5. Publicité pour la nifédipine parue dans la *Revue du praticien*, mai 1998.

6. Publicité pour la pravastatine parue dans le *Concours médical*, 1999 ; 121 : 1157.

7. Postel-Vinay N., Sinding Ch., « L'utopie hormonale de Voronoff. L'endocrinologie à l'heure du mythe », *Rev. Prat.*, 1994 ; 44 : 2140-2143.

8. *Prescrire*, 1998 ; 186 : 561.

9. Bowles P., *Un thé au Sahara*, Paris, Gallimard, 1952.

10. Bourdelais P., *L'Âge de la vieillesse*, Paris, Odile Jacob, 1997.

11. Sources Eurostat et ONU, *Informations hospitalières*, 1998 ; 49 : 11-13.

12. Vaupel J. *et al.*, « Biodemographic Trajectories Longevity », *Science*, 1998 ; 280 : 855-860.

13. Harington M., Kincaid-Smith P., McMichael J., « Results of Treatment in Malignant Hypertension », *BMJ*, 14 novembre 1959 ; 969-980.

14. « Effects of Treatment on Morbidity in Hypertension. Veterans Administration Cooperative Study Group on Antihypertensive Agents », *JAMA*, 1967 ; 202 : 116-122.

15. Hypertension Detection and Follow-up Program Cooperative Group, « Results of the Hypertension detection and follow-up program. The Effects of treatment on mortality in mild hypertension », *N. Engl. J. Med.*, 1982 ; 307 : 976-980.

16. Hypertension Detection and Follow-up Program Cooperative Group, « Persistence of reduction Blood Pressure and Mortality of participants in the HDFP », *JAMA*, 1988 ; 259 : 2113-2122.

17. Multiple Risk Factor Intervention Trial Research Group, « Multiple Risk Factor Intervention Trial. Risk factor changes and mortality results », *JAMA*, 1982 ; 248 : 1465-1477.

18. Multiple Risk Factor Intervention Trial Research Group, « Mortality rates after 10,5 years for participants in the Multiple Risk Factor Intervention

Trial. Findings related to *a priori* hypotheses of the trial », *JAMA*, 1990 ; 263 : 1795-1800.

19. Reikvam A. M. *et al.*, « Has hospital mortality from acute myocardial infarction been markedly reduced since the introduction of thrombolytics and aspirin ? », *J. Intern. Med.*, 1998 ; 243 : 259-263.

20. Soumerai *et al.*, *JAMA*, 1997 ; 277 : 115-121.

21. « The sixth Report of the Joint National Committee on Prevention, Detection, Evaluation, and Treatment of High Blood Pressure », NIH publication, n° 98-4080.

22. Registres français des cardiopathies ischémiques, 1985-1992, « Rapport du réseau Monica », *BEH*, 1996 ; 46 : 199-200.

23. Ménard J., Plouin P. F., « Évolution des consultations et des prescriptions d'antihypertenseurs en France de 1969 à 1986 », *Méd. Cardiovasc. QM.*, n° 68, 20 nov. 1986.

24. Hunink M. *et al.*, « The Recent Decline in Mortality From Coronary Heart Disease, 1980-1990 », *JAMA*, 1997 ; 277 : 583-542.

25. *BMJ*, 1996 ; 313 : 907-908.

26. Bernard C., *Principes de médecine expérimentale*, Paris, 1947, 137.

Chapitre XIV

1. Mole A., *Les Sciences de l'imprécis*, Paris, Seuil, 1990.

2. Valéry P., *Colloques. Socrate et son médecin*, Paris, Gallimard, 1957.

3. American Heart Association, *Coronary Risk Handbook : Estimating the Risk of Coronary Heart Disease in Daily Practice*, Dallas, Texas, 1973.

4. Brittain E., « Probability of Coronary Heart Disease Developing », *West J. Med.*, 1982 ; 136 : 86-89.

5. Truett J., Cornfield J., Kannel W., « A Multivariate Analysis of the Risk of Coronary Heart Disease in Framingham », *J. Chron. Dis.*, 1967 ; 20 : 511-524.

6. World Health Organization Collaborative Study of Cardiovascular Disease and Steroid Hormone Contraception, « Venous thromboembolic disease and combined oral contraceptive : results of international multicentre case-control study», *Lancet*, 1995 ; 346 : 1575-1582.

7. Emmerich J., « Nouvelles pilules de troisième génération : un risque de maladie thrombo-embolique deux fois plus grand », *Rev. Prat.*, 1996 ; 46 : 108.

8. Keys A., *A Multivariate Analysis of Death and Coronary Heart Disease*, 1 vol., 381 p., Cambridge MA, Harvard University Press, 1980.

9. Laurier D., « Estimation of CHD Risk in an French Working population using a modified Framingham Model », *J. Clin. Epidemiol.*, 1994 ; 47 : 1353-1364.

10. Inger E., Hansson L., « Underestimation of the true benefits of antihypertensive treatment : an assessment of some important sources of error », *J. Hypertens.*, 1997 ; 15 : 221-225.

11. Chatellier G. *et al.*, « The number needed to treat : a clinically usefull monogram in its proper context », *BMJ*, 1996 ; 312 : 426-429.

12. Chatellier G., Ménard J., « The absolute risk as a guide to influence the treatment decision-making process in mild hypertension », *J. Hypertens.*, 1997 ; 15 : 217-219.

Chapitre XV

1. Jacob F., *La Logique du vivant, une histoire de l'hérédité*, Paris, Gallimard, 1970.

2. Dieulafoy M., « Rôle de l'hérédité dans la production de l'hémorragie cérébrale », *Gazette Hebdo Med. Chir.*, 1876 ; 38 : 595-597.

3. Rosenbloom J., Pittsburg Ph., « Familial Hypertension with report of a case », *J. Lab. Clin. Med.*, 1923 ; 8 : 681-693.

4. Ayman D., « Hereditary in Arteriolar (essentiel) Hypertension », *Arch. Int. Med.*, 1934 ; 53 : 792-802.

5. Ward R., « Familial aggregation and genetic epidemiology of blood pressure », *in, Hypertension : Pathophysiology, Diagnosis and Management*, J. H. Laragh, B. M. Brenner (éd.), New York, Raven Pres, Ltd, 1990, 81-100.

6. Feinleib M., Garrison R. J., Norhani N., Rosenman R., Christian J., « Studies of hypertension in twins », *in* Paul O. (éd.), *Epidemiology and Control of Hypertension*, New York, Grune and Stratton, 1975, 3-20.

7. Annest J. L., Sing C. F., Biron P., Mongeau J. P., « Familial aggregation of blood pressure and weight in adoptive families. I. Comparisons of blood pressure and weight statistics among families with adopted, natural or both natural and adopted children », *Am. J. Epidemiol.*, 1979 ; 110 : 479-491.

8. Simpson O. F., « Blood pressure and salt intake », *in Hypertension : Pathophysiology, Diagnosis and Treatment*, J. H. Laragh, B. M. Brenner (éd.), New York, Raven Press Ltd, 1991, 273-281.

9. Barnett A. H., Eff C., Leslie R. D. G., Pyke D. A., « Diabetes in identical twins. A study of 200 pairs », *Diabetologia*, 1981 ; 20 : 87-93.

10. Papoz L., Eschwege E., Warnet J. M., Richard J. L., Claude J. R., « Incidence and risk factors of diabetes in the Paris prospective study (GREA) », *in* Eschwege E. (éd.), *Advances in Diabetes Epidemiology*, Amsterdam, Elsevier, 1982, 113-122.

11. Goldstein J. L., Brown M. S., « Familial hypercholesterolemia », *in* Scriver C. R., Beaudet A. L., Sly W. S., Valle D., *The Metabolic Basis of Inherited Disease*, 6ᵉ éd., Highstonwn, New Jersey, Mc Graw Hill, 1989 ; 48 : 1215-1250.

12. Cambien F., Richard J. L., Ducimetière P., « Étude des antécédents familiaux de cardiopathie ischémique et d'hypertension artérielle en liaison avec la prévalence des facteurs de risque et l'incidence des cardiopathies ischémiques », *Rev. Epidemiol. Santé publique*, 1980 ; 28 : 21-37.

13. Corvol P., Jeunemaître X., « Genetics of hypertension », *in Textbook of Cardiovascular Medicine*, E. J. Topol (éd.), Philadelphia, Lippincott-Raven Publ., 1998, 2415-2428.

14. Platt R., « Heredity in hypertension », *Lancet*, 1963 ; 1 : 899-904.

15. Oldmham P. D., Pickering G. W., Roberts J. A. F., Sowry G. S., « The nature of essential hypertension », *Lancet*, 1960 ; 1 : 1085-1093.

16. Genest J. J., Martin-Munley S. S., MacNamara J. R. *et al.*, « Familial lipoprotein disorders in patients with premature coronary artery disease », *Circulation*, 1992 ; 85 : 2025-2033.

17. Hobbs H. H., Brown M. S., Goldstein J. L., « Molecular genetics of the LDL receptor gene in familial hypercholesterolemia », *Human Mutation*, 1992 ; 1 : 445-466.

18. « Les assureurs français renoncent pour cinq ans aux tests génétiques », *Le Monde*, 1ᵉʳ avril 1999.

Chapitre XVI

1. « Recommandations OMS/ISH 1999 pour la prise en charge de l'hypertension artérielle », *J. Hypertens.*, 1999 ; 17 : 151-183.

2. Résultats trouvés sur Internet en 1998 sur le site « Hypertension Network ».

3. Mancia G., *Lancet*, 1997 ; 349 : 454-457.

4. Passa Ph., « Le diabète en France : on peut, on doit mieux faire ! », *Rev. Prat. MG.*, 1999 ; 451 : 337.

5. « Éducation thérapeutique des patients. Pour promouvoir les programmes d'éducation pour la santé destinés aux soignants qui participent à la prévention des affections chroniques », Organisation mondiale de la santé, Bureau pour l'Europe, Copenhague, 1998.

6. Dogg. D. C., Sellers D. E. *et al.*, « Knowledge of heart attack symptoms in

a population survey in the United States », *Arch. Intern. Med.*, 1998 ; 158 : 2329-2338.

7. Brochier M., « Comment améliorer la connaissance des symptômes d'infarctus du myocarde dans la population », *Concours méd.*, 1999 ; 121 : 786-787.

8. Pancioli A. *et al.*, « Public perception of stroke warning signs and knowledge of potential risk factors », *JAMA*, 1998 ; 278 : 1288-1292.

9. Evans L., « Non compliance with drug therapy », *Drugs*, 1983 ; 25 : 63-76.

10. The Coronary Drug Project Research Group, « Influence of adherence to treatment and response of cholesterol on mortality in the coronary drug project », *N. Engl. J. Med.*, 1980 ; 303 : 1038-1041.

11. Postel-Vinay N, Ménard J., « Observance en pratique médicale courante », *Encycl. Méd. Chir.*, Encyclopédie pratique de médecine 1-0030, 1998.

12. Poller L., Shiach C. R., MacCallum *et al.*, « Multicentre randomised study of computerised anticoagulant dosage », *Lancet*, 1998 ; 352 : 1505-1509.

13. Brown G. E., « Daily and Monthly Rythm in the Blood Pressure of a Man with Hypertension », *Ann. Int. Med.*, 1930 ; 3 : 1177.

14. Ayman D., Goldshine A., « Blood pressure determinations by patients with essential hypertension. The différence between clinic and home reading before treatment », *Am. J. Med. Sci.*, 1940 ; 200 : 465-474.

15. Ménard J., Lagrue G., Safar M., Chailloux P., Le Dorre M., Milliez P., « Problèmes posés par la mesure de la tension artérielle et sa surveillance », *Entretiens de Bichat Médecine*, 1971 ; 613-618.

16. Bobrie G., Postel-Vinay N., Préface de Joël Ménard, *L'Automesure tensionnelle. Guide pratique*, Paris, Imothep Médecine Sciences, 1998.

Chapitre XVII

1. Publicité parue dans *Impact Médecin Hebdo*, 19 mars 1993.

2. « The scandinavian simavastatin survival study (4S) », *The Lancet*, 1994 ; 344 : 1383-1389.

3. Shepherd J. *et al.*, « Prevention coronary heart disease with pravastatin in men with hypercholesterolemia », *N. Engl. J. Med.*, 1995 ; 333 : 1301-1307.

4. Avis de la commission de transparence notifié le 21 novembre 1996.

5. Cruickshank J. M., Thorp J. M., Zacharias F. J., « Benefits and potential harm of lowering high blood pressure », *The Lancet*, 1987 ; i : 581-584.

6. Hansson L., « How far should blood pressure be lowered ? What is the role of the J-curve ? », *Am. J. Hypertens.*, 1990 ; 3 : 726-729.

7. Hansson L., Zanchetti A., Carruthers S. G., Dahlöf B., Elmfeld D., Julius S., Ménard J., Rahn K. H., Wedel H., Westerling S., « For the HOT Study Group », *The Lancet*, 1998 ; 351 : 1755-1762.

8. Waeber B., « L'hypertension artérielle : un problème résolu ? », *HTA-Info*, lettre de la Société française d'hypertension artérielle, 1998 ; 4 : 5.

9. Wareham N., O'Rahilly S., « The changing classification and diagnosis of diabetes », *BMJ*, 1998 ; 317 : 359-360.

10. Moilin. T., *De la pression du sang*, Thèse de doctorat en médecine, Paris, 1858.

11. 1999 World Health Organization, « International society of hypertension guidelines for the management of hypertension », *Journal of Hypertension*, 1999 ; 17 : 151-183.

12. Abergel E., Chatellier G. *et al.*, « Parmi les hypertendus légers, l'échographie cardiaque peut-elle identifier des patients à haut risque, qui ne seront pas traités par médicament après application des recommandations internationales ? », *Arch. Mal. Cœur*, 1998 ; 91 : 915-919.

13. Kaplan N., « J-curve not burned off by HOT study », *The Lancet*, 1998 ; 351 : 1748-1749.

14. Recommandations OMS/ISH 1999 pour la prise en charge de l'hypertension artérielle, *J. Hypertens.*, 1999 ; 17 : 151-183.

15. Anaes, suivi du patient diabétique de type 2 à l'exclusion du suivi des recommandations, Paris, janvier 1999.

16. Illich I., « L'obsession de la santé parfaite », *Le Monde diplomatique*, 28 mars 1999.

17. Lingberg G. et coll., « Use of a channel blockers and risk of suicide : ecological findings confirmed in population based cohort study », *BMJ*, 1998 ; 316 : 741-745.

18. Braun *et al.*, « Calcium channel blocking agents and risks of cancer in patients with coronary heart disease », *J. Am. Coll. Cardiol.*, 1998 ; 31 : 804-808.

19. Agence du médicament. Communiqué de presse, *Concours médical*, 1998 ; 120 : 1395.

20. « Centre de recherche d'étude et de documentation en économie de la santé », *Bulletin d'information en économie de la santé*, 1999 ; 22 : 3.

21. Rose G., Marmot M. G., « Social class and coronary heart disease », *Br. Med. J.*, 1981 ; 45 : 13-9.

22. Lang T., Ducimetière P., « Premature Cardiovascular Mortality in France : Evolution between Social Categories from 1970 to 1990 », *International Journal of Epidemiology*, 1995 ; 24 : 331-339.

23. Cambou J.-P. *et al.*, « Les facteurs socio-économiques : facteurs de risque vasculaire », *STV*, 1995 ; 7 : 627-633.

GLOSSAIRE

Certains termes peuvent être difficiles à comprendre pour les lecteurs non familiarisés avec le langage médical. Ce glossaire propose quelques explications à l'usage des non-médecins.

Accident vasculaire cérébral : Anciennement appelé *ictus* ou apoplexie, un accident vasculaire cérébral est une anomalie vasculaire aiguë survenant au cerveau. On distingue deux sortes d'accidents vasculaires cérébraux, l'accident hémorragique qui correspond au saignement d'une artère, et l'accident vasculaire cérébral ischémique qui correspond à une obturation brutale par un caillot de l'artère (thrombose). Les conséquences d'un accident vasculaire cérébral sont variables : un accident massif peut aboutir au décès ou entraîner des anomalies neurologiques parfois graves comme une hémiplégie. Certains accidents vasculaires cérébraux sont dits réversibles lorsqu'on observe une guérison spontanée. La désignation ancienne d'apoplexie correspondait aux accidents rapidement mortels, parfois de façon foudroyante.

Albumine/albuminurie : L'albumine est une substance protéique que l'on retrouve parfois dans les urines (albuminurie). L'albuminurie est anormale et témoigne d'une maladie du rein. Au XIXᵉ siècle, l'albuminurie massive avec insuffisance rénale était désignée sous le terme de mal de Bright. Aujourd'hui, on parle plus volontiers de protéinurie. L'existence d'une albuminurie chez un hypertendu atteste de la présence d'une anomalie rénale.

Aldostérone : Hormone découverte en 1953. Elle joue un rôle clé dans les échanges du sodium et du potassium au niveau rénal. La sécrétion excessive de cette hormone (hyperaldostéronisme) est une cause rare d'hypertension artérielle.

Ambulatoire : La pression artérielle peut être mesurée en dehors du cabinet médical grâce à des tensiomètres portatifs. Ces derniers enregistrent la pression artérielle tout au cours d'une journée et/ou de la nuit. On parle alors d'enregistrement, ou de mesure ambulatoire de la pression artérielle (MAPA).

Anévrisme artériel : Dilatation anormale des parois d'une artère. La rupture (ou l'obstruction par un caillot) d'un anévrisme cérébral entraîne un accident vasculaire cérébral.

Angine de poitrine : Étymologiquement *angina* signifie « je serre ». On désigne sous le terme d'angine de poitrine des douleurs thoraciques constrictives dues à une insuffisance de circulation des artères coronaires. On parle également d'angor. Une des complications des crises d'angine de poitrine est l'infarctus du myocarde.

Angioplastie : Remodelage thérapeutique d'un vaisseau. On parle d'angioplastie transluminale percutanée lorsque cette technique se fait par l'intermédiaire d'un cathéter et d'un ballonnet gonflable.

Antisepsie : Méthode de prévention des maladies infectieuses. Le lavage des mains et la pulvérisation de désinfectants lors d'opérations sont des méthodes d'antisepsie.

Apoplexie cérébrale : Terme ancien qui désignait un accident vasculaire cérébral foudroyant « crise d'apoplexie ».

Artériosclérose : Maladie consistant en l'épaississement des parois artérielles. L'hypertension artérielle, l'hypercholestérolémie, le tabagisme et l'âge favorisent la progression de l'artériosclérose. L'artériosclérose évoluée aboutit à une insuffisance d'irrigation sanguine. Au niveau des membres inférieurs, l'artériosclérose induit la claudication intermittente (douleur à la marche) ou des troubles trophiques. Au niveau des artères coronaires, l'artériosclérose entraîne l'angine de poitrine ou l'infarctus.

Asepsie : Méthode qui consiste à prévenir les maladies infectieuses en empêchant l'introduction de microbes dans l'organisme. Un milieu aseptique est un milieu sans microbe.

Athérome/athérosclérose/artériosclérose : Ces termes désignent des différentes variétés d'épaississement des parois artérielles.

Auscultatoire (méthode) : La pression artérielle est couramment mesurée par méthode auscultatoire : le médecin écoute les bruits de la circulation sanguine au moyen d'un stéthoscope alors qu'il dégonfle un brassard fixé au bras (voir illustration 9).

Automesure : Opération consistant à mesurer sa tension soi-même (automesure de la tension) ou sa glycémie (automesure glycémique).

Aveugle (double aveugle) : On dit que l'étude d'un médicament s'effectue en double aveugle lorsque ni le médecin ni le malade ne savent s'ils sont en présence d'un produit actif ou d'un placebo. Dans un essai thérapeutique, la méthodologie dite du double aveugle est un gage d'objectivité scientifique.

Bêtabloquant : Les médicaments de la famille des bêtabloquants sont utilisés dans le traitement de l'hypertension artérielle, de l'angine de poitrine et parfois des migraines. Ils ont notamment la capacité d'abaisser le niveau de la pression artérielle, de limiter la consommation d'oxygène du cœur et de ralentir le rythme cardiaque. Un des premiers bêtabloquants commercialisés fut le propanol (en 1964, aux États-Unis). À cette époque, la première indication était l'angine de poitrine, ce n'est que quelques années plus tard que cette famille de médicaments était utilisée dans l'hypertension artérielle.

Bimodale : La modalité de la distribution d'une variable est une caractéristique de la courbe. Une distribution bimodale est le fait d'une courbe présentant deux pics de distribution. Une distribution unimodale, ou continue, est le fait d'une distribution à un seul pic identifiable. C'est le cas de la distribution de la pression artérielle et de la glycémie dans la population.

Bright (mal de) : Décrit en 1836 par le médecin anglais Richard Bright (1789-1858), le mal de Bright correspond à une insuffisance rénale avec albuminurie. Au moment de la première description de cette maladie, le tensiomètre n'existait pas et le concept d'hypertension n'était bien entendu pas inventé. Ce n'est qu'à la fin du XIXe siècle que l'on a reconnu que les patients porteurs d'un mal de Bright (encore appelés « brightiques ») étaient le plus souvent gravement hypertendus.

Cathéter/cathétérisme : Tube long et mince destiné à être introduit dans un vaisseau pour pratiquer une angioplastie.

Cholestérol : Lipide indispensable à la vie. Insoluble, il circule dans le plasma sanguin associé à différentes protéines. On peut mesurer le cholestérol total et le cholestérol associé à certaines fractions protéiques. L'excès de cholestérol total (hypercholestérolémie) favorise les maladies artérielles et notamment l'ischémie coronaire, cérébrale et des membres inférieurs. On distingue désormais le HDL cholestérol et le LDL cholestérol. Pour juger de la normalité du taux de cholestérol, on calcule le rapport du cholestérol total / cholestérol HDL (rapport du « bon » et du « mauvais » cholestérol).

Claudication intermittente : La claudication intermittente correspond à l'apparition d'une douleur survenant à la marche et obligeant souvent à l'arrêt. Cette douleur signe le plus souvent la présence d'une oblitération de l'artère irriguant les muscles de la jambe ou de la cuisse. Dans la plupart des cas, cette oblitération est la conséquence d'une artériosclérose. Chez un patient hypertendu, la présence d'une claudication intermittente est un signe de sévérité de son atteinte vasculaire.

Cohorte : Dans le vocabulaire épidémiologique, la cohorte désigne un groupe de sujets ayant en commun certaines particularités statistiques. L'enquête de Framingham est une étude de cohorte.

Complications (de l'hypertension) : L'hypertension est une affection chronique pouvant évoluer sur des dizaines d'années. Son évolution peut connaître la survenue de complications, tels l'hémorragie cérébrale, l'infarctus du myocarde, l'insuffisance rénale, l'insuffisance cardiaque.

Coronaire/coronarite/coronarien : Le cœur est irrigué par plusieurs artères coronaires. L'obstruction d'une ou de plusieurs de ces artères peut entraîner une souffrance du cœur appelée coronarite ou maladie coronaire. Les malades présentant cette affection sont appelés des coronariens.

Dégénérative (maladie dégénérative) : Le terme dégénératif a été très utilisé au XIXᵉ siècle pour qualifier de multiples altérations. Aujourd'hui ce terme désigne des maladies d'évolution lente, plus volontiers observées chez des sujets âgés. L'artériosclérose est une maladie dégénérative.

Diabète non insulino-dépendant (diabète de type II) : Variété de diabète sucré anciennement appelé diabète gras. Depuis 1997, le seuil de normalité à partir duquel on définit le diabète non insulino-dépendant a été abaissé : un patient est désormais considéré comme diabétique lorsque sa glycémie à jeun est supérieure à 1,26 g/l.

Diastolique : La diastole correspond au moment du relâchement du cœur. La pression artérielle diastolique est la pression artérielle de l'organisme au moment du relâchement cardiaque. En pratique, elle correspond à la valeur « inférieure de la pression artérielle » (encore dit le « chiffre du bas » dans le langage populaire). Lorsqu'on dit qu'un sujet a 14/8 de tension, c'est que sa pression artérielle diastolique est de 8 cm de mercure (Hg) (ou 80 mm de mercure).

Diurétique (médicament) : Médicament qui augmente l'excrétion de sodium et accessoirement d'eau. Utilisés depuis 1957, les diurétiques sont d'excellents antihypertenseurs. Ils sont toujours utilisés, notamment en association avec des antihypertenseurs de découverte plus récente. Ils ont représenté une véritable révolution thérapeutique pour le traitement de l'hypertension artérielle.

Doppler : Christian Doppler était un physicien du XIXe siècle. L'examen Doppler permet d'apprécier la vitesse d'écoulement du sang dans une artère. Aujourd'hui, l'examen Doppler est couplé à l'échographie, on parle alors d'écho Doppler. Au niveau d'une artère, cette technique permet d'apprécier la vitesse d'écoulement du flux sanguin et les caractéristiques du vaisseau examiné (recherche de rétrécissement, ou sténose, notamment).

Double aveugle : Voir Aveugle

Dyslipidémie, ou dyslipémie : Maladie des lipides sanguins. L'hypercholestérolémie ou bien l'hypertriglycéridémie sont des dyslipidémies. Il faut distinguer les dyslipidémies familiales qui sont des maladies rares et souvent graves, des dyslipidémies fréquentes et banales (plusieurs millions de personnes en France) qui correspondent le plus souvent à un simple excès de cholestérol ou de triglycérides dans le sang.

Écho Doppler : Voir Doppler.

Échographie : Technique d'imagerie médicale permettant de visualiser le corps au moyen d'ultrasons. Elle est développée depuis les années 1970 et connaît aujourd'hui un essor considérable en raison de l'amélioration constante de ses performances. Indolores et sans danger, les échographies peuvent être répétées chez un même malade dont on veut suivre l'évolution.

Effet secondaire : Effet non désiré d'un médicament. Il existe des effets secondaires mineurs (par exemple quelques troubles digestifs banals), et des effets sévères voire mortels (par exemple une allergie grave). Voir Iatrogène.

Élasticité artérielle : Les artères qui conduisent le flux sanguin sont dotées de propriétés élastiques. Une artère saine est capable de se dilater modérément au moment de la contraction cardiaque (systole). En cas de durcissement par artériosclérose, on observe une perte de l'élasticité artérielle. Cette perte d'élasticité peut participer à l'augmentation de la pression artérielle systolique. Ceci est très fréquemment observé chez le sujet âgé.

Électrothérapie : Technique de traitement par application d'électricité. Très en vogue au début du XXe siècle, cette technique n'a pas fait la preuve de son efficacité et n'est plus employée aujourd'hui (à quelques exceptions près, comme le pacemaker).

Épidémiologie : Branche de la médecine qui étudie les différents facteurs intervenant dans l'apparition et l'évolution des maladies au niveau des populations. La plus célèbre enquête épidémiologique moderne est l'enquête de Framingham.

Essai clinique contrôlé : Étude de l'effet d'un traitement, ou d'une stratégie thérapeutique, chez des groupes de patients suivant des méthodologies rigoureuses. On parle d'essai clinique randomisé lorsque les patients sont tirés au sort. Une des méthodes les plus objectives de l'étude d'un traitement est l'essai clinique randomisé en double aveugle (voir ce mot).

Étiquetage : Correspond à la traduction du terme anglais *labelling*. On parle d'effet d'étiquetage lorsque l'annonce d'une maladie est en elle-même responsable d'effets indésirables.

Étude prospective : On parle d'études épidémiologiques (ou thérapeutiques) prospectives lorsque le suivi des sujets s'effectue au fur et à mesure (à compter du début de l'étude). Ce terme s'oppose à l'étude rétrospective qui consiste en l'étude de dossiers médicaux où est consigné le passé des sujets. La performance des études prospectives est meilleure que celle des études rétrospectives.

Événement cardiovasculaire : On entend par événement cardiovasculaire la survenue chez un individu d'une affection telle qu'une hémorragie cérébrale, un infarctus, une insuffisance cardiaque ou un décès. Dans les études épidémiologiques ou thérapeutiques, le décompte des événements cardiovasculaires est le critère le plus précis pour évaluer quantitativement l'état de santé des malades.

Événement coronarien : Voir Événement. Lorsqu'un événement concerne uniquement une maladie des artères coronaires, on parle par exemple d'un événement coronarien.

Fibrate : Famille de médicaments utilisés pour faire baisser le taux de cholestérol sanguin (hypocholestérolémiant). Ces médicaments sont utilisés depuis les années 1970.

Fraction d'éjection : Il est possible d'étudier les performances du cœur en calculant par écho Doppler la fraction d'éjection sanguine au moment de la contraction systolique. Une baisse de la fraction d'éjection correspond à une altération de la performance cardiaque.

Framingham (Enquête de) : Framingham est le nom d'une ville nord-américaine. C'est aussi le lieu où démarra en 1947 une très importante étude épidémiologique sur le risque cardiovasculaire. Cette enquête est devenue si célèbre que parfois le seul nom de cette ville sert à désigner cette étude.

Gastrectomie : Acte chirurgical constituant en l'ablation partielle, ou totale, de l'estomac. Au début du XXe siècle, les ulcères gastriques importants ou rebelles étaient souvent traités par gastrectomie. Aujourd'hui encore beaucoup de cancers de l'estomac nécessitent une gastrectomie.

Glycémie : Taux de sucre dans le sang.

Glycosurie : Présence de sucre dans les urines. À l'état normal, un sujet sain a une glycosurie nulle (pas de sucre dans les urines).

Hémorragie cérébrale : Voir Apoplexie.

Home test : Terme anglo-saxon désignant un test biologique que les malades peuvent pratiquer eux-mêmes à leur domicile. Le test de grossesse, la recherche de sucre ou d'acétone dans les urines sont des *home tests*.

Hypertension artérielle : Élévation anormale de la pression artérielle. Il existe plusieurs grades d'hypertension suivant l'importance de l'élévation des chiffres de tension. L'hypertension artérielle légère à modérée est la plus fréquente et son évolution s'inscrit sur des dizaines d'années. Par contre, l'hypertension artérielle maligne, que l'on voit de moins en moins grâce au dépistage et aux traitements, peut entraîner le décès à court terme.

Hypertrophie ventriculaire gauche : Augmentation de la taille du cœur. Elle peut être notée lors de l'autopsie (c'était le cas au XVIIIe siècle), par la radiographie, par l'électrocardiogramme, par échographie Doppler.

Hypocholestérolémiant/hypolipémiant : Médicament destiné à faire baisser le taux du cholestérol sanguin. Il existe actuellement deux grandes familles d'hypocholestérolémiants : les fibrates et les statines. (Voir ces mots.)

Hypolipémiant : Médicament destiné à faire baisser le taux des lipides sanguins. Un hypolipémiant est une sorte d'hypocholestérolémiant.

Iatrogène (iatrogénicité) : *Iatros* signifie en grec médecin. On dit qu'un médicament, ou un traitement, est iatrogène lorsqu'il provoque des effets indésirables. Il faut distinguer les effets iatrogènes inévitables (par exemple une allergie lors de la première prise d'un médicament) des effets iatrogènes pouvant correspondre à une prescription inappropriée compte tenu de l'état d'un patient.

Incidence : L'incidence d'une maladie correspond au nombre de cas nouveaux. L'incidence est un nombre de cas apparus par unité de temps. Voir Prévalence.

Incubation : La période d'incubation d'une maladie correspond au temps silencieux s'écoulant entre l'entrée d'un germe pathogène dans l'organisme et l'apparition des premiers symptômes. Ce terme est le plus souvent réservé aux maladies infectieuses mais a été utilisé dans la littérature des années 1960 pour les maladies cardiovasculaires.

Indice de masse corporelle : L'indice de masse corporelle (IMC) ou *body mass index* (BMI) pour les Anglo-Saxons, est un moyen commode d'évaluation de l'état nutritionnel d'un sujet. Il tient compte de la taille et du poids. Son calcul est possible au moyen d'une simple formule mathématique : $IMC = masse (kg)/taille^2$ (m). Il s'exprime en kg par mètre carré. L'IMC a cependant des limites : il s'applique aux adultes (théoriquement entre 20 et 65 ans), mais ne s'applique pas chez les nourrissons, les enfants, les femmes enceintes. Un IMC élevé a été démontré comme étant un facteur de risque de surmortalité, toutes causes confondues, mais plus particulièrement des décès d'origine cardiovasculaire.

Infarctus du myocarde (infarctus rénal) : L'infarctus est une lésion tissulaire consécutive à l'interruption de l'irrigation sanguine. L'obturation d'une artère coronaire par un caillot (thrombose) provoque un infarctus du myocarde. Suivant le territoire considéré, l'infarctus est myocardique, pulmonaire, rénal, etc.

Inhibiteur calcique : Médicament bloquant les canaux calciques. L'intérêt des inhibiteurs calciques dans le traitement de l'hypertension artérielle a été mis en évidence au milieu des années 1980. Les inhibiteurs calciques sont utilisés dans le traitement de l'hypertension artérielle et dans l'ischémie coronaire.

Inhibiteur de l'enzyme de conversion : Médicament qui inhibe le système rénine-angiotensine, un des mécanismes les plus importants de la régulation de la pression artérielle. Le premier inhibiteur de l'enzyme de conversion utilisé dans l'hypertension artérielle est apparu en 1982. Cette famille de médicaments est également utilisée dans l'insuffisance cardiaque et au décours de l'infarctus du myocarde.

Inhibiteur du récepteur de l'angiotensine : Médicament qui agit en bloquant l'action de l'angiotensine au niveau même de son récepteur. Comme les inhibiteurs de l'enzyme de conversion, ils agissent sur le système rénine-angiotensine et sont utilisés dans l'hypertension artérielle.

Inoculation variolique : Pour prévenir de la variole, une des maladies les plus mortelles de l'humanité, les populations orientales inoculaient des croûtes de malades varioleux, soit sous la peau, soit dans le nez, des personnes saines. Cette pratique a été importée en Europe au XVIIIᵉ siècle par Lady Wortley Montagu, femme de l'ambassadeur d'Angleterre à la Grande Porte

(Constantinople). La méthode a été perfectionnée par Edward Jenner (1749-1823) qui remplaca le pus varioleux par celui de la vaccine, maladie des vaches proche de la variole. C'est en hommage à Jenner que Pasteur inventera le terme de vaccination.

Inoculés : Nom donné aux personnes ayant bénéficié de l'inoculation, (voir ce mot).

Insuffisance cardiaque : Incapacité du cœur à assurer une circulation sanguine adaptée aux besoins de l'organisme. Les symptômes principaux de l'insuffisance cardiaque sont l'apparition d'un essoufflement et d'œdèmes des membres inférieurs (chevilles notamment). Les causes d'insuffisances cardiaques sont nombreuses, parmi elles l'hypertension artérielle chronique non traitée, l'hypertension artérielle aiguë sévère, l'infarctus du myocarde.

Insuffisance rénale : Incapacité du rein à assurer sa fonction d'élimination des déchets adaptée aux besoins de l'organisme. D'un point de vue sémiologique, l'insuffisance rénale peut évoluer lentement sans aucun symptôme. Ce n'est qu'à sa phase terminale que les patients présentent une fatigue excessive, une hypertension artérielle importante et parfois des œdèmes. C'est cette forme terminale grave qu'avait observée, au début du XIXe siècle, le médecin anglais Richard Bright. (Voir ce mot.)

Ischémie : L'ischémie est la souffrance d'un tissu par manque d'irrigation sanguine. Suivant le territoire concerné, on parle d'ischémie myocardique, d'ischémie cérébrale ou d'ischémie rénale. Très souvent, l'ischémie est la conséquence de l'obturation des vaisseaux par l'athérosclérose.

Manomètre : En physique, ce terme désigne tous les instruments servant à mesurer la pression. En médecine, manomètre désigne le plus souvent le tensiomètre.

mmHg : Abréviation pour millimètre de mercure. Avoir 140/70 de tension, c'est avoir une pression systolique de 140 millimètres de mercure et une pression diastolique de 70 millimètres de mercure.

Mortalité cardiovasculaire : Dans une étude épidémiologique ou thérapeutique, la mortalité cardiovasculaire désigne le nombre de décès par maladies du cœur.

Mortalité globale : Dans un essai épidémiologique ou thérapeutique, la mortalité globale désigne le nombre total de décès quelle qu'en soit la cause.

Néphrectomie : Ablation chirurgicale du rein.

Nitrite d'amyle (dérivé nitré) : Médicament, dérivé de la nitroglycérine, très utilisé dans l'insuffisance coronarienne. Il a pour action de vasodilater (d'ouvrir) les artères coronaires irriguant le cœur. Elle n'a pas d'action durable sur la pression artérielle. Ce médicament de découverte ancienne a pourtant été considéré au début du siècle comme un antihypertenseur.

Observance : Désigne le respect des prescriptions médicales par les patients. On dit qu'un patient est mauvais observant lorsqu'il existe un important décalage entre les consignes (diététiques ou médicamenteuses, par exemple) du médecin et la réalité du suivi par le patient. Par exemple, oublier de prendre ses médicaments à l'heure indiquée correspond à une mauvaise observance.

Œdème : Infiltration du sérum au travers des tissus. Dans l'hypertension artérielle maligne avec insuffisance cardiaque, les patients présentent des œdèmes au niveau des membres inférieures (les chevilles sont gonflées), mais aussi un œdème pulmonaire (œdème du poumon). L'œdème du poumon, complication de l'insuffisance cardiaque, essouffle le patient et peut évoluer jusqu'à la mort s'il n'est pas traité.

Oxygénateurs cérébraux : Médicaments visant à assurer une meilleure irrigation du cerveau. Il s'agit d'un terme remontant au début du siècle et, à l'heure actuelle, aucun médicament de ce type n'a fait la preuve de son efficacité.

Pathologie rhumatismale : En cardiologie, le terme pathologie rhumatismale est utilisé pour décrire les lésions des valves cardiaques consécutives à un rhumatisme articulaire aigu. Le rhumatisme articulaire aigu s'observe après une infection par une bactérie, le streptocoque. Cette maladie était assez courante avant l'invention de la pénicilline.

Placebo : Médicament sans principe pharmacologique actif. Pour plus de détails sur ce terme se reporter au chapitre VII.

Pression artérielle diastolique (PAD) : Valeur de la pression artérielle au moment de la diastole (relachement du cœur). Une personne ayant 140/80 de tension a une pression diastolique de 80 mmHg.

Pression artérielle systolique (PAS) : Valeur de la pression artérielle au moment de la systole (contraction du cœur). Une personne ayant 140/80 de tension a une pression systolique de 140 mmHg.

Prévalence : La prévalence d'une maladie correspond à la fréquence globale de cette maladie. En épidémiologie ce terme désigne le nombre total de cas de maladies, ou le nombre de personnes atteintes de cette maladie dans une population à un moment donné, sans distinction des nouveaux et des anciens cas. Voir Incidence.

Prévention (primaire/secondaire) : Mesures hygiéniques ou médicamenteuses destinées soit à empêcher l'apparition d'une maladie (prévention primaire), soit à en limiter l'aggravation (prévention secondaire). En cardiologie, on parle de prévention primaire lorsque les conseils thérapeutiques ou les médicaments sont prodigués avant l'apparition d'un événement cardiovasculaire. La prévention secondaire intervient lorsque les thérapeutiques ou les médicaments sont administrés au décours d'un premier événement cardiovasculaire, par exemple un infarctus non mortel. Ainsi l'utilité de l'aspirine en prévention primaire (c'est-à-dire chez un individu qui n'a jamais eu d'infarctus) n'a pas été prouvée alors que la prescription d'aspirine en prévention secondaire est d'une utilité démontrée.

Prospectif : En épidémiologie, une étude prospective s'intéresse au devenir d'un groupe de sujets soumis à un facteur de risque (par exemple l'hypertension artérielle ou le tabac). Au terme de la période d'observation les résultats permettent d'établir (ou non) une relation causale entre le facteur de risque et les événements survenus.

Pseudohypertension : Diagnostic d'hypertension artérielle porté à tort. Cette situation survient par exemple lorsque les chiffres de pression artérielle relevés au manomètre sont plus élevés que l'état réel. C'est le cas lorsque le sujet est émotif en présence du médecin, ou bien lorsque la mesure est effectuée avec un appareil inadéquat.

Puissance (d'un essai) : La puissance statistique est un qualificatif qui concerne la méthodologie d'un essai. Un essai est par exemple d'autant plus puissant que le nombre de patients inclus est élevé.

Radiothérapie : Traitement médical par les rayons X. Aujourd'hui les indications de la radiothérapie concernent presque exclusivement la cancérologie. Dans ce cadre, il s'agit de traitements souvent efficaces mais sources d'effets secondaires importants.

Randomisé/randomisation : *Random*, en anglais, signifie hasard. Un essai clinique randomisé est un essai qui compare différents groupes de patients tirés au sort. La randomisation est un néologisme signifiant tirage au sort. Pour l'étude de l'effet des médicaments, la randomisation est gage d'objectivité.

Rénine : Hormone jouant un rôle important dans la régulation de la pression artérielle. Les médicaments de la famille des inhibiteurs de l'enzyme de conversion et les antagonistes des récepteurs de l'angiotensine agissent en bloquant les dérivés de la rénine.

Rhumatismal/rhumatisme : En cardiologie, le terme rhumatismal se rapporte au rhumatisme articulaire aigu, maladie infectieuse. Les anciens auteurs parlaient de cardite rhumatismale.

Sclérose : Le préfixe « scléro » désigne la rigidité ou l'induration. Les anciens auteurs parlaient de patients scléreux pour désigner les sujets dont les artères étaient vieillies et indurées « en tuyau de pipe ».

Significative/significatif : En statistique, un résultat est dit significatif, ou une différence est dite significative, lorsque les calculs retrouvent une traduction mathématique au propos étudié.

Sphygmographe/sphygmomètre : Le sphygmographe est un instrument inventé au milieu du XIXᵉ siècle, donc avant le tensiomètre. Il enregistre sur une bande de papier les pulsations artérielles au niveau du poignet. Le sphygmographe ne permettait pas de mesurer la pression artérielle mais donnait des indications sur le degré de rigidité des artères et renseignait sur le rythme cardiaque (voir illustration 4).

Sphygmomanomètre : Appareil destiné à mesurer la tension artérielle. Il comprend un brassard gonflable et un manomètre. Son synonyme le plus courant est tensiomètre (voir illustration 8).

Sphygmotensiophone de Vaquez-Laubry : Il s'agit d'un type très courant d'appareil de mesure de la pression artérielle. Très pratique pour les visites à domicile car léger et solide. Par contre, il ne constitue pas une méthode de référence et les appareils à mercure sont jugés plus précis (mais ces derniers pourraient être, dans un avenir proche, soumis à une nouvelle réglementation en raison de la toxicité du mercure pour l'environnement) (voir illustrations 13 et 22).

Spirométrie : Technique destinée à mesurer les volumes d'air pulmonaire mobilisés par les mouvements respiratoires.

Statine : Médicament hypocholestérolémiant. Les derniers essais cliniques d'intervention utilisent plus volontiers les statines que les fibrates (voir ce mot).

Substitutif hormonal (traitement) : Traitement de la ménopause visant à combler le déficit naturel de la sécrétion ovarienne par l'administration d'hormones dérivées de l'œstrogène et de la progestérone. Son principal intérêt réside dans la prévention de l'ostéoporose (déminéralisation osseuse).

Sympathectomie : Opération chirurgicale consistant en la section des nerfs sympathiques. Cette section a pour but de libérer un réflexe vasomoteur afin de provoquer une dilatation des artères. Cette méthode a été employée à partir des années 1940 en cas d'hypertension artérielle sévère, alors qu'on ne disposait pas de médicaments efficaces. Les médicaments modernes ont rendu cette méthode obsolète ; elle garde toutefois quelques indications pour le traitement de certaines artérites.

Thrombolyse : Traitement visant à détruire un caillot sanguin (thrombus). En cas d'infarctus du myocarde, il est possible d'injecter en toute urgence un médicament thrombolytique pour tenter de vaincre l'obstruction de l'artère coronaire. Ce type de traitement est effectué à l'hôpital ou par les équipes d'urgence (Samu). Ce n'est pas un traitement de médecine générale.

Troubles du rythme : Désignent les anomalies du rythme cardiaque. Le cœur peut perdre sa régularité, battre trop vite ou trop lentement. Dans certains cas gravissimes une accélération exagérée du cœur peut être mortelle (fibrillation ventriculaire), dans d'autres cas ces troubles peuvent être à l'origine d'une insuffisance cardiaque, dans d'autres cas encore, l'irrégularité du cœur est parfaitement bénigne (fibrillation auriculaire bénigne, extrasystoles) et même ignorée du patient car ne donnant aucun symptôme.

Valvulopathie : Anomalie des valves cardiaques (valve mitrale ou valve aortique). Avant l'invention des antibiotiques, les principales causes de valvulopathies étaient les maladies infectieuses dites rhumatismales (voir ce mot). Aujourd'hui, les valvulopathies sont surtout le fait du vieillissement cardiaque. Il existe des formes sans gravité car peu évolutives, et d'autres sources d'insuffisance cardiaque. L'échographie Doppler est un bon examen pour dépister ou suivre l'évolution des valvulopathies.

Variolisation : Technique ancienne de protection contre la variole consistant à inoculer d'homme à homme du pus varioleux. Cette technique a été remplacée à la fin du xviiie siècle par l'inoculation de la vaccine, pus provenant d'une maladie touchant les bovins (voir Inoculation).

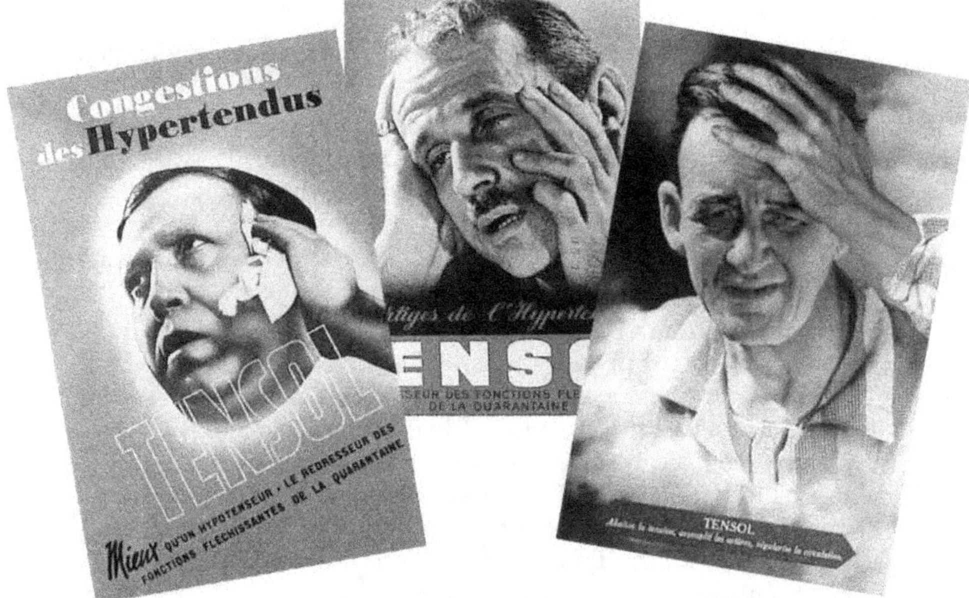

1 - Publicités médicales (vers 1950)

Dans les années 1950, les publicités pour les médicaments antihypertenseurs représentaient des patients marqués par la souffrance. Désormais, les annonces publicitaires mettent en scène des vieillards souriants et actifs.

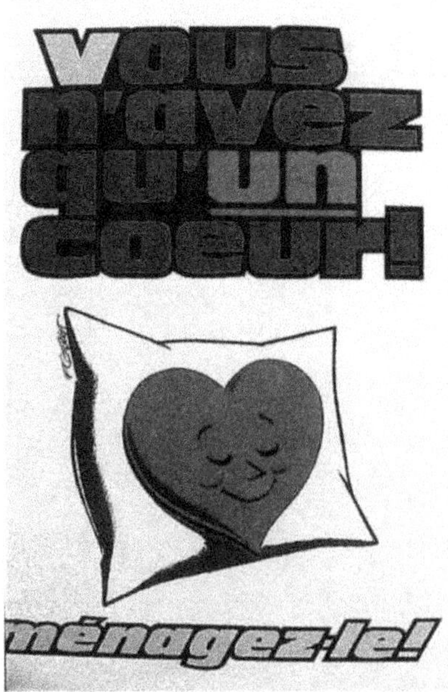

2 - Affiche éditée par le Centre national
de l'éducation sanitaire en 1962
(dessin de F. Giesbert).

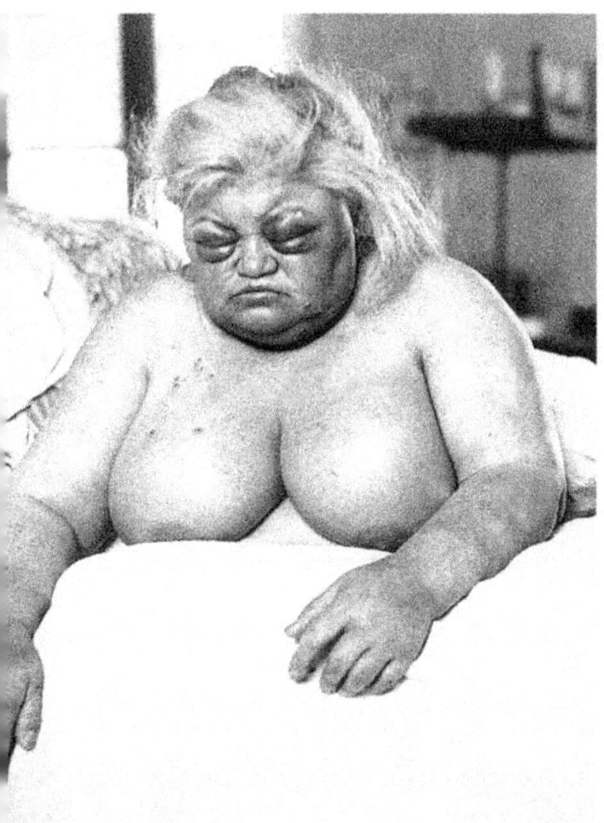

3 - Un cas historique (photographie, fin du XIXᵉ siècle)

Souffrant d'un anévrisme de l'aorte, cette malheureuse femme présente un œdème du visage impressionnant. Son insuffisance cardiaque l'oblige à rester assise pour respirer.

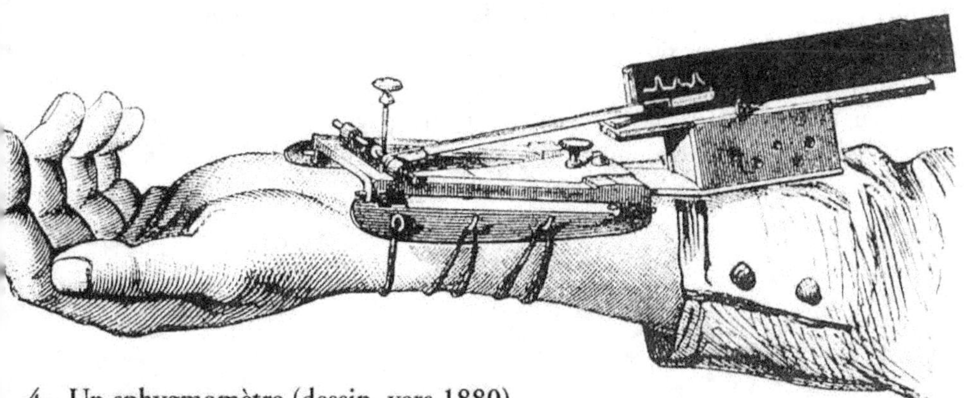

4 - Un sphygmomètre (dessin, vers 1880)

Ce petit appareil fixé au poignet du malade inscrivait sur un papier les pulsations de l'artère au moyen d'un système de levier auquel était fixé un stylet. La forme de la courbe renseignait sur l'état du système artériel et de l'écoulement sanguin.

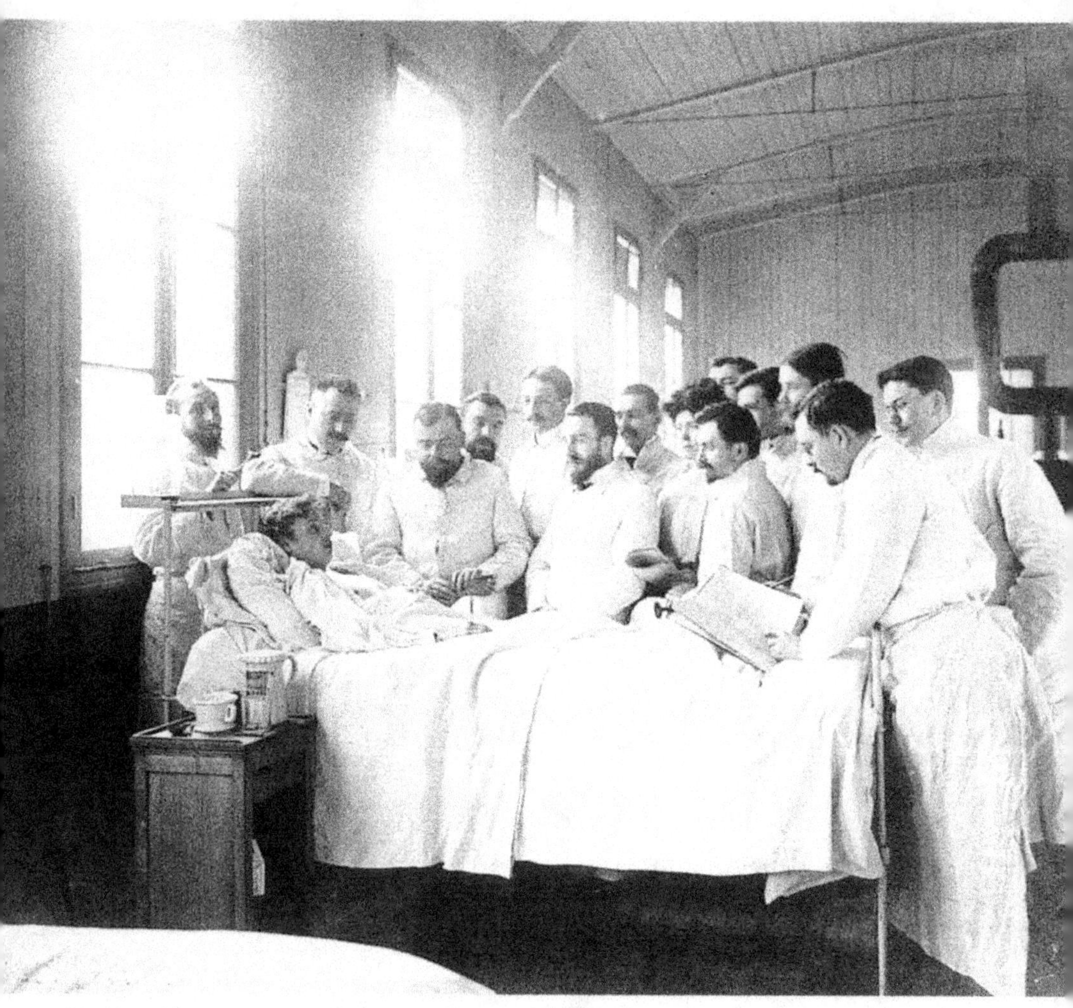

5 - Premières mesures de la pression artérielle : le temps du cérémonial
Cette photographie témoigne du temps où la mesure de la pression était à la pointe du progrès. Le Pr Henri Vaquez (1860-1936), élève de Potain, patron à l'hôpital de la Charité, occupe le centre de la scène autour d'un aréopage d'assistants et d'étudiants. Le patient alité abandonne son poignet au sphygmomanomètre avec un certain cérémonial. Les regards convergent vers le cadran de l'appareil.

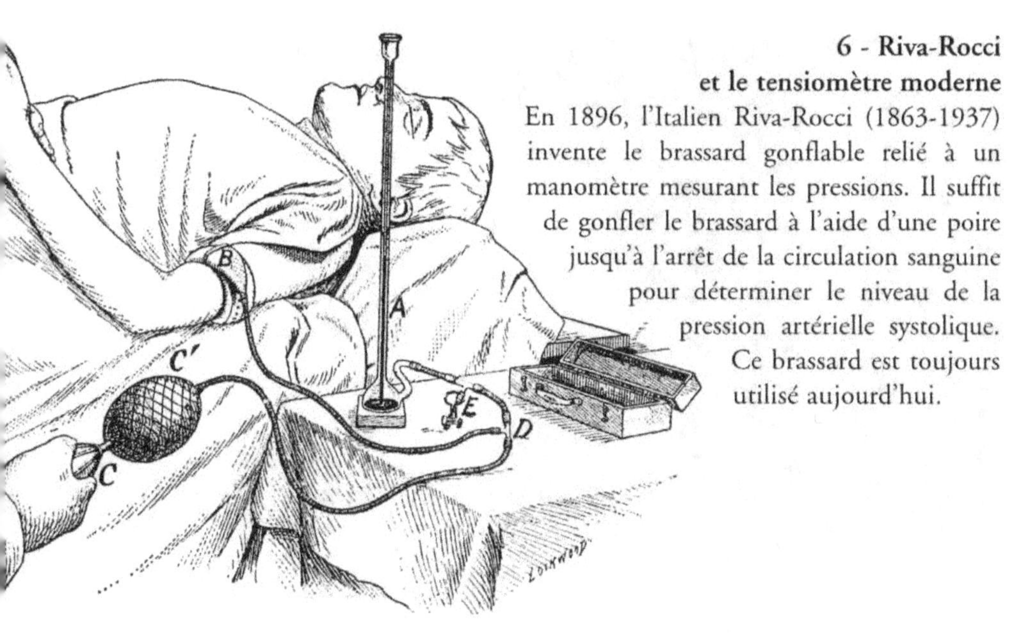

En 1896, l'Italien Riva-Rocci (1863-1937) invente le brassard gonflable relié à un manomètre mesurant les pressions. Il suffit de gonfler le brassard à l'aide d'une poire jusqu'à l'arrêt de la circulation sanguine pour déterminer le niveau de la pression artérielle systolique. Ce brassard est toujours utilisé aujourd'hui.

7 - Mesure de la tension artérielle (dessin, 1910)

Inventé à la fin du siècle dernier, le tensiomètre s'est diffusé dans les cabinets médicaux dans les années 1930. Aujourd'hui, le suivi de l'hypertension artérielle est le premier motif de consultation aux États-Unis comme en Europe.

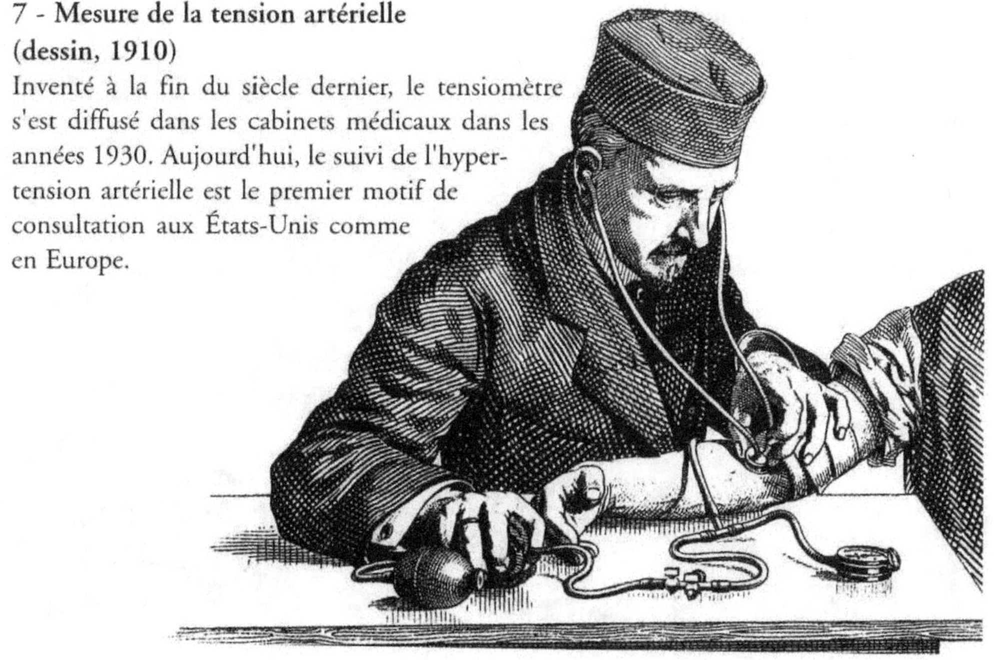

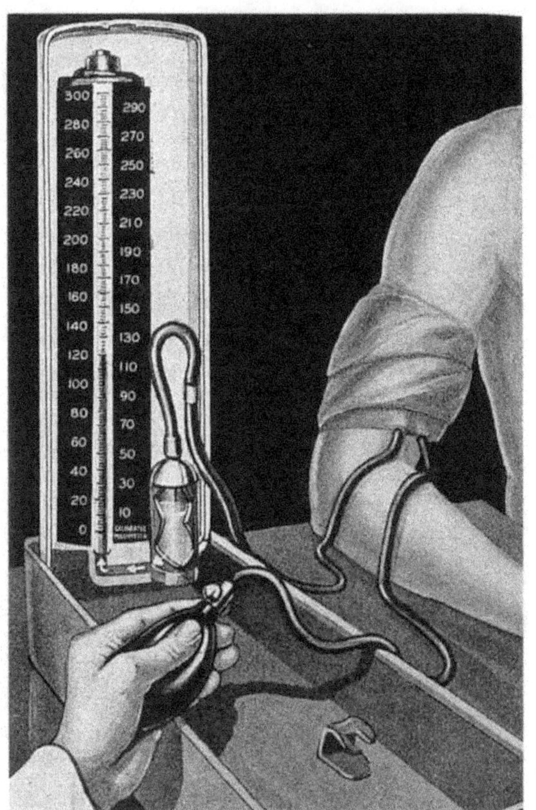

8 - Sphygmomanomètre à mercure
La mesure de la pression artérielle au cabinet médical par un sphygmomanomètre à mercure reste considérée comme la méthode de référence. Mais le souci écologique de supprimer le mercure, toxique pour l'environnement, pourrait favoriser l'usage des tensiomètres électroniques.

9 - La mesure auscultatoire de la pression artérielle
La mesure auscultatoire de la pression artérielle consiste à écouter avec un stéthoscope l'apparition et la disparition des bruits du flux sanguin au niveau de l'artère humérale, située au pli du coude.

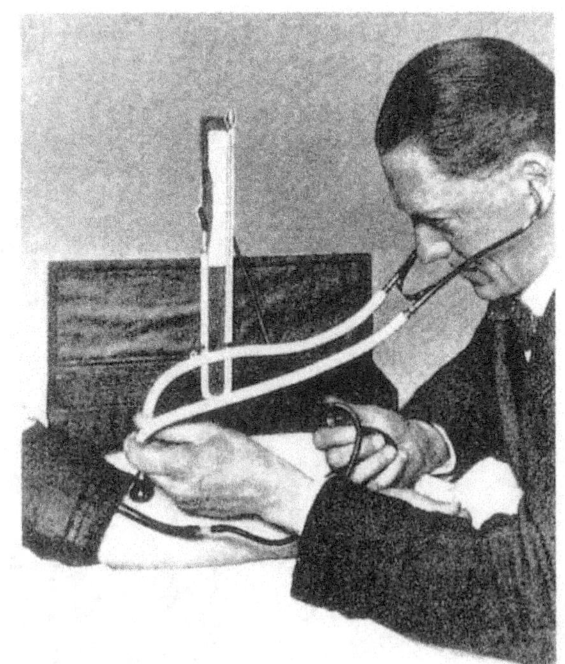

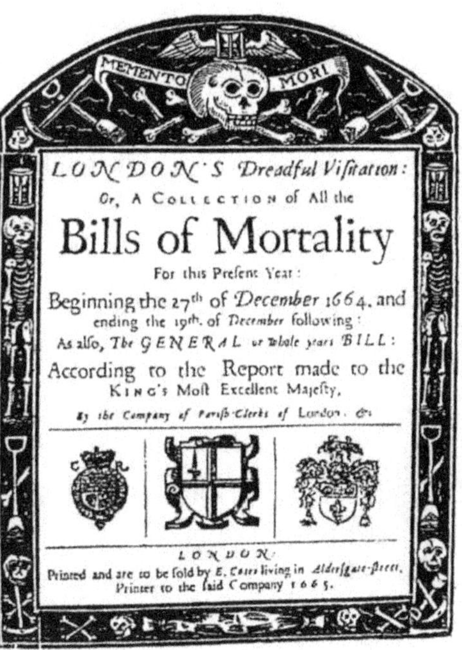

10 - Table de mortalité du XVIIe siècle
Les premières tables de mortalité
remontent au XVIIe siècle. Une des plus
célèbres fut publiée en 1662 à Londres
par John Graunt. Elles avaient une
vocation plus administrative que
médicale. Au début du XIXe siècle les
assurances vie établirent leurs propres
tables, beaucoup plus fiables.

**11 - « L'examen d'assurance vie »
(caricature, vers 1870)**
Les compagnies d'assurances sur la vie
inventent la notion de malade qui
s'ignore au milieu du XXe siècle.
L'enjeu était de découvrir des « vices
cachés » et des « maladies obscures ».
Dans cette caricature publiée dans le
London Charivari, le médecin de la
compagnie demande au candidat à
l'assurance vie : « Maintenant dites-
moi de quoi votre père et votre mère
sont morts. »
Et le candidat répond : « Eh bien
Monsieur, je ne puis vous dire
exactement. Mais en tout cas de
rien de grave. »

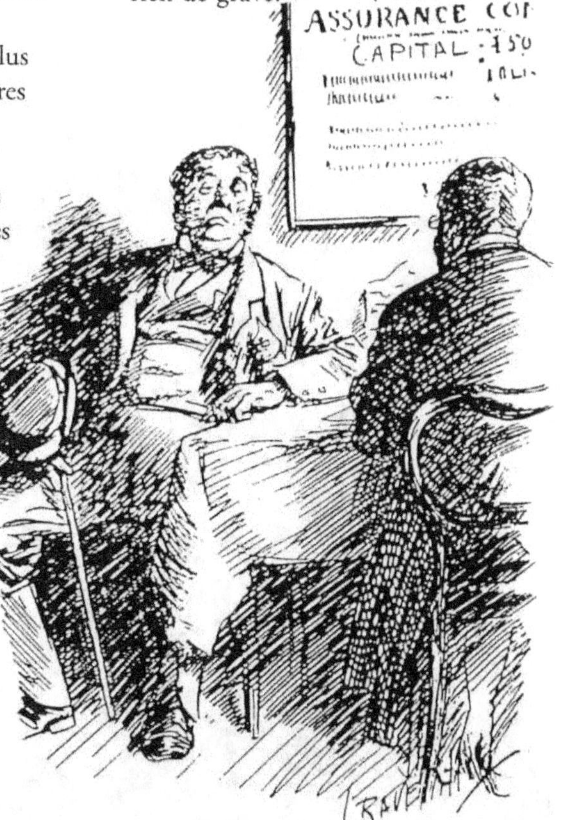

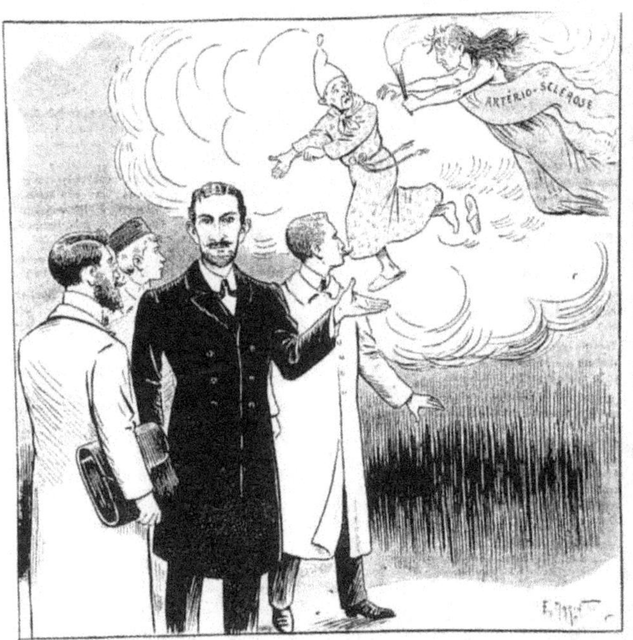

**12 - « L'artériosclérose : fléau de l'humanité »
(dessin, début du XXe siècle)**
À partir de la seconde moitié du XIXe siècle, avec le vieillissement de la population, l'artériosclérose préoccupa les médecins comme en témoigne cette caricature qui présente la maladie sous les traits d'une vieille harpie poursuivant un bourgeois sédentaire.

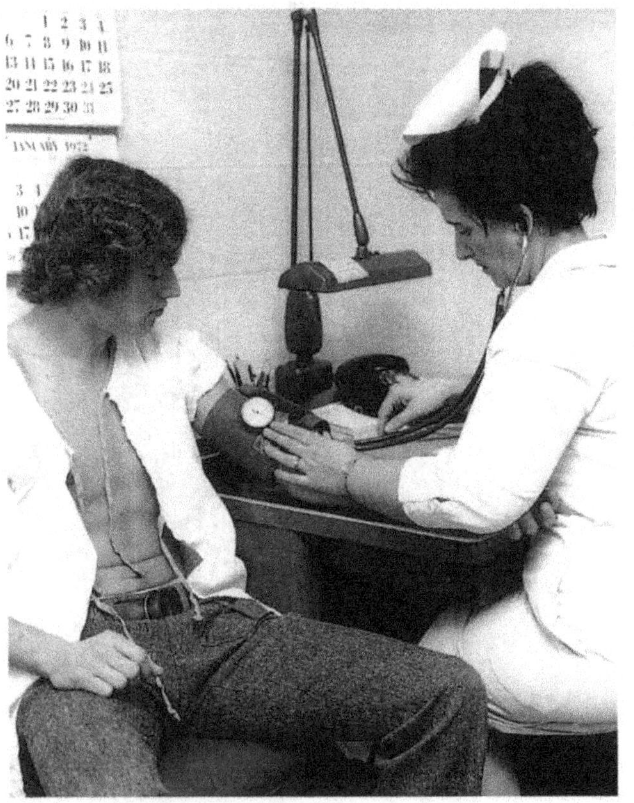

**13 - « L'enquête de Framingham »
(photographie, 1971)**
L'histoire de l'épidémiologie des maladies cardiovasculaires a été marquée par l'enquête de Framingham. Débutée en octobre 1947, cette étude a donné un statut scientifique à la notion de facteur de risque.

14 - Livre médical (XVIIIᵉ siècle)

Le tabac a été longtemps considéré comme une plante médicinale
capable de soulager des affections très diverses. Dans ce traité du
XVIIIᵉ siècle, fumer la pipe est présenté comme une « panacée ».

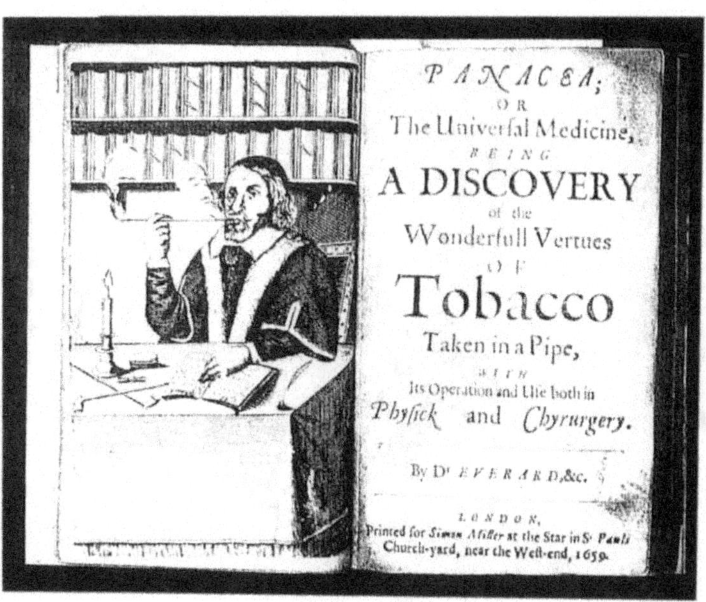

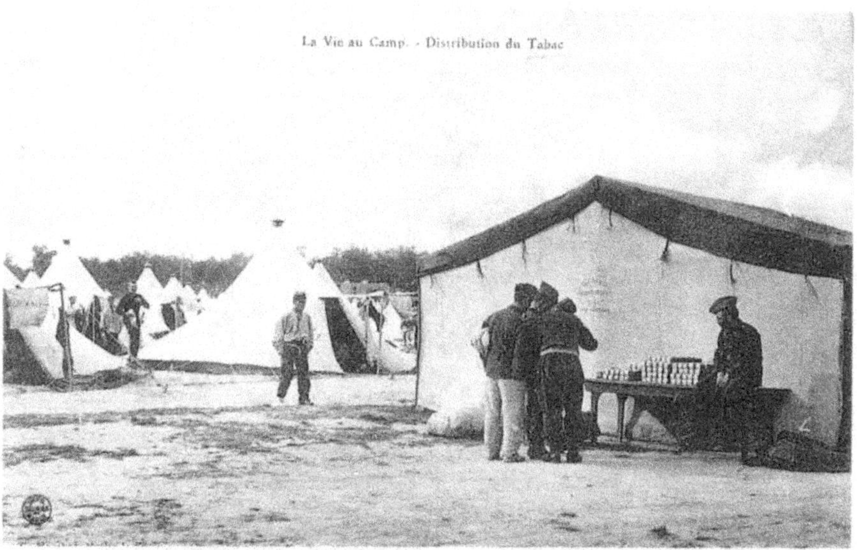

15 - La distribution du tabac (carte postale, vers 1916)

La Première Guerre mondiale a été déterminante dans la propagation du tabagisme, alors encouragé par l'armée. Les recettes fiscales ont ensuite incité les
États à enfumer leurs concitoyens en s'aveuglant sur les conséquences médicales.

16 - « Les petits défauts » (carte postale, vers 1910)
Au début du siècle, les cartes postales populaires considéraient comme de « petits défauts »
ce que nous tenons aujourd'hui pour des facteurs de risque.

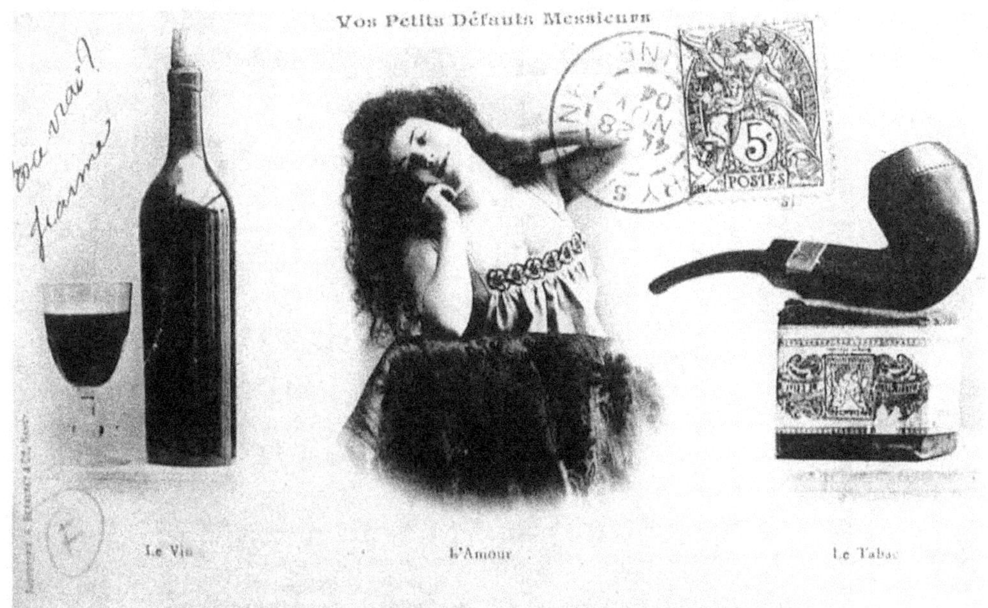

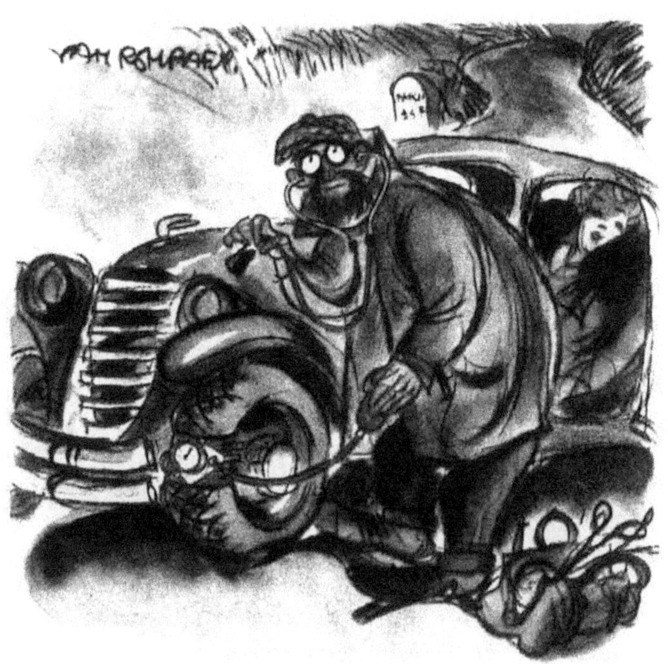

17 - Publicité pour les tensiomètres (vers 1930)

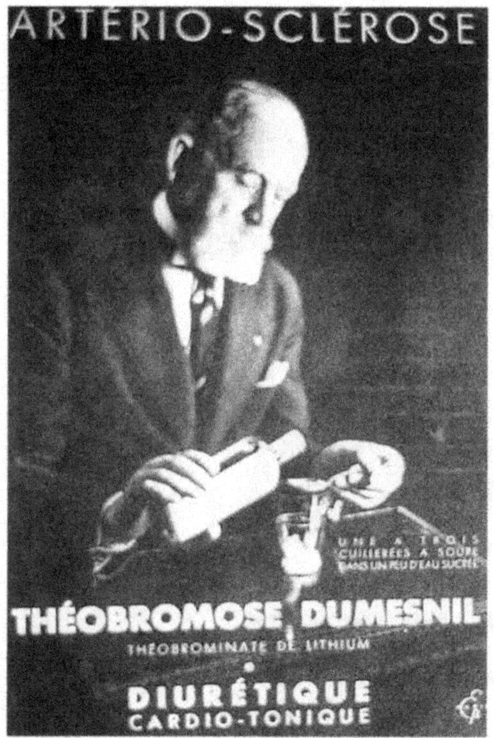

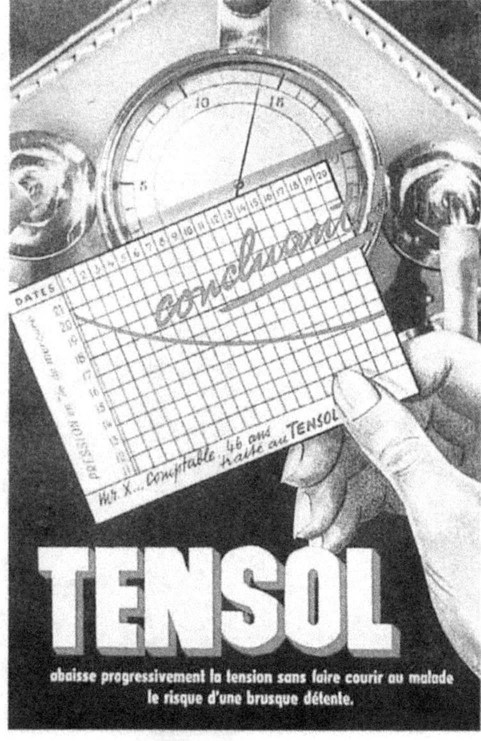

18 - Fausses promesses : publicités médicales

Dès le début du XXᵉ siècle, des médicaments étaient proposés contre l'artériosclérose, puis l'hypertension. Ces traitements étaient présentés comme des élixirs de jouvence (fig. ci-dessus). Au lendemain de la Seconde Guerre mondiale, le nombre d'antihypertenseurs s'est rapidement accru. Bien que parfaitement inefficaces, les publicitaires en vantaient le résultat « concluant » (fig. en haut à droite).

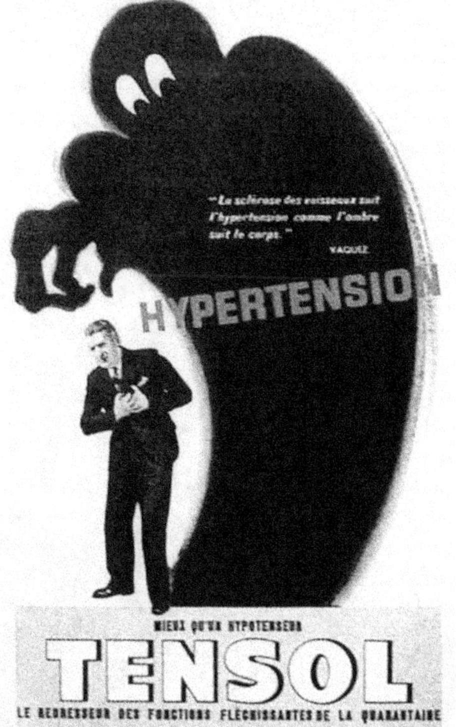

19 - Publicités médicales (vers 1950)

L'hypertension, ce « tueur silencieux » (fig. ci-contre).

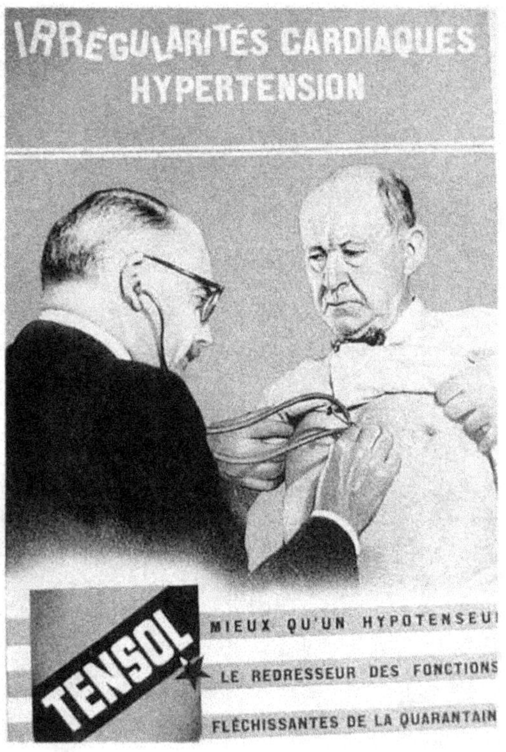

20 - « Effet blouse blanche » et « effet d'étiquetage »
(publicité, 1950 ; photo, 1968)

La prise de tension pendant la consultation médicale peut inquiéter. Lorsque la présence du médecin induit une élévation des chiffres de tension, on parle d'« effet blouse blanche ». Lorsqu'un sujet éprouve un sentiment de « perte de santé » à l'annonce du diagnostic d'hypertension on parle d'« effet d'étiquetage ».

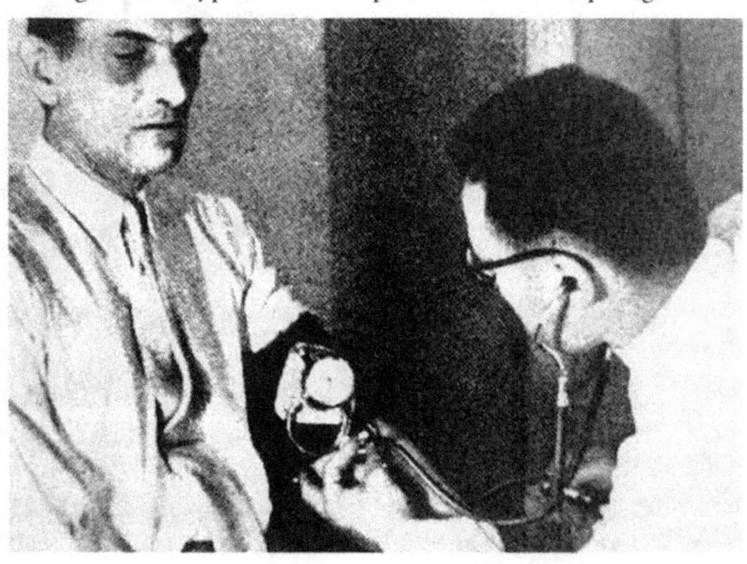

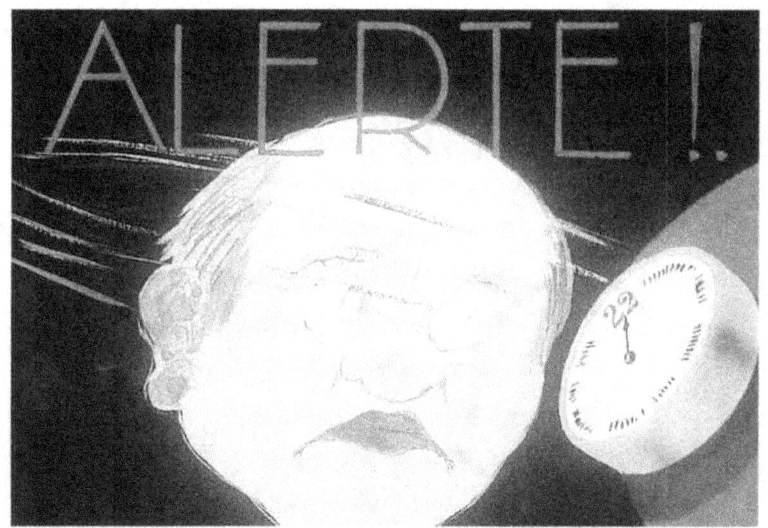

21 - Publicité médicale (vers 1925)
Représentation dramatisante de l'hypertension,
véritable « alerte » médicale.

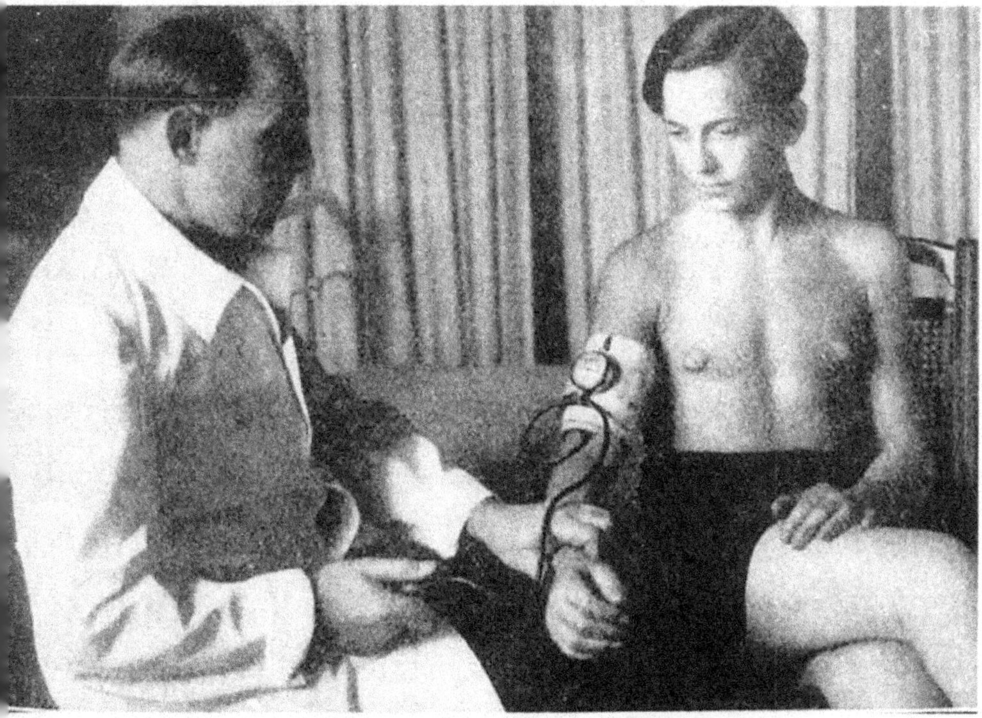

22 - La mesure de la tension : un geste devenu systématique
La mesure de tension n'est pas synonyme de maladie. Elle s'est peu à peu imposée
comme un geste systématique lors de toute consultation médicale : les sujets jeunes
n'y échappent pas, fussent-ils en pleine santé.

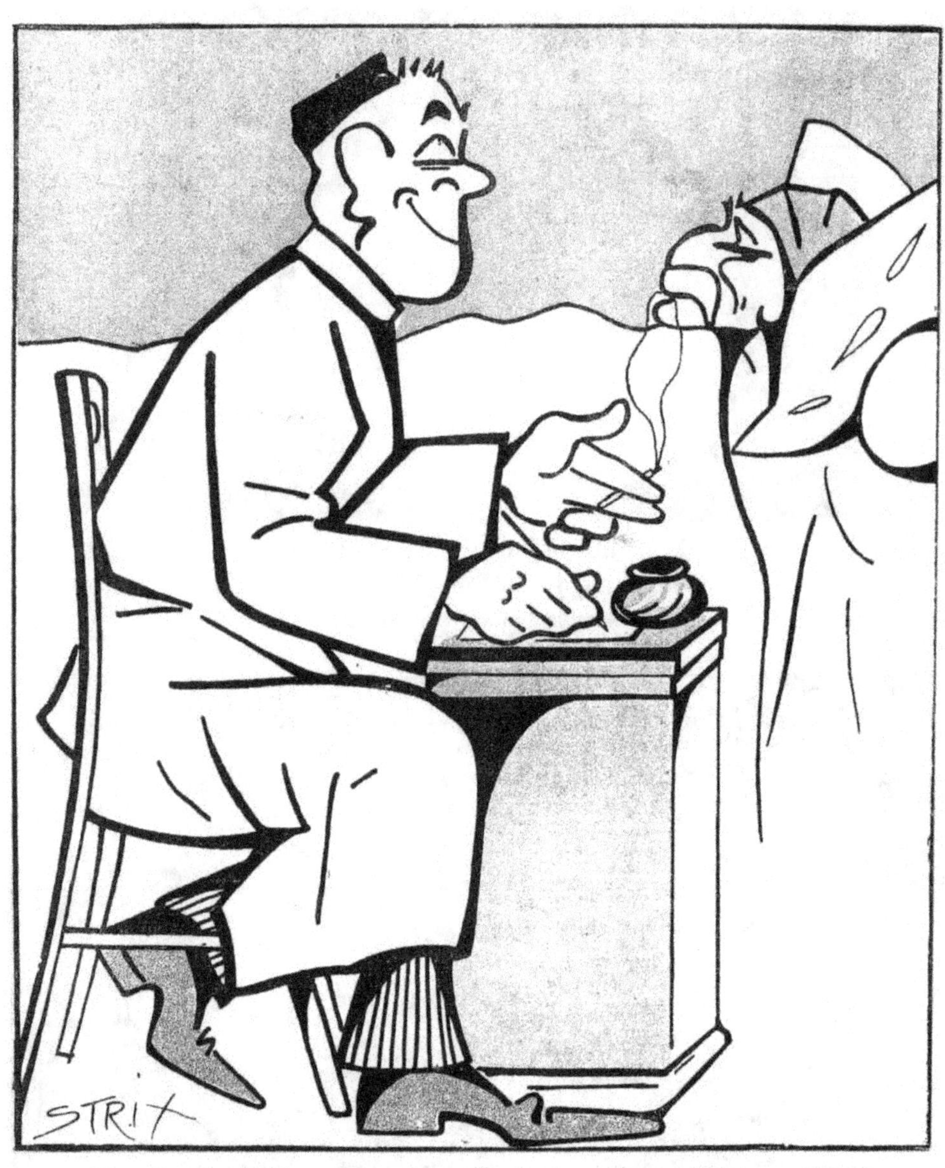

23 - Dessin de Stryx paru dans *L'Assiette au Beurre* (11 mars 1911)
« Avant d'être malade, vous sentiez-vous bien portant ? »

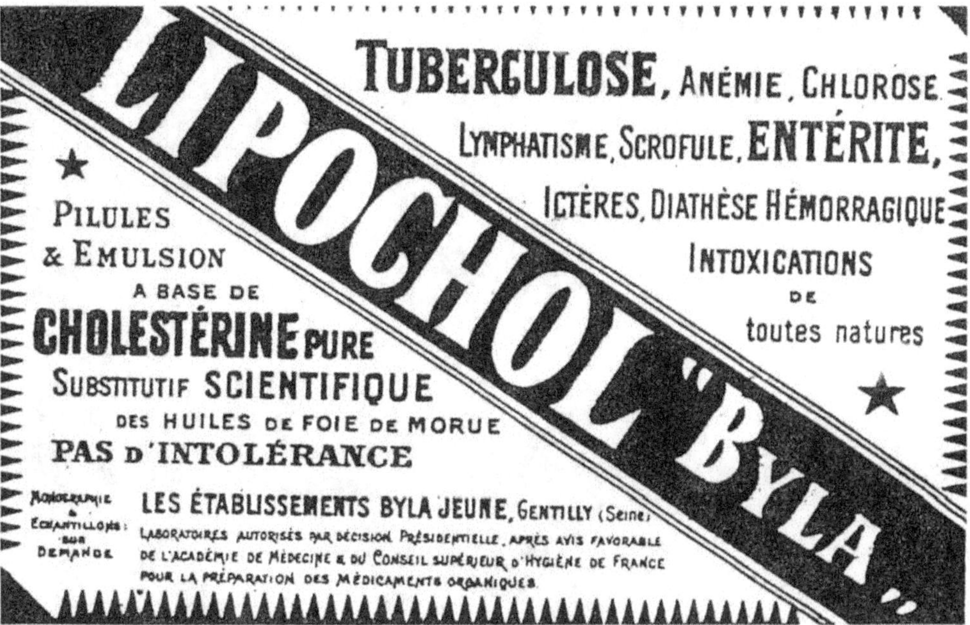

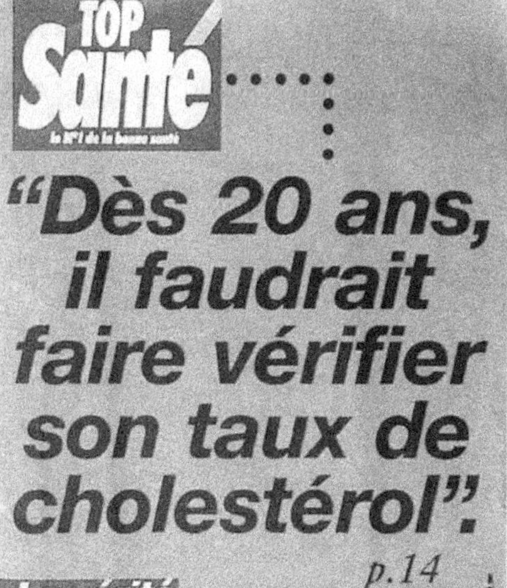

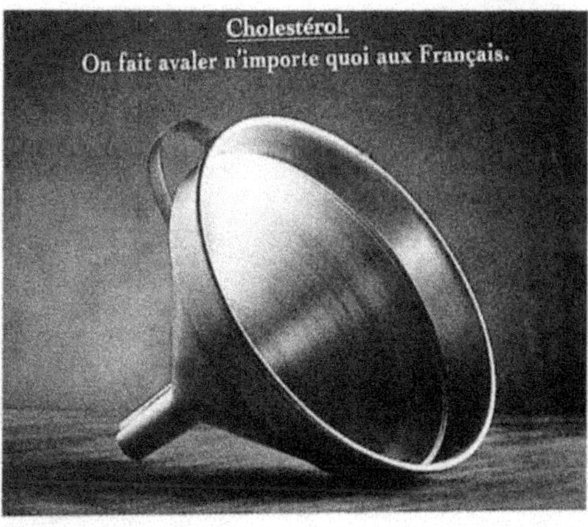

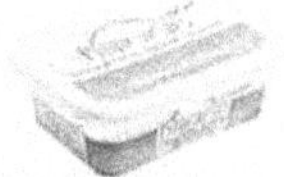

24 - Le cholestérol : d'abord aimé, puis détesté

En 1910, le cholestérol (sous forme de « cholestérine pure » dans cette publicité médicale) était considéré comme un médicament. Aujourd'hui l'opinion s'est retournée. Il est dénoncé comme un poison sur les kiosques à journaux.

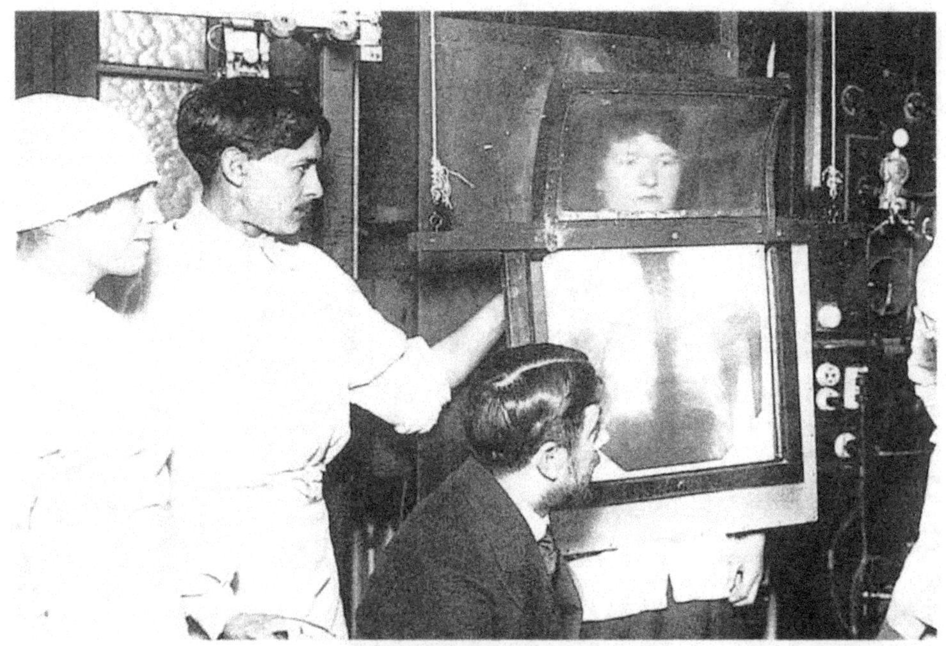

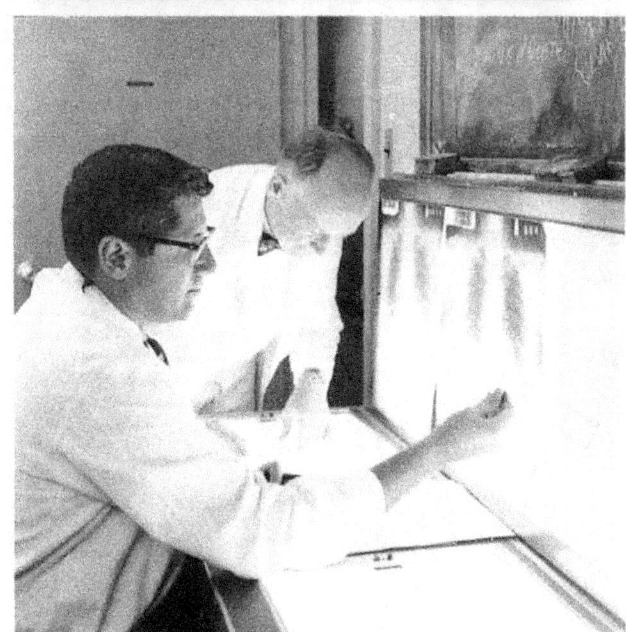

25 - L'étude de la taille du cœur : un enjeu pronostic
Radioscopie du cœur au début du XXᵉ siècle (en haut) ; radiographie cardiaque au cours de l'enquête de Framingham (en bas). L'augmentation de la taille du ventricule gauche est un facteur de risque cardiovasculaire même si le patient ne ressent aucun trouble particulier. Cette anomalie est désormais dépistée par échographie doppler.

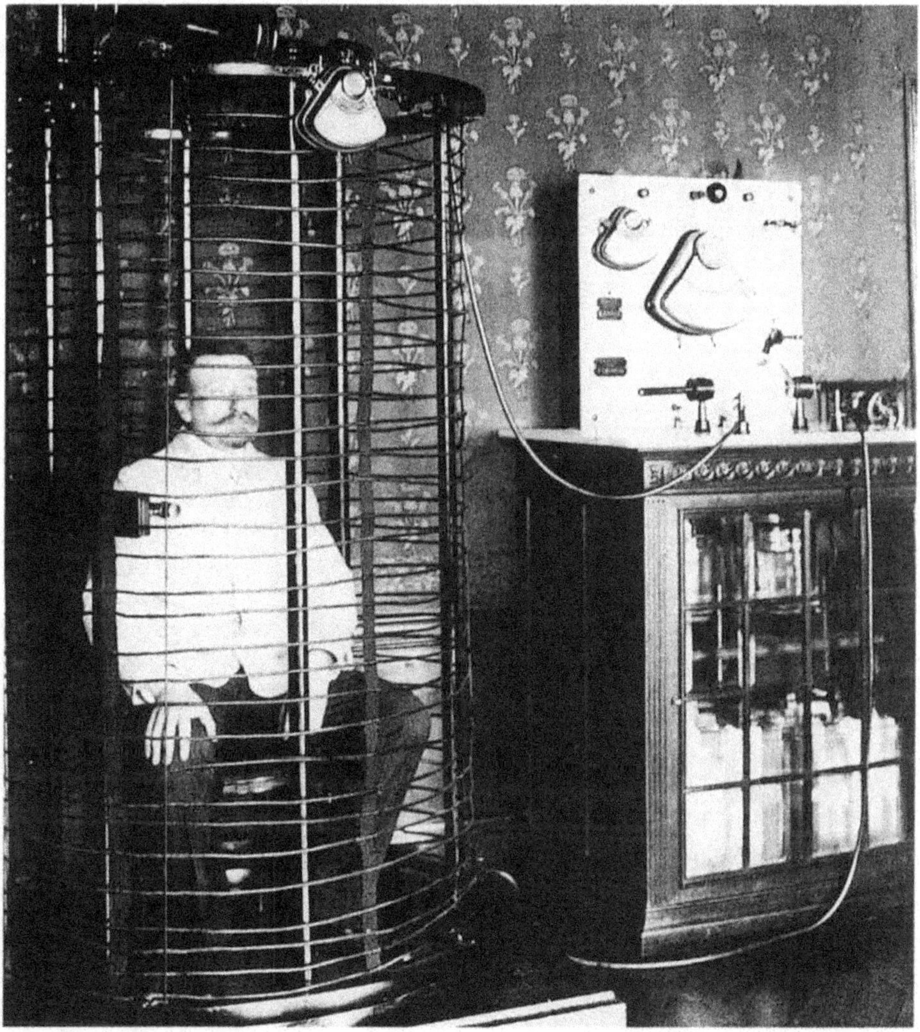

26 - Le temps des illusions

Dans l'entre-deux-guerres, on a pensé pouvoir lutter contre l'hypertension artérielle en plaçant les patients dans des « cages d'électrothérapie ».
Il s'agissait d'un traitement d'efficacité illusoire.

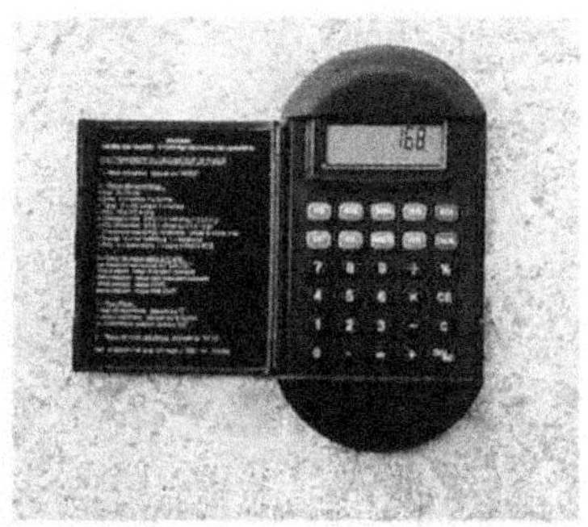

27 - Calculette permettant de calculer le risque cardiovasculaire.

Table

Ouvrage publié
sous la responsabilité éditoriale
de Gérard Jorland

Imprimé par Lightning Source France
1 avenue Gutenberg
78310 Maurepas

N° d'édition : 7381-0759-Y

www.ingramcontent.com/pod-product-compliance
Lightning Source LLC
LaVergne TN
LVHW060429210726
843508LV00018BA/123